社会福祉士シリーズ

ソーシャルワーク現場実習
ソーシャルワーク実習指導

22

相談援助実習・
相談援助実習指導

[第3版]

福祉臨床シリーズ編集委員会編
責任編集＝早坂聡久・増田公香

弘文堂

はじめに

1. 社会福祉士養成課程における「実習」の意味

　社会福祉士養成の教育内容は大きく2つの柱から構成される。すなわち、第1の柱として学内における講義を中心とした知識の習得、第2の柱として実習施設・機関における臨床体験を通して得られる技術の習得である。

　学内における講義を中心とした学習は、いわゆる演繹法であり、理論などを通し現実の問題へと連携するプロセスであるといえよう。よって、その学習過程は主として学内における授業を通して行い、またその評価は試験やレポートという明確な形で結果が現れる。

　その一方で、実習施設・機関における臨床体験を通して習得する相談援助実習は、いわゆる帰納法的な学習である。それは、日々の利用者や社会福祉の現場の職員の方々との交わりを通して学習する貴重な機会である。しかしながら、その学習は、極めて抽象的な学習方法であり、ともすれば学生の価値観や主観で受け止められたまま終わってしまうことがあり得る。

　臨床から学ぶという貴重な学習体験が、単なる感想としての主観的レベルで終わるのではなく、社会福祉士としての具体的技術の効果的な習得になるためには、事前学習・実習中学習・事後学習という3段階にわたる学習プロセスが緻密に行われることが必要である。そして、学生、実習施設・機関の実習指導者、実習担当教員という3者間の努力による相乗効果として学習結果が導かれなければならない。

　社会福祉学、あるいはソーシャルワークという学問が、いわゆる社会の生活問題に対応する課題解決の学問である以上、社会福祉士の養成教育（いわゆるソーシャルワーカーの養成教育）において、実習教育は極めて重要な要素であるといえる。

　その具体例として、たとえばアメリカのソーシャルワーカー養成に目を向けてみると、CSWE いわゆるアメリカの社会福祉教育学校連盟は、ソーシャルワーク教育について、学部レベルで最低 400 時間の学外実習を、修士レベルでは最低 900 時間の学外実習を義務づけている。いかにソーシャルワーカー養成教育において、実習が重要な位置づけとなっているのかを理解できよう。

2. 社会福祉士養成カリキュラム改正と本書のねらい

　1987（昭和 62）年に国家資格としての社会福祉士が創設されてはや四

半世紀の月日が経った。その間、社会福祉基礎構造改革、介護保険法の施行などの制度的改革のみならず、「措置から契約」へという福祉サービス利用システムの変化、公的責任から相互責任へ、"welfare" から "workfare" へといった社会福祉そのもののあり方までもが大きく転換するなど、社会福祉士を取り巻く状況は一変した。

　近年においては、急速な少子高齢化に対応するために、2025（平成37）年に向けて進められている地域包括ケアシステムの構築や、その上位概念として位置づけられる地域共生社会を実現するための抜本的な制度改革に向けた議論が活発になっている。

　さらに、地域包括ケアシステムや地域共生社会の実現に向けた社会福祉専門職のあり方については、ソーシャルワーク機能をいかに発揮・充実するかといった論点も示されており、新たな社会福祉士養成カリキュラムについての検討が進められている。

　そして、検討が進められている新カリキュラムにおいても、現場実践から学ぶ実習教育については、さらなる充実が見込まれている。

　社会福祉士の養成教育は「実習生」「養成校の教員」「実習現場の実習指導者」という3者から構成される（相談援助実習の臨床現場では、これに「利用者」を加えた4者となる）。この関係性に鑑み、本書では、社会福祉の現場で社会福祉士の実習生を受け入れる施設・機関の実習指導者、大学などで実習教育に携わる教員、さらにはすでに実習を終えた先輩の方々からの視点を取り入れ、これから実習に臨む学生に求められるニーズや学習課題を明らかにした。

　本書は、相談援助実習を履修する一人ひとりの学生が、相談援助実習・相談援助実習指導を通して、臨床現場におけるソーシャルワークを理解し、以後の学習課題を明確に得られることを目的とした上で、以下の5つのコンセプトを掲げる。

(1) 学生が臨床に触れる「相談援助実習」を前提として、その事前・事後指導となる相談援助実習指導を効果的に行えるとともに、相談援助実習指導を担当する教員にとって「使えるテキスト」を目指す。

(2) 社会福祉士に求められる専門性、倫理などを基本として、事前事後を含む相談援助実習で何を学ぶかを学生自身が「考えられるテキスト」を目指す。

(3) 「実習施設が実習生に何を求めているか」「実習で直面する問題は何か」「実習体験者からのアドバイス」などを提示することで、学生がより相談援助実習を理解し、主体的に取り組める「リアリティを提示するテキスト」を目指す。

（4）相談援助実習に臨む実習生の姿勢のみならず、実習中の態度、服装、礼状の書き方といったビジネスマナーとともに、実習日誌の書き方を提示し「実習指導マニュアル」としても用いられるようにする。

（5）実習施設・機関の実習指導者の手引きとしても活用できるテキストを目指す。

3. 本書の構成

本書は全12章で構成されている。このうち、第1章から第3章までは「総論」としての位置づけであり、第4章から第6章までが「実習前」、第7章から第10章までが「実習中」、第11章と第12章が「実習後」に対応するものとなっている。

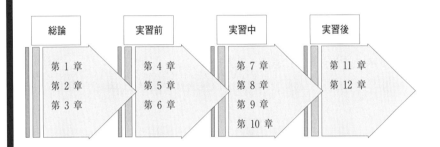

まず、第1章から第3章までは、社会福祉士に求められる専門性・職業倫理・相談援助実習の位置づけなど、総論として社会福祉士として知っておくべき事項をまとめている。

ついで、実習前に位置づけられる第4章から第6章では、第4章と第5章で、実習前の準備段階で学ぶべき事項である「事前学習」「実習目的と実習課題」についてまとめてある。また、第6章に相談援助実習指導において行われるグループ学習に用いられる事例を「実習生が直面する課題」を提示している。

クライエントに接する実習中に対応する第7章から第10章では、まず第7章で、前提となる相談援助実習に臨む姿勢と考え方をまとめている。そして、第8章では実習生を実際に指導する実習指導者により各施設・機関における実習がまとめられている。また、同章各節には実際に相談援助実習（社会福祉援助技術現場実習）を経験した方々からの「先輩からの一言」と題するコラムを付け加えている。そして第9章では、実習期間に実習生が取り組む実習記録ノートの活用方法について、第10章では実習期間におけるスーパービジョンについてまとめられている。

実習後に対応する第11章と第12章では、第11章で実習後になされる自己評価や実習報告会の活用、第12章ではそれらを含む事後学習のあり

方をまとめている。

なお、各章とも基本となる重要な用語についての簡潔な説明を加えてあり、第8章を除く各章末には、実習に臨む実習生が事前・事後に学習を深めることができるように参考文献を示した。

4. 実習生の皆さんへ

相談援助実習に臨む実習生には、相談援助実習が社会福祉士という国家資格の取得を目指すものであるということを常に意識してもらいたい。

国家資格である社会福祉士は、社会福祉士及び介護福祉士法に基づいて行われる国家試験において、専門的知識と技能が一定のレベルに達していることが認められて付与されるものである。

筆記試験で行われる社会福祉士国家試験では実技を求めていない。つまり、相談援助実習は法で定める専門的技能が一定レベルに達することを目的としてなされるのである。

当然ながら、そこで求められるのは「ソーシャルワーク」を学ぶことである。実習先となる施設・機関の職員研修ではなく、施設・機関を「お客さん」として見学することでもないことを肝に銘じてほしい。

数十年前になるが、筆者が社会福祉の実習に初めて臨んだとき、不安で一杯だったことが昨日のことのように思い出される。クライエントと接する緊張の中で何をすべきかがわからずに呆然とし、掲げた実習課題を反芻（はんすう）しながら実習記録を埋めることに追われていた。毎日の利用者に対する支援がどういうことを意味するのか、また利用者にとってよりよい支援とは何かを考えながら慌しく実習期間が過ぎていった。

しかしながら、その経験が今の自分を支えていると自信を持って言える。

今後、わが国では社会福祉分野に限らず多様な分野において、社会福祉士に対する期待は一層強まると考えられる。時代の要請に応えられる人材であるとともに、ソーシャルワークをアイデンティティとする社会福祉士になって欲しい。

本書がその一助にでもなり得れば幸いである。

2018年1月

責任編者
早坂聡久・増田公香

社会福祉士シリーズ　**第22巻**　相談援助実習・相談援助実習指導 [第3版]

目次

はじめに ……………………………………………………………………………………… iii

第1章　社会福祉士に期待される役割と専門性 ………………………………… 1

1. 社会福祉士に求められた役割 ……………………………………………………… 2
  A. 社会福祉士及び介護福祉士法の創設の背景 ………………………………… 2
  B. ジェネラリスト・ソーシャルワーカーとしての社会福祉士 ……………… 3

2. ソーシャルワーカーに求められる新たな役割 ………………………………… 5
  A. 措置から契約へ ……………………………………………………………… 5
  B. 私的契約と権利擁護 ………………………………………………………… 6
  C. 相談援助業務の拡大 ………………………………………………………… 7
  D. 顧客満足とアドボカシー …………………………………………………… 8

3. これからの社会福祉士 ……………………………………………………………… 10
  A. 社会福祉士の活躍の場の広がり …………………………………………… 10
  B. 地域共生社会を担う人材としての社会福祉士 …………………………… 12
  （コラム）社会福祉士養成課程で学ぶみなさんへ―福祉の輪を広げて ……… 16

第2章　社会福祉士に求められる職業倫理 ……………………………………… 17

1. ソーシャルワークと職業倫理 …………………………………………………… 18
  A. ソーシャルワークにおける倫理的問題 …………………………………… 18
  B. ソーシャルワークの価値・倫理の歴史的発展 …………………………… 19

2. 社会福祉士倫理綱領・行動規範の意味 ………………………………………… 21
  A. 社会福祉職能団体共通の倫理綱領 ………………………………………… 21
  B. 倫理基準と行動規範の具体的理解 ………………………………………… 22

3. ソーシャルワーカーとしての役割・専門性 …………………………………… 24
  A. 個人のプライバシー保護と守秘義務 ……………………………………… 24
  B. 倫理的ジレンマの諸相とその解決 ………………………………………… 26
  （コラム）科学技術の発展と新しい倫理問題の登場 ………………………… 30

vii

第3章　相談援助実習・相談援助実習指導の位置づけ ……………………… 31

1. 社会福祉士を取り巻く環境の変化 …………………………………………………… 32
2. カリキュラム改正のねらいと相談援助実習・相談援助実習指導 ……………… 33
3. 相談援助実習・相談援助実習指導の目的と概要 ………………………………… 36
4. 相談援助実習・相談援助実習指導の内容 ………………………………………… 40

第4章　事前学習 ………………………………………………………………………… 43

1. 事前学習とは何か …………………………………………………………………… 44
   - A. 実習は「経験学習」である ……………………………………………………… 44
   - B. 実習における事前学習の意味 …………………………………………………… 45
2. 事前学習における学習課題 ………………………………………………………… 46
   - A. 政策(マクロ)レベルの学習課題 ……………………………………………… 46
   - B. 臨床(ミクロ)レベルの学習課題 ……………………………………………… 47
   - C. 運営・経営(メゾ)レベルの学習課題 ………………………………………… 48
   - D. 実習を行う「自分」について学ぶ …………………………………………… 49
3. 事前学習をどのように行うか ……………………………………………………… 50
   - A. 現場体験学習や見学実習による事前学習 …………………………………… 50
   - B. 文献・資料を用いた事前学習 ………………………………………………… 51
   - C. 事前学習の進め方 ……………………………………………………………… 53
   - コラム　「よりみち」の大切さ ……………………………………………………… 55

第5章　実習目的と実習課題について …………………………………………… 57

1. 実習計画書を作成する意味 ………………………………………………………… 58
2. 事前学習とのつながり ……………………………………………………………… 59
3. 実習課題の明確化 …………………………………………………………………… 60
   - A. 相談援助実習の教育内容から見る実習課題 ………………………………… 60
   - B. 大学・養成校と施設・機関の間で合意されている実習課題 ……………… 62
   - C. 実習生自身の実習課題 ………………………………………………………… 63
4. 実習計画書を作成する ……………………………………………………………… 63
   - A. 相談援助の側面から考える実習計画 ………………………………………… 64
   - B. 制度・政策の側面から考える実習計画 ……………………………………… 64
   - C. 管理・運営の側面から考える実習計画 ……………………………………… 65
5. クラスの仲間と学びを深める ……………………………………………………… 65
6. 事前訪問での確認 …………………………………………………………………… 66
   - コラム　実習計画書を作成する意味は ……………………………………………… 69

第6章　実習生が直面する課題 ……………………………………………… 71

1. 実習生の期待と不安 ……………………………………………………………… 72
　　　A. 相談援助実習における不安 ………………………………………………… 72
　　　B. 不安軽減の一方法 …………………………………………………………… 73

2. 実習事例演習の必要性 …………………………………………………………… 73
　　　A. 対人援助の基本理解と実習事例演習の意義 …………………………… 73
　　　B. 実習事例演習の進め方 ……………………………………………………… 74
　　　C. 実習事例演習の実践 ………………………………………………………… 75

（事例 1）　「あなただから言うのよ」と言われて
　　　　　　—介護老人福祉施設で実習を行う実習生の直面する課題 …………… 76

（事例 2）　「あっち行け」と言われ
　　　　　　—児童養護施設で実習を行う実習生の直面する課題 ………………… 77

（事例 3）　実習生1人のとき、利用者同士の喧嘩が起こってしまった
　　　　　　—知的障害者授産施設で実習を行う実習生の直面する課題 ………… 78

（事例 4）　「なんでそんなことを聞くの」と言われ
　　　　　　—母子生活支援施設で実習を行った実習生の直面課題 …………… 79
　　　D. 実習事例実践を実習計画、目標に活かす ……………………………… 80

（コラム）　夢を大きく抱いて ……………………………………………………… 82

第7章　実習生に求められる姿勢 ……………………………………………… 83

1. 実習生がクライエントに接する意味 …………………………………………… 84
　　　A. 実習生は実地を通して学ぶ主体 ………………………………………… 84
　　　B. 実習生に何が求められているか ………………………………………… 84
　　　C. 実習前に身につけておきたいこと ……………………………………… 86

2. 実習におけるプライバシー保護と守秘義務 ………………………………… 87
　　　A. 個人の生活に立ち入るということ ……………………………………… 87
　　　B. 利用者のプライバシー保護 ……………………………………………… 87

3. 実習先から指摘されやすいこと …………………………………………………… 89

4. 対人マナーを守り円滑な人間関係をつくるために ………………………… 90
　　　A. 身だしなみ・服装 …………………………………………………………… 90
　　　B. 挨拶・適切な言葉遣い ……………………………………………………… 91
　　　C. 会話の基本 …………………………………………………………………… 91
　　　D. 電話のかけ方 ………………………………………………………………… 92
　　　E. 電子メールの書き方 ………………………………………………………… 92

F. スマートフォンの使用 ……………………………… 94
G. 礼状の書き方 ……………………………………… 94

第8章　相談援助実習施設・機関について ……………………… 99

1. 社会福祉行政機関での実習 ………………………………100
A. 社会福祉行政機関とは ……………………………100
B. 支援・活動の具体例 ………………………………100
C. 医療ケアの必要な重度の障害児の養護学校の通学支援について ……102
D. 実習生に求めること ………………………………103

コラム　一つひとつの意味を考えて―先輩からの一言 ………………104

2. 社会福祉協議会での実習 ………………………………105
A. 社会福祉協議会とは ………………………………105
B. 支援・活動の具体例 ………………………………107
C. チームアプローチと地域社会との関係 ………………108
D. 実習生に求めること ………………………………109

コラム　実習に臨む上での心構え―先輩からの一言 ………………110

3. 高齢者福祉施設での実習1（居住型施設） ………………111
A. 高齢者福祉施設（居住型施設）とは ………………111
B. 支援・活動の具体的内容 …………………………112
C. チームアプローチと地域社会との関係 ………………113
D. 実習生に求めること ………………………………113

コラム　特別養護老人ホームの実習で考えてほしいこと―先輩からの一言 …115

4. 高齢者福祉施設での実習2（通所・短期入所型） ………116
A. 高齢者福祉施設（通所・短期入所型）とは ………116
B. 支援・活動の具体例 ………………………………116
C. チームアプローチと地域社会との関係 ………………117
D. 実習生に求めること ………………………………118

コラム　限られた時間で充実した実習を行うには―先輩からの一言 ………120

5. 高齢者福祉施設での実習3（相談機関） ………………121
A. 高齢者福祉施設における相談機関とは ……………121
B. 支援・活動の具体例 ………………………………122
C. チームアプローチと地域社会との関係 ………………123
D. 実習生に求めること ………………………………124

コラム　支援につなげるために必要なこと―先輩からの一言 ………125

6. 障害者支援施設での実習1（居住型施設） ………………126

A．障害者支援施設とは ……………………………………………126

B．支援・活動の具体例 ………………………………………………126

C．チームアプローチと地域社会との関係 ……………………127

D．実習生に求めること ……………………………………………128

（コラム）実習を通して感じたこと—先輩からの一言 ………………129

7. 障害者支援施設での実習2（通所・就労型施設） ………………130

A．障害者支援施設（通所・就労型施設）とは ……………………130

B．支援・活動の具体例 ………………………………………………130

C．チームアプローチと地域社会との関係 ……………………132

D．実習生に求めること ……………………………………………132

（コラム）「目を向ける」ということ—先輩からの一言 ……………133

8. 障害者施設での実習3（相談機関） ………………………………134

A．障害者施設（相談機関）とは ……………………………………134

B．具体的な相談支援の内容 ………………………………………135

C．チームアプローチと地域社会との関係 ……………………136

D．実習生に求めること ……………………………………………137

（コラム）実りある実習のために—先輩からの一言 ………………138

9. 児童福祉施設での実習 …………………………………………………139

A．児童福祉施設とは …………………………………………………139

B．支援・活動の具体例 ………………………………………………139

C．チームアプローチと地域社会との関係 ……………………141

D．実習生に求めること ……………………………………………142

（コラム）実習生から職員の立場へ—先輩からの一言 ……………143

10. 児童相談所での実習 …………………………………………………144

A．児童相談所とは ……………………………………………………144

B．支援・活動の具体例 ………………………………………………145

C．チームアプローチと地域社会との関係 ……………………147

D．実習生に求めること ……………………………………………148

（コラム）児童相談所実習において大切なこと—先輩からの一言 ………149

11. 婦人・寡婦の福祉施設での実習 …………………………………150

A．婦人保護施設とは …………………………………………………150

B．支援・活動の具体例 ………………………………………………151

C．チームアプローチと地域社会との関係 ……………………153

D．実習生に求めること ……………………………………………154

（コラム）婦人保護施設の実習で学んだこと—先輩からの一言 …………155

12. 医療機関での実習 ………………………………………………………156

A．医療機関とは ………………………………………………………156

xi

B. 支援・活動の具体例 ……………………………………157
C. チームアプローチと地域社会との関係 ………………158
D. 実習生に求めること ……………………………………159
コラム　支援とは想像することから始まる―先輩からの一言 ………161

13. 生活保護施設での実習 ……………………………………162
A. 生活保護施設とは ………………………………………162
B. 支援・活動の具体例 ……………………………………162
C. チームアプローチと地域社会との関係 ………………164
D. 実習生に求めること ……………………………………165
コラム　救護施設「H園」での17日間―先輩からの一言 ………166

第9章　実習記録ノートの活用方法 ……………………………167
1. 実習記録ノートとは ……………………………………168
2. 実習記録ノートの目的 …………………………………169
3. 実習記録ノートの内容 …………………………………170
4. 記述方法 …………………………………………………171
5. 記述に当たっての具体的な留意点 ……………………173

第10章　実習におけるスーパービジョン ……………………179
1. 実習におけるスーパービジョンの関係性 ……………180
2. 実習におけるスーパービジョンの種類とその内容 …182
3. スーパービジョンにおいて実習生に求められる姿勢 …185
コラム　実習担当教員は実習生を理解しているのか？ ………188

第11章　自己評価と実習報告 …………………………………189
1. 実習評価と自己評価 ……………………………………190
A. 相談援助実習と評価 ……………………………………190
B. 実習評価 …………………………………………………191
2. 実習での学びの体系化 …………………………………196
A. ジェネラリスト・アプローチからの評価 ……………196
B. クラスでの学びの広がりと共有化 ……………………197
C. 実習先別の学びの評価 …………………………………198
3. 実習報告 …………………………………………………198

第12章　事後学習 ……………………………………………………… 203

1. 事後学習の重要性 ……………………………………………… 204
- A. 事後学習はなぜ必要か ………………………………………… 204
- B. 実習の価値と事後学習の意義 ………………………………… 208

2. 事後学習に必要な力 ……………………………………………… 212
- A. 実習生に必要な力 ……………………………………………… 212
- B. 実習担当教員に必要な力 ……………………………………… 213

3. 事後学習の具体的な材料と方法 ………………………………… 214
- A. 材料（課題）…………………………………………………… 214
- B. 方法 ……………………………………………………………… 215

4. ソーシャルワーカーへの道のプロセス ………………………… 217
- A.「ソーシャルワーカーになる」とは ………………………… 217
- B. 卒後教育、新人教育との連続性 ……………………………… 218

5. ソーシャルワーカーであり続けるために ……………………… 219
- A. ソーシャルワーカーであり続けるために必要な力・環境 ………… 219
- B. あくなき自己研鑽とスーパービジョン ……………………… 221

コラム　実習報告会で感じた事後学習の必要性と喜び ……………… 224

資料編 ……………………………………………………………… 225
資料1　相談援助実習直前チェックシート1「事前に確認しておくこと」 ……… 225
　　　　相談援助実習直前チェックシート2「事前にまとめておくべき3ステップ」
　　　　…………………………………………………………………… 227
資料2　実習現場で対応に困ったときのQ&A …………………………… 229

索引 …………………………………………………………………… 233

相談援助実習 （180 時間）〈シラバスと本書との対応表〉

シラバスの内容　ねらい
● 相談援助実習を通して、相談援助に係る知識と技術について具体的かつ実際的に理解し実践的な技術等を体得する。 ● 社会福祉士として求められる資質、技能、倫理、自己に求められる課題把握等、総合的に対応できる能力を習得する。 ● 関連分野の専門職との連携のあり方及びその具体的内容を実践的に理解する。

シラバスの内容 含まれるべき事項	本書との対応
①学生は次に掲げる事項について実習指導者による指導を受けるものとする。	
②相談援助実習指導担当教員は巡回指導等を通して、次に掲げる事項について学生及び実習指導者との連絡調整を密に行い、学生の実習状況についての把握とともに実習中の個別指導を十分に行うものとする。	第1章　第3章　第5章（総論） 第9章
ア　利用者やその関係者、施設・事業者・機関・団体等の職員、地域住民やボランティア等との基本的なコミュニケーションや人との付き合い方などの円滑な人間関係の形成	第3章　第5章　第6章　第7章
イ　利用者理解とその需要の把握及び支援計画の作成	第3章　第4章　第5章　第6章
ウ　利用者やその関係者（家族・親族・友人等）との援助関係の形成	第3章　第5章　第6章　第7章 第8章
エ　利用者やその関係者（家族・親族・友人等）への権利擁護及び支援（エンパワメントを含む。）とその評価	第3章　第5章　第6章　第8章 第11章
オ　多職種連携をはじめとする支援におけるチームアプローチの実際	第3章　第5章　第6章　第8章
カ　社会福祉士としての職業倫理、施設・事業者・機関・団体等の職員の就業などに関する規定への理解と組織の一員としての役割と責任への理解	第2章　第3章　第4章　第5章 第6章　第7章
キ　施設・事業者・機関・団体等の経営やサービスの管理運営の実際	第3章　第4章　第5章　第6章 第8章
ク　当該実習先が地域社会の中の施設・事業者・機関・団体等であることへの理解と具体的な地域社会への働きかけとしてのアウトリーチ、ネットワーキング、社会資源の活用・調整・開発に関する理解。	第3章　第4章　第5章　第6章 第8章

(注) 相談援助実習を実施する際には、下記の点に留意すること。
①配属実習に際しては、健康診断等の方法により、実習生が良好な健康状態にあることを確認したうえで配属させること。
②実習先は、巡回指導が随時可能な範囲で選定することとし、実習内容、実習指導体制、実習中のリスク管理等については実習先との間で十分に協議し、確認しあうこと。

注) この対応表は、厚生労働省が発表したシラバスの内容が、本書のどの章・節で扱われているかを示しています。
　　全体にかかわる項目については、「本書との対応」欄には挙げていません。
　　「含まれるべき事項」で挙げられていない重要項目については、独自の視点で盛り込んであります。目次や索引でご確認ください。

出典) 大学等において開講する社会福祉に関する科目の確認に係る指針について（大学等指針　別表1）平成20年3月28日19文科高第917号・厚生労働省社援発第0328003号を一部改変.

xiv

相談援助実習指導 (90時間)〈シラバスと本書との対応表〉

シラバスの内容　ねらい
● 相談援助実習の意義について理解する。 ● 相談援助実習に係る個別指導並びに集団指導を通して、相談援助に係る知識と技術について具体的かつ実際的に理解し実践的な技術等を体得する。 ● 社会福祉士として求められる資質、技能、倫理、自己に求められる課題把握等、総合的に対応できる能力を習得する。 ● 具体的な体験や援助活動を、専門的援助技術として概念化し理論化し体系立てていくことができる能力を涵養する。

シラバスの内容 含まれるべき事項	本書との対応
○次に掲げる事項について個別指導及び集団指導を行うものとする。	
ア　相談援助実習と相談援助実習指導における個別指導及び集団指導の意義	第3章　第5章
イ　実際に実習を行う実習分野（利用者理解含む。）と施設・事業者・機関・団体・地域社会等に関する基本的な理解	第4章　第8章
ウ　実習先で行われる介護や保育等の関連業務に関する基本的な理解	第6章　第8章
エ　現場体験学習及び見学実習（実際の介護サービスの理解や各種サービスの利用体験等を含む。）	第4章　第5章
オ　実習先で必要とされる相談援助に係る知識と技術に関する理解	第6章　第8章
カ　実習における個人のプライバシーの保護と守秘義務等の理解（個人情報保護法の理解を含む。）	第2章　第7章
キ　「実習記録ノート」への記録内容及び記録方法に関する理解	第9章
ク　実習生、実習担当教員、実習先の実習指導者との三者協議を踏まえた実習計画の作成	第4章　第5章
ケ　巡回指導	第10章
コ　実習記録や実習体験を踏まえた課題の整理と実習総括レポートの作成	第11章　第12章
サ　実習の評価全体総括会	第11章　第12章

(注1) 相談援助実習を効果的にすすめるため、実習生用の「実習指導マニュアル」及び「実習記録ノート」を作成し、実習指導に活用すること。
(注2) 実習後においては、その実習内容についての達成度を評価し、必要な個別指導を行うものとする。
(注3) 実習の評価基準を明確にし、評価に際しては実習先の実習指導担当者の評定はもとより、実習生本人の自己評価についても考慮して行うこと。

注) この対応表は、厚生労働省が発表したシラバスの内容が、本書のどの章・節で扱われているかを示しています。
　　全体にかかわる項目については、「本書との対応」欄には挙げていません。
　　「含まれるべき事項」で挙げられていない重要項目については、独自の視点で盛り込んであります。目次や索引でご確認ください。

出典) 大学等において開講する社会福祉に関する科目の確認に係る指針について（大学等指針　別表1）平成20年3月28日19文科高第917号・厚生労働省社援発第0328003号を一部改変.

第1章 社会福祉士に期待される役割と専門性

1

高齢化への対応や福祉ニーズの多様化など、
社会福祉士資格制度創設の背景と法制定に至る経緯を理解する。
また、介護福祉士や精神保健福祉士と
異なる社会福祉士に期待された役割を理解する。

2

社会福祉基礎構造改革が導いた「措置から契約へ」は
どのような意味を持つものだったのかを理解する。
また、社会福祉基礎構造改革後に顕在化した課題を考え、
権利擁護やサービス情報の提供、
サービス利用に至るコーディネートなど、
ソーシャルワーカーに求められるようになった
新たな役割を理解する。

3

社会福祉士が活躍する領域の拡がりを理解する。
また、地域包括ケアや地域共生社会といった、
制度改正の方向性と求められる機能について理解する。

1. 社会福祉士に求められた役割

A. 社会福祉士及び介護福祉士法の創設の背景

わが国の社会福祉政策は、中央政府からの行政委任よって地方公共団体が行政権限を行使することによりサービスを提供する公的社会福祉制度を基軸として長きにわたり運用されてきた。

そして、公的社会福祉制度を担う専門職としては、社会福祉事業法（現・社会福祉法）に規定する社会福祉主事が最も早く制度化されたものであった。

そして、この社会福祉主事は、現業で求められる専門性とはうらはらに、厚生大臣（現・厚生労働大臣）が指定する関係科目のうち3科目（たとえば、法学、経済学、社会学など）を履修すれば任用資格が得られる上に、福祉事務所などの公的機関内では、事実上は公務員から任用される人事体系に立脚し、措置の決定という行政判断を中心とする役割や、措置委託先となる社会福祉施設の施設長といった措置制度を支える管理・運営を担保する資格として位置づけられてきた。

その後、社会福祉三法から六法へと社会福祉の対象者の拡大を経て、措置委託先となる社会福祉施設数が急速に伸びる 1970 年代に入ると、社会福祉専門職の新たな資格制度が求められるようになる。

1972（昭和 47）年には中央社会福祉審議会職員問題専門分化会起草委員会による「社会福祉士法制度試案」が出され、1975（昭和 50）年には社会福祉教育問題検討委員会が「社会福祉教育のあり方について（答申）」を提出した。

ともに制度化には至らなかったが、社会福祉専門職養成と資格制度創設を求めるこれらの動きは、後の社会福祉士及び介護福祉士法の検討を後押しするものであった。

その後、社会福祉専門職養成と資格化をめぐる動きは、急速に進む高齢化への対応や、社会経済情勢の変化に起因する家族の質的変化、地域コミュニティの問題など、社会福祉が対応すべき課題が高度化・多様化するとともに、これらの課題が喫緊のものとして認識されるようになる 1980 年代に社会福祉制度改革と連動して導かれていくことになる。

社会福祉専門職養成と資格化への具体的な動きとしては、1986（昭和

社会福祉事業法
1951（昭和 26）年制定。

社会福祉主事
社会福祉法に規定される社会福祉主事は、社会福祉六法の「援護又は育成の措置」に関する事務を行うことが職務とされる。都道府県、市および福祉事務所を設置する町村で必置となる他、社会福祉施設の長や職員（生活相談員など）の資格要件となっている。

福祉事務所

社会福祉六法
生活保護法、児童福祉法、身体障害者福祉法の3つの法を称して社会福祉三法と呼び、これに、知的障害者福祉法（旧・精神薄弱者福祉）、老人福祉法、母子及び寡婦福祉法（旧・母子福祉法）を加えて社会福祉六法と呼ぶ。

61）年に設置された中央社会福祉審議会、身体障害者福祉審議会、中央児童福祉審議会からなる「福祉関係三審議会合同企画分科会」が、第11回会議（1987〔昭和62〕年3月23日）において「福祉関係者の資格制度の法制化について」の意見具申を行い、同年5月26日「社会福祉士及び介護福祉士法」が成立した。

社会福祉士及び介護福祉士法の制定を導いた「福祉関係者の資格制度の法制化について」（意見具申）では、資格制度の法制化が必要とされる理由について、①高齢化と福祉ニーズへの専門的な対応が必要となったこと、②国際的な観点から見て、わが国が他の先進諸国と比べ福祉専門職の養成に立ち遅れていることから資格制度の確立が望まれること、③シルバーサービスの動向からも資格制度が必要とされるという3点を挙げている。

急速に進む高齢化への適切な対応はもとより、国民の生活構造の変化や福祉ニーズの多様化へ十分対応できるようなサービスが提供されなければならず、そのためには福祉の人材の確保および資質の向上が必要とされたのであった。また、社会福祉制度改革の主要な目標である多様なサービス供給主体の参入を目指す民営化の流れにおいて、社会福祉サービスの質的水準を人材面から補完しようとする役割もあったのである。

B. ジェネラリスト・ソーシャルワーカーとしての社会福祉士

1987（昭和62）年に公布され、翌1988（昭和63）年から施行された「社会福祉士及び介護福祉士法」により、わが国で初めての、かつ世界でも例を見ない社会福祉専門職の国家資格制度が誕生した。その後、精神保健の分野において、精神障害者の保健・福祉に関する専門的知識および技術をもって支援にあたる専門職の必要性が浮き彫りになる中で、1997（平成9）年に精神保健福祉士法が成立した（1998〔平成10〕年施行）。

これをもって、わが国の社会福祉専門職に関しては社会福祉士・精神保健福祉士・介護福祉士という3つの社会福祉専門職に対応する名称独占の国家資格制度が整備され今日に至っている。

このうち、介護福祉士は「介護福祉士の名称を用いて、専門的知識及び技術をもって、身体上又は精神上の障害があることにより日常生活を営むのに支障がある者につき心身の状況に応じた介護を行い、並びにその者及びその介護者に対して介護に関する指導を行うことを業とする者をいう」（社会福祉士及び介護福祉士法2条2項）と定義されており、介護という特定のニーズ対応する介護業務（ケアワーク）を主とした支援を行う役割が与えられている。

社会福祉士及び介護福祉士法

国際的な観点
社会福祉士及び介護福祉士法の制定前年（1986〔昭和61〕年）に東京で開催された「第23回国際社会福祉会議」において、諸外国に比べてわが国での社会福祉専門職化が著しく立ち遅れていることが浮き彫りになった。

シルバーサービス
福祉関係三審議会合同企画分化会は1987（昭和62）年12月に「今後のシルバーサービスの在り方について」（意見具申）を提出しており、また、同年には、民間事業者からなる社団法人シルバーサービス振興会が設立されている。

精神保健福祉士法

名称独占
業務そのものはその資格がなくても行うことができるが、資格取得者以外の者は資格の呼称の利用が禁止されている資格。これに対して、医師や看護師など、当該資格を所得している者のみが従事できる資格を業務独占資格という。

それに対して、社会福祉士と精神保健福祉士は相談援助業務を主とした
ソーシャルワーカーとして位置づけられている。

相談援助業務を主な役割としている精神保健福祉士と社会福祉士の関係
では、精神保健福祉士は「精神保健福祉士の名称を用いて、精神障害者の
保健及び福祉に関する専門的知識及び技術をもって、精神病院その他の医
療施設において精神障害の医療を受け、又は精神障害者の社会復帰の促進
を図ることを目的とする施設を利用している者の地域相談支援の利用に関
する相談その他の社会復帰に関する相談に応じ、助言、指導、日常生活へ
の適応のために必要な訓練その他の援助を行うことを業とする者をいう」
（精神保健福祉士法2条）と定義さており、精神障害者に特化した対象像
を掲げ、その社会復帰に向けての相談支援を中心とした役割とともに、そ
の活動の場も精神病院や精神障害者の社会復帰を目的とした福祉施設を想
定している。

また、社会福祉士は「社会福祉士の名称を用いて、専門的知識及び技術
をもって、身体上若しくは精神上の障害があること又は環境上の理由によ
り日常生活を営むのに支障がある者の福祉に関する相談に応じ、助言、指
導、福祉サービスを提供する者又は医師その他の保健医療サービスを提供
する者その他の関係者との連絡及び調整その他の援助を行うことを業とす
る者をいう」（社会福祉士及び介護福祉士法2条1項）となっており、特
定の対象像を定めずに広く「日常生活に支障がある者」すべてを対象とし、
「福祉に関する相談」全般を守備範囲に持つ。

さらに、社会福祉士は、その活動の場として、社会福祉法関係事業所、
児童福祉法関係施設、身体障害者福祉法関係施設、生活保護法関係施設、
売春防止法関係施設、知的障害者福祉法関係施設、老人福祉法関係施設、
母子及び寡婦福祉法関係施設、医療法関係施設など、社会福祉に関連する
多種多様な施設・機関において行われる相談援助業務を担える専門職とし
て位置づけられている点に特徴を見出すことができる。

すなわち、精神保健福祉士が精神保健領域にのみ特化したスペシフィッ
クな役割を与えられているのに対して、社会福祉士はジェネラリスト・ソ
ーシャルワークを担う役割が与えられたのであった。

ジェネラリスト・ソーシ
ャルワーク
伝統的な分類に基づく、
ケースワーク、グループ
ワーク、コミュニティオ
ーガニゼーションなどの
援助技術を一元化し、さ
らにどのような領域にお
いてもその専門性を発揮
できるソーシャルワー
ク。

2. ソーシャルワーカーに求められる新たな役割

A. 措置から契約へ

　1987（昭和62）年に国家資格としての社会福祉士制度が施行されてはや30年という月日が経った。そして、社会福祉士の資格取得者数（登録者数）は、18万9,903人（2015年9月末現在）と毎年1万数千人の増加となっている。

　その間、わが国の社会福祉サービスは、「措置から契約へ」という大きな制度転換がなされた。

　そもそも、措置制度とは、原則的に国が2分の1、都道府県と市町村が4分の1の財源を拠出する仕組みの上に成り立つため、国、都道府県、市町村の財政事情と財源配分のあり方に強く規定される仕組みであった。

　実際のサービス提供では、措置機関が社会福祉法人などにサービスを委託してなされる場合が多く、この受託措置に要する費用（措置費）が社会福祉事業および施設の運営を支えるものであった。

　そして、受託先となる社会福祉法人などには、国が定める人員や施設・設備およびサービスに関する「最低基準」が示され、その水準を維持するために措置費が供されるものであった。

　サービスの利用者については、都道府県知事、市町村長などの措置機関が、国の公的責任に基づいて行政処分としての「措置」決定を下すことでサービスの利用につながる仕組みであった[1]。そのため、福祉サービスの受益権は、措置財源が許す範囲において「利益を受けうる」という極めて権利性の弱い性格のものであった[2]。

　このように、財源と政策的なナショナル・ミニマムによって統制された画一的なサービスであり、かつ、利用者の権利性が低位に置かれる措置制度の見直す動きは、国家財政の硬直化を改善しようとする行財政改革の流れにおける中央政府から地方公共団体への補助金削減に連動する権限委譲を求める分権化と、多様なサービス供給主体の参入によるサービスの量的拡充と市場の競争原理による質の向上を求める民営化の議論とあいまって「措置から契約へ」という大きな制度改革をもたらすこととなった。

　措置から契約への流れとしては、まず、1997（平成9）年6月の児童福祉法改正によって保育所入所方式の措置制度（申請手続型の措置制度）が

措置から契約へ

措置制度

社会福祉法人
1951（昭和26）年の社会福祉事業法（社会福祉法）の制定により社会福祉事業を行うことを目的として創設された特別法人（法人税法上は公益法人などに該当）。行政機関の指導監督下に置かれるとともに、公費助成や税制の優遇がなされる。国、地方公共団体とならび第一種社会福祉事業（入所施設など、利用者への影響が大きく経営の安定化が求められる事業）の経営主体に位置づけられ、措置制度のもとで戦後の社会福祉事業を牽引してきた。

最低基準

ナショナル・ミニマム
national minimum

分権化
decentralization

民営化
privatization

廃止され、市町村との契約方式に転換された。また、高齢者福祉分野では、同年12月に成立した介護保険（2000〔平成12〕年4月施行）により高齢者福祉分野における措置制度が一部を除き廃止となった。

社会福祉基礎構造改革

さらに、1998（平成10）年には、中央社会福祉審議会の社会福祉基礎構造改革分科会にて「社会福祉基礎構造改革について（中間まとめ）」と「社会福祉基礎構造改革を進めるにあたって（追加意見）」が公表され、地方分権の推進と民営化を伴う市場原理の導入、それに伴う措置制度から利用契約制度への移行を視野に入れた方針が明示された。

社会福祉増進のための社会福祉事業法等の一部を改正する法律

この基本方針を受けて2000（平成12）年5月には、「社会福祉増進のための社会福祉事業法等の一部を改正する法律」（2000〔平成12〕年6月7日一部施行、2003〔平成15〕年4月全面施行）が成立し、福祉サービスを提供する事業者とそのサービスを利用する利用者を対等な立場に位置づけて、利用者の選択と契約によるサービス利用を原則とした。

そして、「措置から契約へ」という社会福祉サービスの利用方法の転換は、社会福祉士を含む社会福祉専門職のあり方を抜本的に見直す契機となったのである。

B. 私的契約と権利擁護

「措置から契約へ」という福祉サービス供給・利用システム改革は、いかにしてサービス供給主体と利用者の対等な関係を構築するかという課題をクローズアップさせた。

そもそも、個人が商品を購入する際においても、生産者（販売者）が優位になることが少なくない。ましてや、生命の維持や日常生活に欠くことのできない生活上の問題に対して緊急的に対応を求める福祉サービス利用者においては、サービスの質を問う以前に必要に迫られてサービスを利用することが多く、サービスに対する苦情や改善要求を訴えサービス利用を打ち切るといった対応をとることが難しい。

ソーシャルワーク専門職のグローバル定義
2014年、IFSW（国際ソーシャルワーカー連盟）およびIASSW（国際ソーシャルワーク学校連盟）のメルボルン総会において採択された。

権利擁護

そのため、私的契約を前提とする新たな福祉サービスシステムにおいては、権利擁護と利用者支援システムがソーシャルワーク実践に位置づけられていなければ、尊重されるべき自己決定は形骸化することを再認識しなければならない。その意味において、**第2章**で詳述されるソーシャルワーカーの倫理は極めて重要なものであり、ソーシャルワーク専門職のグローバル定義を共有することが求められる。

今日、「人権」を擁護するためのソーシャルワーカーの社会的責任は極めて重いものとなっている。福祉サービスにおける「権利擁護」とは、何

らかの援助を必要とする高齢者・障害者などの福祉サービス利用者が、憲法25条・13条および国際人権規約、および各国際準則の要請である「個人の尊厳と自己決定を尊重された生存権」が保障されることであり、そのために必要かつ適切な福祉サービスを、利用者が主体的に利用することを可能にするための利用者支援のあり方、およびそれを可能にする人材や財源の確保や制度化といった基盤整備の総体として位置づけることができる[3]。

サービス利用者の権利を擁護する制度として、日常生活自立支援事業や成年後見制度が導入されている。

ともに権利擁護のための施策として位置づけられる制度であるが、日常生活自立支援事業については、その事業の利用自体が契約を前提として実施されるため、本人の契約締結能力が不十分な場合は、成年後見制度を利用することもあり、社会福祉士が必置となる地域包括支援センターが窓口となって制度の利用支援が推進されている。

C. 相談援助業務の拡大

2000（平成12）年から運用が開始された介護保険制度では、多様なサービス供給主体の参入を認めている。これによって介護市場は急速に拡大し、制度創設時の目的の1つであった市場原理の導入は、居宅サービス分野においては一定の成果をあげたといえよう。

その一方で、多様なサービス供給主体の参入に伴う市場原理の導入は、「サービス種別」の選択のみならず、「サービス種別＋サービス提供事業所」の選択を利用者自身に求めるものとなっており、サービスにかかる情報のあり方が注目されるようになった。

社会福祉法75条では、第1項において「社会福祉事業の経営者は、福祉サービスを利用しようとする者が、適切かつ円滑にこれを利用することができるように、その経営する社会福祉事業に関し情報の提供を行うよう努めなければならない」と明記されている。

また、「福祉サービス第三者評価事業に関する指針」（2004〔平成16〕年）に基づく、福祉サービス第三者評価事業の運用が始められている。2006（平成18）年度より介護サービス情報公表制度も設けられている。

しかしながら、介護サービス利用者の多くは、身体的、経済的、社会的に困難を抱えているだけでなく、家族介護者の高齢化も進む中で、サービス選択の前提となる社会福祉サービス情報へのアクセス自体が難しい状況にある。それは、前述の成年後見制度、日常生活自立支援事業などの利用

日常生活自立支援事業
福祉サービスに関する情報提供や選択の助言、申込み手続への同行、代行、契約締結の代理、利用料の支払い、預貯金通帳などの預かりサービスなどを行う。実施主体は、都道府県社会福祉協議会（権利擁護センター）であり、広域市町村の基幹的社会福祉協議会などに事業の一部を委託することもできる。

成年後見制度
事前に、本人との契約で後見人となるべき者とその者の職務内容を定めておく任意後見と、家庭裁判所が後見人などを選任する法定後見がある。成年後見人など（成年後見人、補佐人、補助人）が果たすべき役割は、大きく財産管理と身上監護にわけることができる。

介護保険制度

福祉サービス第三者評価事業
「福祉サービス第三者評価事業に関する指針」（2004〔平成16〕年）に基づき、全国組織として全国社会福祉協議会を置き、都道府県、都道府県社会福祉協議会などを都道府県推進組織としている。実際の評価事業は都道府県推進組織によって認定された第三者評価機関がガイドラインに基づき実施し、WAM NETなどで公表する。

介護サービス情報公表制度
2006（平成18）年4月より運用されている介護サービス情報の公表制度は、利用者が介護サービス事業者を選択するに当たっての判断に資する各事業者の情報を公平に提供する環境整備を推進し、利用者本位による適切な事業者選択を通じてサービスの質の向上が図られることを基本理念とする。

者の権利を擁護する仕組みにしても同様であり、利用者がそれらの仕組みや情報にアクセスできなければ、望むべき効果は得られない。

そのため、利用者とサービス情報のインターフェースとなり、公私のサービス情報を的確に利用者につなげる相談窓口と、そこに配属されるソーシャルワーカーが担う相談援助の職責はこれまで以上に大きいものとなっている。

地域において具体的なサービス利用に対応する相談窓口としては、従来の福祉事務所、児童相談所などの公的機関のみならず、高齢者福祉分野では、介護保険制度のケアマネジメントを行う、居宅介護支援事業所や地域包括支援センターが第一線機関として位置づけられる。

また、障害者に対する相談窓口としては、障害者相談支援事業の実施主体である市町村や、指定事業所が実質的な役割を担うものとなっている。

このように、福祉ニーズの高度化・複雑化とともに、社会福祉サービスの供給主体の多様化に伴って、より身近に相談できる体制作りが重要なものとなりつつあり、それらの相談機関とそこに従事するソーシャルワーカーが、利用者へサービス情報を提供する媒体となると同時に、フォーマル・インフォーマルなサポートネットワーク構築を地域において行うことが期待されている。

このうち、2006（平成18）年に創設された地域包括支援センターは、①介護予防ケアケマネジメント業務、②総合相談支援業務、③権利擁護業務、④包括的・継続的マネジメント支援業務、の4事業を一体的に担うとともに、インフォーマルなサービスを含む多様なサービスを地域住民が利用できる総合相談機関としての役割を担う。

重要な点は、保健師（または地域ケアの経験のある看護師）、主任ケアマネジャー、社会福祉士の3者による職員体制が原則とされている点にある。

名称独占資格であった社会福祉士において、必置の専門職として業務独占の道が開けたことは、同資格の社会的地位の向上とともに、社会福祉士の専門性が社会的に認知されつつあることを裏づけている。

D. 顧客満足とアドボカシー

かつての租税を財源とする措置制度を基盤とする社会福祉事業では、措置費は国が定めた「最低基準」を維持するために使われる運営費として位置づけられており、原則としてその費用を内部留保して次年度に繰り越すことを認めてこなかった。

しかしながら、「措置から契約へ」という一連の社会福祉制度改革は、

居宅介護支援事業所
2000（平成12）年の介護保険法施行により創設された。被保険者との契約により利用するサービスの種類および内容などを詳細に定めた居宅サービス計画（ケアプラン）の作成と指定サービス業者との連絡調整などを行う。

障害者相談支援事業

単にサービス利用システムの変革のみならず、措置費の弾力的活用、自主財源の確保と収益事業の拡大、一法人複数施設の運営など、社会福祉施設・事業の管理運営の仕組みを変革し「経営」のロジックを導入したことも特徴として見出すことができる。

多様なサービス供給主体の参入に伴う競争の中で、「利用者から選ばれるサービス」となることが求められようになったことは、事業所運営におけるコンプライアンスや説明責任、代弁、リスクマネジメント、顧客満足などの概念をソーシャルワーク実践に導入する意義を共有する契機となった。

社会福祉法78条1項で「社会福祉事業の経営者は、自らその提供するサービスの質の評価を行うことその他の措置を講ずることにより、常に福祉サービスを受ける者の立場に立って良質かつ適切な福祉サービスを提供するよう努めなければならない」としており、QCの重要性が法的にも位置づけられているのである。

前述の福祉サービス第三者評価事業や介護情報の公表制度の活用のみならず、ISO9000シリーズの認証取得や外部監査、施設オンブズパーソンの導入など、近年、コンプライアンスを重視しサービス水準の向上に取り組む事業者が増えている。

その一方で、問題事例も多く、不正請求などによる事業者の指定取消事例も後を絶たないなど、必ずしも市場による自浄作用が十分に働いているとは言えず、施設や事業所の職員として位置づけられるソーシャルワーカーには高い倫理性とともに、事業所のサービス水準向上を牽引することが求められている。

たとえば、利用者の苦情に対する対応としては、事業者はサービス利用者からの苦情に迅速かつ適切に対応するため、施設長や理事長などを苦情解決の責任者として定め、苦情受付担当者とその窓口を設置し、第三者が加わった苦情解決の仕組みづくりを整備することが義務化されている[(4)]。

さらに、近年ではそのような苦情解決の仕組みを強化し、顧客満足の向上につなげようとする動きが活発化している。そして、苦情受付担当者となる生活相談員などのソーシャルワーカーは、施設・事業所内におけるリスクマネジャーとして、サービス水準の向上を推進する役割も期待されている。

そもそも、社会福祉サービス提供事業所におけるリスクマネジメントとは、サービス利用者や事業所の経営につながる危険（リスク）を可能な限り事前に予測して、回避する方策や適切に予防策を講じるとともに、万が一そのような事故などが発生した場合には、迅速に対応して損害や損失を可能な限り回避するための組織的活動とされる。また、そこには、平常化

コンプライアンス
compliance
企業や事業体の法令遵守を意味する言葉。近年、法規違反の厳罰化のみならず、社会的信用の失墜が事業体の存続に大きな影響を与えることから、法令に反して社会的な信頼の失墜を防ぐことを目的とする。また、事業体の社会的責任や公共性を守るとされる。

説明責任
accountability

代弁（アドボカシー）
advocacy

リスクマネジメント
risk management

顧客満足
CS: Customer Satisfaction

QC: Quality Control
品質管理
品質を適正に管理することを意味する。近年では、職場の小集団による品質改善のQC活動として、PDCAサークル（plan：計画、do：実行、check：効果確認、action：処置）を通しての品質管理が求められている。

ISO9000シリーズ
国際標準化機構（international organization for standardization）が定める品質管理および品質保証の規格。

オンブズパーソン

ハインリッヒ
Heinrich, Herbert
William
1886〜1962

ヒヤリ・ハット
文字通り事故にならなかったが、事故につながる恐れがある事柄に「ヒヤリ」としたり、「ハッ」としたりすること。事故を"accident"、ヒヤリ・ハットを"incident"とすることもある。

の復帰を導く費用の確保のためのリスクヘッジ策をも含まれるとされる。

　ハインリッヒの法則では、1つの重大な事故の背景には、29の軽微な事故があり、その背景には300もヒヤリ・ハットがあるとされ、このヒヤリ・ハットを集積し、事故（リスク）の発生を未然に防ごうとする取り組みが盛んに行われている。利用者からの苦情を事故と捉えるならば、その影には数百もの不快な思いが隠れているということにつながるのである。

　その意味において、ソーシャルワーカーの重要な職務である、代弁（アドボカシー）機能は、利用者の苦情の解決や権利の擁護のみならず、事業体の経営の根幹を担うQCや顧客満足の向上といった新たな役割を担うようになってきているのである。

3. これからの社会福祉士

A. 社会福祉士の活躍の場の広がり

　社会福祉士及び介護福祉士法の制定から30年。この間、2007（平成19）年に大きな法改正がなされ、養成カリキュラムが改正されている。

　同改正（社会福祉士及び介護福祉士法の一部を改正する法律〔2007年〕）の付帯決議には、「社会福祉士の任用・活用の拡大については、今回の改正事項の実効性を高めるため、都道府県及び市町村の福祉に関する事務職員への社会福祉士の登用の促進策の在り方について十分検討すること。また、社会福祉施設の長、生活指導員等についても社会福祉士の任用を促進するよう周知徹底を図ること」および「司法・教育・労働・保健医療等の分野における社会福祉的課題の重要性にかんがみ、これらの分野への社会福祉士の職域拡大に努めること」とされた。

　以降、今日に至るまで着実に社会福祉士の活躍の場が拡がっており、各分野において極めて重要な役割を担うようになっている。

生活困窮者自立支援制度
生活保護受給者や生活困窮に至るリスクの高い層の増加を踏まえ、生活保護に至る前の自立支援策の強化を図ることを目的に、現に経済的に困窮し、最低限度の生活を維持できなくなるおそれのある生活困窮者に対して、自立相談支援事業、住居確保給付金の支給等の支援が2015（平成27）年度より実施されている。

［1］福祉事務所等での活躍

　近年、地方公務員における福祉職採用は拡大しており、生活保護法に基づく相談・支援業務、生活困窮者自立支援法に基づく相談・支援業務、障害者総合支援法に基づく業務、精神保健にかかわる相談・指導等の業務、子どもの福祉に関わる業務等、福祉事務所等において重要な役割を担うよ

うになっている。

福祉事務所等における 2004（平成 16）年と 2012（平成 24）年の比較では、生活保護担当現業員の社会福祉士有資格者の割合は 2.8％から 10.9％へと増加しており、身体障害者福祉司で 5.0％から 16.5％へ、知的障害者福祉司で 2.5％から 14.9％へと、8 年間で 10％を超える社会福祉士有資格者数の増加となっている。

［2］ スクールソーシャルワーカーとしての活躍

子ども達をとりまく社会環境が複雑化・多様化する中で、児童生徒の問題行動等の背景には、児童生徒が置かれたさまざまな環境の問題が絡み合っている。このことから、①関係機関等と連携・調整するコーディネート、②児童生徒が置かれた環境の問題（家庭、友人関係等）に働きかけること等が求められているという観点により、2008（平成 20）年度より小・中学校にスクールソーシャルワーカーを配置する「スクールソ―シャルワーカー活用事業」が実施されており、スクールソーシャルワーカーとして雇用された者の社会福祉士有資格者の割合も着実に増えてきている。

事業開始の 2008 年には 19.4％であった社会福祉士の有資格者割合は、事業開始から 7 年目の 2015（平成 27）年には 50.0％となり、精神保健福祉士有資格者（28.2％）を含め、8 割近くを相談援助業務を主たる役割とする福祉系国家資格が占めるまでに増加している。

［3］ 司法分野での活躍

司法分野においては、65 歳以上の高齢者の新規受刑者が急増していることや、軽度の知的障害などを持つ受刑者も新規受刑者の約 1 割を占めるとされるなど、累犯受刑者を含む社会復帰が困難な受刑者の自立支援が課題となるなかで、社会福祉士を配置する動きが加速している。

2014（平成 26）年には、高齢者や障害を持つ受刑者の円滑な社会復帰を支援するため、今後 10 年以内に全国の刑務所に社会福祉士か精神保健福祉士を常駐させる方針が示されている。

なお、2009（平成 21）年度より、高齢または障害を有し、かつ、適当な帰住先がない受刑者および少年院在院者について、釈放後速やかに、適切な介護、医療、年金等の福祉サービスを受けられるよう矯正施設と保護観察所において特別調整を実施している。この取り組みでは、福祉関係機関等との効果的な連携が求められ、その中心となる地域生活定着支援センターにおいて、司法と福祉との多機関連携による支援が行われている。

地域生活定着支援センター（地域生活定着促進事業）
刑または保護処分の執行のため矯正施設に収容されている者のうち、釈放後ただちに福祉サービスを受ける必要がある者を対象に、矯正施設収容中から、矯正施設や保護観察所、既存の福祉関係者と連携して、釈放後から福祉サービスを受けられるよう支援する。

［4］医療ソーシャルワーカーとしての活躍

　健康管理や健康増進から、疾病予防、治療、リハビリテーションに至る包括的・継続的医療の必要性とともに、高度化・専門化する医療システムの中で、患者や家族を支援するサービスとして、医療分野におけるソーシャルワークが注目されている。

　厚生労働省も、2002（平成14）年に医療ソーシャルワーカーが社会福祉学を基にした専門性を十分発揮して業務を適正に行うことができるよう「医療ソーシャルワーカー業務指針」を出し、その業務範囲を定めている。

　また、診療報酬においても、退院支援加算、認知症ケア加算、患者サポート体制充実加算、体制強化加算、介護支援連携指導料、介護保健リハビリテーション移行支援料、退院時リハビリテーション指導料、がん患者リハビリテーション料等、医療機関において社会福祉士を配置する等の算定要件と基準を満たすことを評価することにより、医療機関における社会福祉士有資格の医療ソーシャルワーカーの配置が進んでいる。

　日本医療社会福祉協会（JASWHS）会員のうち、社会福祉系大学・大学院卒業者は8割を超えており、社会福祉士有資格者の割合は2015（平成27）年において91％となっている。

B. 地域共生社会を担う人材としての社会福祉士

　現在、今後の福祉改革を貫く基本コンセプトとして位置づけられる「地域共生社会」の実現に注目が集まっている。

　この地域共生社会は「制度・分野ごとの縦割りや『支え手』『受け手』という関係を超えて、地域住民や地域の多様な主体が『我が事』として参画し、人と人、人と資源が世代や分野を超えて『丸ごと』つながることで、住民一人ひとりの暮らしと生きがい、地域をともに創っていく社会」と位置づけられており、地域包括ケアシステムよりも広範で地域コミュニティそのものの変革も包含する概念と位置づけられる。何よりも「タテワリ」から「まるごと」として、これまでの高齢者、障害者、児童、生活困窮者といった対象別の福祉サービスを改めて、市町村主導のもとで地域応じて一体的に提供できるよう仕組みへと転換することを提示した点において重要である。

　当面の具体的な対応としては、市町村に対して「まるごと」相談を受けつける包括的な相談支援システムの構築として、地域において児童・障害・生活困窮等の総合相談を受ける体制づくりが求められている。また、対象者ごとに整備されてきた福祉サービスの一体的な推進については、「共生型サービス」が介護保健制度に位置づけられるなど、すでに動き始

地域包括ケアシステム
「地域における医療及び介護の総合的な確保の促進に関する法律」第2条に規定される。重度な要介護状態となっても住み慣れた地域で自分らしい暮らしを人生の最後まで続けることができるよう、住まい・医療・介護・予防・生活支援が一体的に提供される体制構築を目指す政策目標であり、団塊の世代が75歳以上となる2025（平成37）年を目標とする。病床再編と在宅医療推進における医療・介護連携を図るための効率的かつ質の高い医療提供体制の構築とともに論じられる。

共生型サービス
2018（平成30）年度より介護保険制度と障害者福祉制度に新たに共生型サービスを位置づけ、高齢者と障害者同一事業所でサービス提供できる仕組みとして作られた。

めているサービスもある。

　2017（平成29）年2月に示された「『地域共生社会』の実現に向けて（当面の改革工程）」では、「『地域共生社会』を実現していく上では、住民とともに地域をつくり、また、人びとの多様なニーズを把握し、地域生活の中で本人に寄り添って支援をしていく人材が一層重要となる」として専門人材の機能強化・最大活用が明記されている。

　これを受け、2017（平成29）年に行われた社会保障審議会福祉部会福祉人材確保専門委員会において、社会福祉士の養成カリキュラムを見直し、2020（平成32）年度から新カリキュラムを導入する方針が明らかになり、「今後、ますます求められるソーシャルワークの機能」として、「包括的な相談体制」と「住民主体の地域課題解決体制」の構築が示された（図1-3-1）。

　このうち、「包括的な相談支援体制」とは、地域の福祉課題やニーズを発見した者または相談を受けた者並びに所属する社会福祉法人等の事業者が、福祉のみならず、さまざまな分野や業種の公私の社会資源並びに住民主体の地域課題解決体制と連動し、福祉課題の解決やニーズの充足に必要な支援を包括的に提供すると共に、制度の狭間の問題や表出されていない

図1-3-1　今後、ますます求められるソーシャルワークの機能

> ソーシャルワークには様々な機能があり、地域共生社会の実現に資する「包括的な相談支援体制の構築」や「住民が主体的に地域課題を把握して解決を試みる体制づくり」を推進するにあっては、こうした機能の発揮がますます期待される。

地域共生社会の実現

制度が対象としない生活課題への対応や複合的な課題を抱える世帯への対応等、多様化・複雑化するニーズへの対応や、全ての地域住民が地域、暮らし、生きがいを共に創り、高め合うことができる社会

地域共生社会の実現に必要な体制の構築

| 包括的な相談支援体制の構築 | 住民主体の地域課題解決体制 |

ソーシャルワークの機能を発揮することによる体制づくりの推進

• 支援が必要な個人や家族の発見 • 地域全体の課題の発見 • 相談者の社会的・心理的・身体的・経済的・文化的側面のアセスメント • 世帯全体、個人を取り巻く集団や地域のアセスメント • 問題解決やニーズの充足、社会資源につなぐための仲介・調整 • 新たな社会資源の開発や施策の改善に向けた提案 • 地域アセスメント及び評価 • 分野横断的・業種横断的な社会資源との関係形成 • 情報や意識の共有化 • 団体や組織等の組織化並びに機能や役割等の調整 • 相談者の権利擁護や意思の尊重にかかる支援方法等の整備 • 人材の育成に向けた意識の醸成	• 地域社会の一員であるということの意識化と実践化 • 地域特性、社会資源、地域住民の意識等の把握 • 福祉課題に対する関心や問題意識の醸成、理解促進、課題の普遍化 • 地域住民のエンパワメント • 住民主体の地域課題の解決体制の構築・運営にかかる助言・支援 • 担い手としての意識の醸成と機会の創出 • 住民主体の地域課題の解決体制を構成する地域住民と団体等との連絡・調整 • 地域住民と社会資源との関係形成 • 新たな社会資源を開発するための提案 • 包括的な相談支援体制と住民主体の地域課題解決体制との関係性や役割等に関する理解促進

出典）第9回社会保障審議会福祉部会福祉人材確保専門委員会資料『ソーシャルワークに対する期待について』厚生労働省，2017, p. 11.

ニーズを把握し、必要に応じて社会資源やサービスを開発する体制」として位置づけられている。

また、「住民主体の地域課題解決体制」とは、「住民一人ひとりが、地域福祉を推進する主体及び地域社会の構成員であるという当事者意識を持ち、自身の身近な圏域に存在する多種多様な福祉課題や表出されていないニーズに気づき、他人事を我が事として捉え、地域課題の解決に向けてそれぞれの経験や特性等を踏まえて役割を分かち合う体制」としている。

いずれも、制度の狭間の問題や表出されていないニーズを把握し、必要に応じて社会資源やサービスを開発する体制の構築を求めている。それは、相談を受けた専門職が個人として対応するレベル、専門職が所属する社会福祉法人など各地の事業所が役割を果たすレベル、行政を含む関係機関や他の社会資源を共同で実施するレベルまでもが想定されている。

制度が対象としない複合的な課題を抱える人びとの生活を他人事ではなく、わが事として受け止め、地域住民をまきこみながら、地域、暮らし、生きがいを共に創り、高め合うことができる地域共生社会の実現に向けて求められるソーシャルワークの機能は、社会福祉士を含むソーシャルワーカーに、他専門職とのコーディネートや連携、地域住民のネットワーキングやエンパワメント、サービス開発とコミュニティ・ディベロップメント等の新たな責務を付加するものであると理解できよう。

注)
(1) 1992（平成4）年の福祉関係八法改正前までは，社会福祉事業法（現・社会福祉法）3条で，社会福祉事業の対象者を「援護，育成，更正の措置を要する者」としていたことからも，それ以前の社会福祉事業で提供されるものは，サービスではなく「措置」としての位置づけであったことが理解できよう.
(2) 佐藤進『社会福祉行財政論』誠信書房，1985，pp.155-156.
(3) 日本弁護士連合会編『契約型福祉社会と権利擁護のあり方を考える』あけび書房，2002，p.31.
(4) 社会福祉法82条では「社会福祉事業の経営者は，常に，その提供するサービスについて，利用者等からの苦情の適切な解決につとめなければならない」と定められている.また，社会福祉法83条の規定により，外部の苦情相談窓口として都道府県社会福祉協議会に運営適正化委員会が設置されている.

ジェネリックポイント

社会福祉士は「名称独占」の資格であるため、社会福祉士の資格取得をしても、実際の就職活動に有利にならないと聞きました。それでも社会福祉士の資格を取得したほうがよいのでしょうか。

確かに社会福祉士は、基本的には「名称独占」の国家資格であり、ジェネラリスト・ソーシャルワークを担う専門職として位置づけられてきました。しかしながら、資格創設から30年を経て、社会福祉施設・機関において相談援助業務に従事するソーシャルワーカーの多くが社会福祉士資格取得者となりつつあります。また、地域包括支援センターでは社会福祉士が必置になるなど、今後、社会福祉士の活動の場は、教育、司法、労働などの関連分野へと拡大することが見込まれています。その意味において、資格取得者のキャリア形成のみならず、社会的にも重要な資格として位置づけられています。

理解を深めるための参考文献

- 木下大生・後藤広史・本多勇・木村淳也・長沼葉月・荒井浩道『ソーシャルワーカーのジリツ―自立・自律・而立したワーカーを目指すソーシャルワーク実践』生活書院，2015.
  現場実践の経験を有する6名の研究者による、自身の経験をベースとした対人援助場面での葛藤や問題から、クライエントへの向き合うべき姿勢や理論が示されている。
- 木下大生・藤田孝典『知りたい！ソーシャルワーカーの仕事』岩波書店，2015.
  個々人の生活問題に直面するソーシャルワーカーの業務・仕事が示されているとともに、著者の経験からソーシャルワーカーが果たすべき役割とその意義について説明されている。
- 渋谷哲・山下浩紀編『新版 ソーシャルワーク実践事例集―社会福祉士をめざす人・相談援助に携わる人のために』明石書店，2016.
  さまざまな分野の事例とその支援内容についてまとめられている。支援に至る経過から具体的支援内容に至るまでを解説している。

コラム　社会福祉士養成課程で学ぶみなさんへ──福祉の輪を広げて

「私があなたに教え、あなたが次の学生へ教えていく。そうして福祉の輪が広がっていくといいですね。ぜひ社会福祉士の資格を取ってください。」

これは、私が学生時代、実習最終日に施設の社会福祉士実習担当者の方へ「社会福祉士を取得したい」と伝えたときに言われた言葉である。社会福祉士となって施設で働き、資格取得を希望する学生が実習に来ると、いつもこの言葉を思い出す。

みなさんが実際に実習で現場に入った際にはぜひ広い視野、高い視座で、多面的に物事を見てほしい。これらは他者を理解し、支援していく上で大切なことだと思われる。

たとえば、就労継続支援B型事業所を利用している知的障害者の方が作業中、急に大声で笑う、ということがあった。実は家族の方に聞くと、この方はパニックになると大声で笑うという特徴があるのだという。この方は作業工程で自分の中で処理できないことがあり、パニックになってしまったのだ。もし「笑う＝楽しい、嬉しい」という一面的な考えのみでいたらこの事実にはたどり着けない。また、その人を理解できずに誤った支援をしてしまいかねない。実際に起こっている事態をさまざまな角度から見ることで、発見や間違いに気づくこともある。現場にはこういった事例がいくつも転がっている。「何故？」「どうして？」という知的好奇心を活用し、事象を分析し、考察して、現場の専門職の方へ疑問をぶつけてみるのもいいだろう。他の人の意見を聞くことで自分が気づかなかったことや見えなかったものが見えるようになり、見解が広がるからだ。そして、そこから得られたことを行動に移してほしい。

こうしてみなさんが培った経験や学んだ「今」は、これからの福祉の現場での支援や次に社会福祉士を取得しようとする人を教える「未来」へとつながり、福祉の輪が広がっていく。多くの人が社会福祉士を取得し福祉の現場で真摯に取り組み、活動して、より良い未来になっていくことを切に願う。

第2章 社会福祉士に求められる職業倫理

1

なぜ社会福祉職に倫理性が求められるのか、
その特性から理解する。
ソーシャルワーカーの価値と倫理が
どのように発展してきたのか、
人権意識の高揚との関係を理解する。

2

社会福祉士倫理綱領について理解する。
日本の倫理綱領の国際的な位置づけと
その特徴について学ぶ。
新倫理綱領に新たに加えられた倫理基準は何か。
それは何を意味するのかを検討する。

3

ソーシャルワーカーの役割と専門性を追求する。
個人情報の保護に関する法律と
ソーシャルワーカーの役割の関係性とは何か。
実習生としての守秘義務を、どのように実践すべきか。
倫理的ジレンマについて検討し、
それを解決するための方法を考察する。

1. ソーシャルワークと職業倫理

A. ソーシャルワークにおける倫理的問題

［1］生活支援に求められる高い倫理性

　倫理とは、人として、あるいは人と人との関係において望ましいとされる道や道徳規範の原理となるものである。それはあることに対して「～であるべき」、「～してはならない」という形の判断基準や行動規範として示され、これらが列挙されたものが倫理綱領である。倫理が求められたり問題になったりするのは、倫理を犯している状況があるか、その活動そのものが容易に倫理基準から逸脱する危険性に満ちあふれているときである。

　すなわち社会福祉士に倫理が求められるのは、その援助活動が倫理に反する危険性を多分に有しているからである。ソーシャルワークとは、利用者の生活上の困難に対して、それにふさわしい方法で解決するために、社会福祉関連制度や社会施設を活用・開発して生活を支援する技術であるが、近年、そのような援助という美名の下で利用者への暴力や金銭の着服といった事件が、残念ながらあとを絶たない現実がある。

　相談のための面接もまた、同様に非倫理的な行為をする可能性に満ちている。それは、単なる諸制度・施策の説明や情報の提供に留まらず、利用者の生活様式や対処行動についても、何らかの変容を促すことまでもが含まれる場合が少なくないからである。人が自らの人生をどのように生きたいのか、その人にとっての幸福とは何かといったことは、その人自身にしか決められないものであり、他者の人生の善悪や価値を判断することは誰にもできない。

　にもかかわらず、本来「正解」というものがない生活や人生に対して、時には利用者の認識・価値観といったプライベートな面にまで介入し、何らかの変容・解決を促す役割を援助者は負っている。倫理に基づかない「援助」は、援助者の個人的な関心や価値観を押しつけ、援助者の利益や満足を優先したものとなる危険性をはらむのである。したがって、生活支援を行う援助者には、どのような立場にある利用者でも、尊厳ある1人の人間として尊重し、専門職としての価値と利用者の立場に立った問題の理解と対応をする高い倫理性が求められるのである。

[2] 援助関係をとりまく構造的問題

　社会福祉実践には、さらに倫理上の問題を抱えざるを得ない構造が存在している。その第1は、援助者と利用者との関係である。一般に、援助者は生活問題や社会問題の特質、社会福祉関連制度や問題解決の方法に関する知識を有し、したがって問題のアセスメントや援助方法も「専門的な」判断からなされているとされる。一方利用者は、援助を受ける者、される者として受け身的な立場に置かれやすく、また問題を抱える当事者である立場上、客観的な判断が困難であったり、社会的解決の方策についても充分な情報を有していないことが多い。このように、人がもつ情報の質と量に差があることを情報の非対称性と呼ぶが、この情報の非対称性が援助者と利用者の関係を上下関係に導き、援助者の言うままに従ったり、自由に気持ちを語れない状況を作り出す可能性を含んでいるのである。

　援助関係をとりまく構造的問題の第2は、福祉サービスの総量や方向性を規定する法・制度、サービス供給主体である事業者・団体・機関、およびそこに組織の一員として従事する援助者との関係である。福祉財源の抑制のもと、生活保護費の引き下げ、療養型病床の削減、介護保険の利用制限などが推し進められ、事業者はサービスの対象者を限定せざるを得ないことが多い。つまり援助者の活動は、その根拠となる法制度に大きく影響を受け、同時に所属組織の影響を受けるという二重の制約を受けることになる。福祉事業の経営者は、法的には利用者からの苦情の適切な解決に努めることが求められているものの、構造的な問題を背景に、たとえ利用者のニーズと援助者の評価が一致したとしても、必ずしも適切な援助が提供されるわけではない現実がある。結局のところ、ソーシャルワーカーの職業倫理に多くが委ねられているのが現状である。

B. ソーシャルワークの価値・倫理の歴史的発展

[1] 基本的価値への模索

　今日、専門職と倫理綱領は切り離せないものとなっているが、そのようなソーシャルワークの倫理と価値は、はじめから高く意識されていたわけではなく、むしろ専門職としての発展の歴史と密接な関係を持って洗練されてきた[1]。

　ソーシャルワークが誕生した19世紀末から20世紀初頭までは、宗教的志向、父権主義的志向、社会改良志向などの立場の実践家によって、ソーシャルワークの基本的な価値と使命が模索された時期であった。慈善組織協会を中心とした初期の実践は、倹約・勤勉・清貧などを価値とするキリ

情報の非対称性
援助者と利用者間における、情報の格差を意味する言葉であるが、近年は、利用者間における情報量の差を意味するデジタルデバイドの問題もある。2006（平成18）年にスタートした「介護サービス情報の公表」制度は、インターネットなどを通じていつでも誰でも自由に情報を入手できるとされているが、情報技術（IT）を使いこなせない高齢者や貧困のために情報機器を入手できない人びとなどには同制度を活用することは容易ではなく、情報の格差がサービス水準の格差を導く危険性をはらんでいる。

苦情解決
社会福祉法では、福祉事業の経営者に対して、利用者等からの苦情解決（82条）、またそのための運営適正化委員会の設置や守秘義務、説明責任などの果たすべき義務（83条）を定めている。

慈善組織協会
COS: Charity
Organization Society

スト教的慈善によって行われていたため、援助者の倫理や価値よりも利用者の倫理や道徳性が問題とされ、また本質的には援助者の霊的救済という側面が強く、利用者の立場に立ったものとは言えないものであった。

セツルメント・ハウス運動が台頭した社会改良の時代では、援助者の関心の対象を貧困の個人的な原因から社会的な原因へと転換させ、その実践は貧困者の住居、教育、雇用、労働、衛生といった社会環境を改善することで問題解決を図る方向へと移り、利用者の道徳性や不道徳といったものへの関心は軽視されるようになっていった。

この時期の経験を経て、経験主義的な援助技術の限界と、個人的な援助方法の偏りが利用者の利益に反する場合を生むとの認識が芽生え、ソーシャルワークの専門化が求められるようになっていった。

セツルメント・ハウス運動

[2] ソーシャルワークへの批判と NASW 倫理綱領の採択

世界大恐慌から両大戦を経た時代は、ソーシャルワーカーが貧困救済から一般医療、精神医療、家族福祉機関、学校、児童相談クリニックなどの領域に移り、精神医学や心理・社会的援助に偏重していった時期である。

これらの実践は援助者自身の、あるいは専門職としての道徳性や倫理に対する関心を高めさせる上での大きな転換点となったものの、多くの論争・論文は実践というよりは研究上、学問上の課題に留まるものであった。

貧困撲滅戦争や公民権運動が展開した時代は、人種的マイノリティ、女性、障害者などそれまで抑圧されてきた人びとによる一連の人権運動が大きく展開した時代であった。これらの運動に参加し、支えたのは市民、弁護士、教師、学生といった一般の人びとであり、心理的援助に偏重したソーシャルワークは、現実の貧困や抑圧された状況に置かれた利用者の問題を解決するには無力であると批判されるまでに至った。こうして、ようやくソーシャルワークの中に社会的不平等や福祉権、人権、差別、抑圧、権利擁護といった一連の価値が吹き込まれることになり、全米ソーシャルワーカー協会は、1960 年に最初の倫理綱領を採択し、これ以後ソーシャルワーク倫理に関する学問が本格的に開花したのである。

その後 NASW 倫理綱領は改訂を重ねながら、非差別を誓う原則の他、ソーシャルワーカーの利益のために利用者を利用しないなどのソーシャルワーカーの行動に関する原則、利用者・同僚・雇用主・専門職団体・社会に対する倫理的責任に関する原則などが込められるようになっていった。

世界大恐慌（1929）

第一次世界大戦（1914～1918）

第二次世界大戦（1939～1945）

全米ソーシャルワーカー協会
NASW: National Association of Social Workers

NASW 倫理綱領

2. 社会福祉士倫理綱領・行動規範の意味

A. 社会福祉職能団体共通の倫理綱領

[1] 新倫理綱領の採択と国際的な位置づけ

　日本の社会福祉職能団体には、特定非営利活動法人日本ソーシャルワーカー協会、社団法人日本医療社会事業協会、社団法人日本精神保健福祉士協会、社団法人日本社会福祉士会、の4団体があり、それぞれが独自の倫理綱領を採択してきた経緯がある。

　最も早く倫理綱領を採択したのは、日本医療社会事業協会（1961〔昭和36〕年）であり、次いで日本ソーシャルワーカー協会（1986〔昭和61〕年）、日本精神保健福祉士協会（1988〔昭和63〕年）、そして日本社会福祉士会が日本ソーシャルワーカー協会と同じ内容の倫理綱領を採択（1993〔平成5〕年）し、ここに4団体が社会に倫理綱領を示すこととなった。

　その後、社会情勢の変化と社会福祉基礎構造改革をふまえ、また国際ソーシャルワーカー連盟（以下、IFSW）に4団体が加盟している関係から、IFSWの倫理原則に準拠した倫理綱領を作成することが要請され、改訂作業が行われた。新倫理綱領は各団体によって援助者を「社会福祉士」「ソーシャルワーカー」と置き換えているものの、それ以外の内容については共通の倫理綱領として、2004（平成16）年に社団法人日本精神保健福祉士協会、2005（平成17）年5月21日に日本ソーシャルワーカー協会、次いで5月28日に医療社会事業協会、6月3日に社団法人日本社会福祉士会と、次々に採択された[2]。

> 国際ソーシャルワーカー連盟
> IFSW: International Federation of Social Workers

> 社団法人日本社会福祉士会の倫理綱領

　新倫理綱領は、「前文」「価値と原則」「倫理基準」および倫理綱領に基づいて、社会福祉士が社会福祉実践において従うべき行動を示した「行動規範」で構成されている。前文においてはソーシャルワーカーのもつ人間と社会に対する認識、およびそれに基づき行動するソーシャルワーカーの存在価値が明確に示されている。また、その実践根拠としてはIFSWのソーシャルワーク定義[3]を位置づけており、このことにより日本のソーシャルワーカーのアイデンティティが世界共通のものであることを宣言しているのである。

> 社会福祉士の行動規範

［2］価値と原則

「前文」に続く「価値と原則」では、それらを具現化していく際の実践的価値と倫理的原則が述べられている。これらは NASW の他、イギリス、オーストラリアの倫理綱領も参照しつつ、最終的に5つの価値と原則、すなわち、人間の尊厳、社会正義、貢献、誠実、専門的力量、としてまとめられ、国際的にも多くを共有するものとなっている[4]。

人間の尊厳

社会正義

貢献

誠実

専門的力量

これらの価値と原則は、貧困問題への対応を原点に発展してきたソーシャルワークが、貧困の原因や人間への影響は何か、問題を解決するために必要な人間の「力」とは何かといったことについての思想と深く結びついて進化させてきたものである。

すなわちソーシャルワークは、貧困がもたらす身体的・精神的な不健康と生活の破壊の影響、個人的要因と社会的要因との問題の全体性の理解、問題解決・改善に必要な抑圧から解放された個人の自由な意思と行動、およびそれらを強化し承認する環境が必要であることを強く認識している。

そのための実践価値では「人権と社会正義」を根幹に、権利を侵害されやすい人、抑圧された人やグループとともに、あるいはそのような人びとに代わって社会の変革を追求すること、そのためにさまざまな抑圧や文化的・民族的多様性に敏感となり、機会均等と参加を確保すること、またそれを実現するために自らの専門的価値、知識、技術を自己利益に優先して活用し、解決や判断が困難な状況に直面したときは、倫理綱領に従って誠実に対応することを求めているのである。

B. 倫理基準と行動規範の具体的理解

倫理基準と行動規範は、①利用者に対する倫理責任、②実践現場における倫理責任、③社会に対する倫理責任、④専門職としての倫理責任の4つの柱から構成されている。以下、それぞれをみていく。

［1］利用者に対する倫理責任

利用者に対する倫理責任は、倫理基準の中で最も項目が多く具体的となっている。そこでは、①利用者との専門的援助関係の重視（私的関係の禁止）、②利用者の利益の最優先、③受容、④説明責任、⑤利用者の自己決定の尊重、⑥利用者の意思決定能力への対応、⑦プライバシーの尊重、⑧秘密の保持、⑨記録の開示、⑩情報の共有、⑪性的差別・虐待の禁止、⑫権利侵害の防止に焦点があてられている。

1995（平成7）年に社団法人日本社会福祉士会が採択した倫理綱領と比

較すると、②、③、⑤、⑧以外の８つもの項目が新たに追加されている。これらの変化をもたらした要因には、社会福祉基礎構造改革により社会福祉サービスの提供形態が措置から契約へと移行し、自己決定や自己選択に基づいた「自立」と「参加」が重視されるようになったこと、社会的認識とともに利用者自身の人権意識も高まり、援助者の非倫理的実践が顕在化してきたこと、他方、個人情報の保護に関する法律の制定によって、利用者の情報、秘密の保護に関する詳細な指針が示され、それらを遵守する義務が課せられたという社会的背景がある。

こうして「利用者の権利の尊重」という意識が高まり、その行動規範として援助者はあらかじめ専門職上の義務と利用者の権利を明らかにした上で援助を開始すること、利用者の意思決定を援助するために十分な情報を提供すること、意思決定能力の状態に応じたエンパワメントを進展させること、利用者の記録は本人の希望がある場合には開示をし、第三者に提供するときは本人の同意を求めること、利用者との私的関係、性的接触・虐待、肉体的・精神的損害を与えることの禁止などが明確に示されたのである。

[2] 実践現場における倫理責任

実践現場における倫理責任では、①最良の実践を行う責務、②他の専門職などとの連携・協働の２つが追加され、③実践現場と綱領の遵守、④業務改善の推進、の４つの項目に拡大した。

ここでは、ソーシャルワーカーの所属組織・機関に関する倫理責任について扱っている。組織・機関の方針のもとで、さまざまな職種と連携・協働しなければならない中で、ソーシャルワーカーはまず専門職としての使命と職責の重要性を自覚し、常に技術と能力の向上に努めなければならないこと、適切なサービスを提供するために普段から職場・機関内部での意思疎通を円滑にし、連絡・調整の役割も担うこと、また必要なサービスの変更や開発も提案すべきであり、実践現場との間で倫理上の問題が生じた場合は、倫理綱領に反しないよう、また実践現場が倫理綱領を熟知するように働きかけることが勧告されている。

[3] 社会に対する倫理責任

社会に対する倫理責任は、①ソーシャル・インクルージョン、②社会への働きかけ、③国際社会への働きかけの３つであるが、1995年の倫理綱領に国際社会への働きかけが追加されたことにより、ローカルからグローバルなレベルでの社会正義への貢献が明確に宣言されることとなった。具体的な行動規範では、単に新しいニーズを察知して、自らの限界を克服す

るよう努めることに留まらず、特に不利益な立場にあり、抑圧されている利用者に関心の焦点をあて、そうした人びとの権利を擁護し、社会政策や制度に反映させ、包含的な社会を目指すよう働きかけることを強く求めていること、国際的レベルで文化的社会的差異を尊重し、国際情勢に関心をもち、差別をなくすための国際的活動を支える義務が明確に打ち出された。

［4］専門職としての倫理責任

　専門職としての倫理責任は、①専門職の啓発、②信用失墜行為の禁止、③社会的信用の保持、④専門職の擁護、⑤専門職の向上、⑥教育・訓練・管理における責務、⑦調査・研究が含まれ、専門職個人の意識や力量の向上の他、専門職集団全体としての質の向上と倫理の問題が扱われている。個々人には、専門職としての自覚と誇りをもち、あらゆる社会的不正行為に関与することを禁止している。また信用失墜行為がないように、同僚や他の社会福祉士同士で相互のチェック機能を果たすこと、あるいは逆に不当な扱いや批判を受けているときは、社会福祉士集団として一致してその立場を擁護すべきことを要求している。また、スーパービジョン、コンサルテーション、あるいは職場のマネジメントなど、教育・訓練・管理を担う者においても、相手の人権を尊重した専門的対応をすることで専門職としてのよりよい成長を促すこと、さらには調査、研究、事例研究などのすべての過程においても、利用者の人権への最大限の配慮をして倫理性を確保することが明示されるようになった。

　以上みてきたように、新倫理綱領では国際的に共通したソーシャルワーカーのアイデンティティを確認し、その価値の根底を「人権と社会正義」においた倫理基準と倫理責任を宣言するものとなっている。

3. ソーシャルワーカーとしての役割・専門性

A. 個人のプライバシー保護と守秘義務

［1］個人情報に関わる利用者の権利とソーシャルワーカーの役割・専門性

個人情報保護法（個人情報の保護に関する法律）

　個人情報保護法は、「個人情報は、個人の人格尊重の理念の下に慎重に取り扱われるべきものである」（3条）との基本理念のもとに2005（平成17）年4月1日に施行された。同法の適用対象となるのは公的部門および

民間の一定規模以上の個人情報を取り扱う事業者[5]であるが、ソーシャルワーカーの職域でもある「医療・介護分野」と介護を除く「福祉分野」の事業者は、他人が容易に知り得ないような個人情報を詳細に知り得る立場にあり、かつそれらの情報の性質や利用方法などから、特に適正な取扱いの厳格な実施を確保する必要がある分野であるとして、その規模にかかわらずガイドラインが定められることとなったのである。

同法では、個人情報の適正な取得、利用目的の限定・通知、漏洩・棄損等防止のための安全管理措置、劣化等防止のための保存・廃棄・消去、業務委託先の監督などを詳細に定め、またその厳格な実施を求めている。

もともとソーシャルワーカーは、倫理綱領や社会福祉士法などにおいて守秘義務が定められているが、近年の記録や連絡手段の電子化などにより、組織としての情報管理にいっそうの厳格性が求められ、法的に規制されるようになったともいえる。だが特に重大な点は、同法が本人の開示請求権・訂正権・同意の留保権・使用停止権などを認めることにより、自己情報に対するコントロール権を法的に保障したことである。

ところが医療・介護・福祉分野の利用者は、必ずしもこうした権利を行使し得る人ばかりではない。意思疎通が困難な場合や判断能力が低下している場合、家族や親族など身近な保護者や代理人がいない場合、あるいは援助者との間に従属的な感情がある場合などは、利用者が開示請求権やプライバシー権を主張することはしばしば困難となるのである。

このような場合、利用者を担当するケアワーカーやソーシャルワーカーが最も身近な権利擁護者として期待され、また権利擁護し得る立場となる。医療・介護・福祉事業者の職員は、個人情報保護法を遵守する責任がある組織の一員であると同時に、同法に基づいて利用者が行使し得る権利を擁護する立場でもあるのだ。このように考えると、法令遵守やリスクマネジメント的な消極的な権利擁護ではなく、利用者の立場に立った個人情報の取得、管理、提供などを行うことが、より積極的で望ましい形の個人情報管理体制を構築することにつながるのだといえる。

[2] 実習生に求められる守秘義務

個人情報保護法における実習との関係は、第三者提供の例外として「事業所内において行われる学生の実習への協力」として位置づけられ、あらかじめ文書により利用者または家族の同意を得ておく体制をとった上で、情報の提供をしてもよいとされている。このことは、実習生は単なるボランティアや見学者ではなく、専門的知識・価値・技術を習得しつつある、専門的援助者の一員として承認されていることを意味しているといえよう。

守秘義務
社会福祉士及び介護福祉士法46条、および精神保健福祉士法40条において課せられており、これに違反した場合には、各法50条、および44条において、1年以下の懲役または30万円以下の罰金に処することと定められている。インターネットの普及により、twitter、Facebook、SNSなどのサイトは、市民運動の起爆剤と拡大において多大な影響を及ぼすものであるが、これは一方で不特定多数の人が見るものである。こうしたサイトでクライエントのプライバシーや守秘義務のある所属機関の情報を安易に流したり、ましてや感情が高じて誹謗中傷するような行為・書き込みは厳重に慎まれなければならない。

プライバシー権
他人の干渉を許さない、各個人の私生活上の自由、秘匿権。

リスクマネジメント
企業活動で予測されるさまざまなリスクを最小限に抑えるための組織的管理運営方法。福祉サービスの分野では、「より質の高いサービスを提供することによって多くの事故が未然に回避できる（クオリティ・インプルーブメント）」という考え方で取り組むことが重要であるとされている。

したがって実習生としても倫理綱領とともに、個人情報保護法の理念・原則を理解し、法律に基づいた行動をとることが求められているのである。具体的には、まず利用者のプライバシーを尊重すること。すなわち「人に知られたくない」という秘匿権があることを尊重し、生活空間に介入するときは最大限の倫理的配慮を払うことが求められる。また実習中に知り得た情報は、施設以外はもとより、本人の同意が得られない場合はたとえ施設職員であっても漏らさないこと。さらには、実習記録においては個人が特定されないよう匿名化するといった守秘義務の姿勢が重要となる。

しかしながら、逆に言えば、よりよいサービスの実践を学ぶために、利用者の個人情報を知る機会が認められているとも考えられる。実際、職員との固定化した関係の中では話題にならないことも、率直で敏感な感性で接し、学ぶ意欲の高い実習生を前にして、利用者が自らの気持ちや過去の出来事を語り始めることも少なくない。

そうした場面に直面して「実習生の立場で聞いていいのだろうか」「実習生として聞いても、結局自分には何もできない」と躊躇する実習生は多いようである。しかし、そのように利用者を理解する機会を閉ざすのではなく、あくまでも利用者の利益を最大限優先することを胆に銘じながら、利用者の語りを受けとめ、よりよい援助とは何かを考える機会として積極的に活かしてもよいのではないだろうか。と同時に、そこから危険なことが予測される場合には、利用者を保護する義務として、実習指導者に伝えるべき情報とタイミングを見極める必要もあろう。そのためにも、実習に臨む以前からそうした判断力を身につけるよう心がけておきたい。

B. 倫理的ジレンマの諸相とその解決

[1] 倫理的ジレンマの諸相

これまでみてきたように、ソーシャルワークは援助者と利用者との関係が持つ特性上、倫理的な問題を抱えやすい職業であり、それゆえ、それらの解決を助けるために倫理綱領が発達してきた。しかしながら現実の実践では、こうした原理や行動規範、あるいは法律では必ずしも解決できない問題に直面することがある。たとえば、利用者の自己決定を尊重し秘密を保持することと、その利用者によって危害が加えられるかもしれない第三者を保護する義務など、ソーシャルワークの価値や義務が相反するものの中間に位置するような場合である。そのようなどちらかを選択することが困難な状況を倫理的ジレンマと呼ぶ。

倫理的ジレンマは国や文化・宗教的背景による特定のものがあるものの、

共通するものも少なくなく、次のようなものが含まれる。

①利用者の秘密を保持することが、ソーシャルワーカーが不正直や虚偽の行為に関係してしまうことに対する葛藤や、第三者を保護するために利用者の秘密情報を開示すべきか否かといった「利用者のプライバシー保護と専門職の法的義務との葛藤の問題」

②自己破壊的な行動を選択する利用者の権利を、本人を守るためとして制限してもよいのかといった「自己決定と父権主義的保護主義の価値との葛藤の問題」

③生命の危機に直面している子どもの親が宗教的理由で輸血を拒否した決定を尊重するべきかどうかといった「専門職的価値と個人的・宗教的価値との葛藤の問題」

④ソーシャルワークの専門職的価値を主張することで、事業所内の連携・協働関係に支障を及ぼすような「専門職的価値と管理・統制者的立場としての価値の葛藤」

⑤利用者や家族が自立のための訓練や治療継続の入院を希望しているにもかかわらず、社会保障・医療費抑制政策のもとで経営効率が優先され利用が制限されるといった「制度・政策、雇用者側の制限・管理からの葛藤」

⑥長期の施設生活の後、社会復帰や在宅での生活を希望しても、それを可能にする社会資源が不足しているために支援できないといった「資源の不足による葛藤」

などである。

［2］ 倫理的ジレンマの解決のために

　これらのジレンマには、それを解決するための精密な方法や唯一正しい倫理基準といったものはない。とはいえ、それぞれの問題を吟味していくと、援助者自身の問題によるもの、組織上あるいは職場の問題と関係するもの、制度や資源に関連するものなど、その解決に向けて取り組むことができるものと、どうしても最後まで困難が残るものとに分けられる。そこで、最後にこうした倫理的ジレンマを解決するためのソーシャルワーカーの役割や専門性をみていく。

　まず、最初に取り組むべき問題は援助者自身の問題である。援助者自身が倫理綱領をはじめ、倫理上のジレンマに直面した場合の種々のモデルや起こりうる問題、およびそれらを回避できる方法などについての知識をもち、理解を深めておくことや、スーパービジョンによる教育などで援助者自身の価値観について認識を深め、自分自身の問題と倫理上の課題とを区別することで解決に至る問題は少なくないであろう。

父権主義的保護主義（パターナリズム）
paternalism
立場の強い者（援助者）が立場の弱い者（利用者）の利益になるとして、その生活・行動に介入・干渉すること。

次に、組織や職場の問題と関係するジレンマに対しては、倫理綱領の周知徹底が求められてくる。同一の事業者・機関で援助を提供していても、他の専門職が必ずしもソーシャルワーカーの倫理綱領を理解しているわけではなく、また学問的背景が異なることによって問題の捉え方や解決の方向性が一致しないこともある。ソーシャルワーカーは、日常から積極的に多職種と信頼関係を築きながら、ソーシャルワークの価値と倫理を理解してもらうよう働きかけていく必要がある。そのためには、ソーシャルワーカー自身が他職種の専門性と役割を理解し、その上で社会福祉の立場からの考えを説明し、倫理綱領に沿った合意形成を目指すコミュニケーション技術も求められる。

　倫理綱領に沿って判断し、チームとしても援助方針が一致しているにもかかわらず、必要な援助が提供できない背景として、制度や資源の問題があることは少なくない。生活費がなく路上生活を強いられていても生活保護を受けられない、医療政策によって長期の入院が難しくなったにもかかわらず社会資源が不足しているために退院できないなどの例は多く、ソーシャルワーカーは制度的範囲での援助の限界と利用者のニーズとの狭間に置かれる。このような場合、法律や制度を変えるためのアクションが必要となる。ソーシャルワーカーは、弁護士、教会、組合、市民グループ、当事者など、専門職・非専門職を問わず問題意識を共有し支援する人びとをつなげ、ネットワーキングによるアドボカシーを行うなど、当面の問題解決とソーシャルアクションによる法制度の改善との複眼的な活動を行っていくことが重要となる。

　このように、短期的には困難であっても解決に向けた方策があり、ジレンマが解決する問題は少なくない。しかしながら、自らを傷つけるような自己決定をする利用者の権利の制限や、利用者と第三者の利益のどちらを守るべきなのか、限られた資源の分配をどのような優先順位で行うのかなどといった問題は最後まで残っていくであろうと考えられる。結局、その問題を検討する際に、特定の倫理的判断をすることが関係者にどのような影響を及ぼすのか、それがソーシャルワークの価値と原則にどのように関連するのかを一つひとつ誠実に、そして徹底的に吟味していくしかないのだが、それでもソーシャルワーカーは、最終的に最も影響を受ける立場にある者に対して、その主たる義務を負うべき職業であるということを忘れてはならない。

注)
（1）　リーマー，F. G. 著／秋山智久監訳『ソーシャルワークの価値と倫理』中央法規

出版，2001，pp.5-16.
(2) 4団体共通の部分は倫理綱領のみであり，そこから派生する「行動規範」は，各団体の判断に任されることが確認された．
(3) 2014年7月，特に「先進国」外からの意見や実情を尊重した新定義として「ソーシャルワークのグローバル定義」が採択された．2016年11月これを基にしたナショナル定義の最終案が承認され，現在倫理綱領における定義の見直し・検討が行われている．
(4) 社団法人日本社会福祉士会倫理委員会編『社会福祉士の倫理―綱領実践ガイドブック』中央法規出版，2007，p.10.
(5) 法令上「個人情報取扱事業者」としての義務などを負うのは「識別される特定の個人の数が合計過去6ヵ月以内のいずれの日においても5,000を越えない」事業者（小規模事業者）を除くものとしている．

ジェネリックポイント

「倫理綱領」を読むと「～であるべき」「～ねばならない」という理想論ばかりのように思えます。理念・理想ばかりを語っても、現実には無理なことが多いのではないかと思ってしまいます。倫理綱領は意味があるのでしょうか。

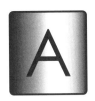
倫理綱領は、確かにあるべき姿や行動規範が列挙されています。しかしそれらは現実と乖離した理想なのではなく、むしろ先人ソーシャルワーカーたちの多くの失敗や問題行動の反省の上に作られていると言っても過言ではありません。倫理綱領が採択される前は、専門職による汚職や不正行為、詐欺、利用者との性的接触、性的虐待などが少なくありませんでした。しかしながら公民権運動以降、利用者の福祉権、患者の権利などの援助を受ける側の権利や、人種・エスニック、ジェンダー、性的指向などで抑圧されてきた人びとの権利が社会的に叫ばれるようになり、他方では医師、弁護士、ソーシャルワーカーなどによる不適切な対応に関する報道とそれらに対する不満や訴訟が増えたことがあいまって、専門職としての倫理が大きく問われるようになりました。このことが人権に対する意識と倫理的な行動をソーシャルワークに問い直すことにつながっていったのです。つまり、ソーシャルワーカーの倫理に対する意識は、利用者の人権に対する意識とセットになって発展してきたといえるのです。日本においても同様で、近年になってようやく性的虐待を長年にわたって受けてきたとする知的障害者や、体罰としての暴力が行われていた児童福祉施設の職員が内部告発するといった形で社会福祉現場の倫理問題が明らかになってきました。こ

の背景にも、利用者自身の権利への意識と職員自身の利用者の人権についての意識の高まりがあるといえるでしょう。

このように考えると、倫理綱領は実現困難な理想論というよりはむしろ現場で発生する問題に関する道標(みちしるべ)なのであり、それらを事前に理解することで、不適切な対応および倫理的ジレンマに陥る機会を減らし、また迷ったときには指針を持って行動することができるようになるといえます。

理解を深めるための参考文献

- コウリー, G. 他著／村本詔司監訳『援助専門家のための倫理問題ワークブック』創元社, 2004.
  対人援助の領域において起こりうる倫理上の問題やそれへの取り組み方、専門職としての有能さの判断などについての詳細な検討を重ねることによって倫理問題に対するトレーニングとなる。
- 川村隆彦『価値と倫理を根底に置いたソーシャルワーク演習』中央法規出版, 2002.
  専門職が多くかかわる不正、虐待、権利擁護などの問題を中心とした内容で、価値と倫理の重要性を支援の根底においた支援過程を段階的に解説する。演習を通して、こうした問題意識をもち、積極的に考えていくことでソーシャルワーカーが何をする仕事なのかの理解に導く。
- 財団法人日本知的障害者福祉協会危機管理委員会『社会福祉法人のための個人情報保護と危機対応―知的障害を中心に』日本知的障害者福祉協会, 2006.
  知的障害領域を中心に、法律の具体的理解から社会福祉法人が組織として取り組むべき体制整備、各種規程様式、情報漏洩時の具体的な対応のあり方までまとめられている。

 科学技術の発展と新しい倫理問題の登場

近年、科学技術の発展が多くの複雑な倫理的問題を含むようになり、応用倫理として専門職間における倫理に関する論争を激化させている。たとえば医療技術の高度化によって生み出された、遺伝子診断、代理母出産、人工妊娠中絶、脳死・臓器移植、病気臓器の移植、生命維持機器の装着などといった人の生命にかかわる倫理問題等である。これらはその国の宗教・文化的背景、社会・経済・政治的状況や関連制度によってその評価に差異があり、日本においても未だその倫理的基準が定まるには至っていない。個人の幸福実現、自己決定権、死生観と、他者の生命・身体・臓器の停止・利用・売買という倫理的ジレンマがかかわるこれらの問題をどのように捉えるべきかは容易ではない。しかしながら、今後こうした問題の倫理的決定にソーシャルワーカーが関与する可能性は充分にあり、私たちには普段からそのための高い関心と議論を続けていくことが求められているといえよう。

第3章 相談援助実習・相談援助実習指導の位置づけ

1

創設当初は、社会福祉施設従事者が多く占めていた
社会福祉士であるが、制度創設後の社会福祉制度改革や
社会福祉士に求められる役割の拡大に対応して
カリキュラム改正が行われている点を理解する。

2

社会福祉士養成カリキュラム改正の内容とともに、
社会福祉士の活躍が期待されている分野と役割を理解する。
また、今般のカリキュラム改正の概要と
相談援助実習・相談援助実習指導のポイントを理解する。

3

相談援助実習・相談援助実習指導の
具体的な教育内容を理解する。
とりわけ「実習指導の内容」に示されている
ポイントを把握し、相談援助実習・
相談援助実習指導の意味と目的を理解する。

4

相談援助実習・相談援助実習指導カリキュラムの
「ねらい」と「教育に含まれるべき事項」を理解し、
相談援助実習・相談援助実習指導で何を「学ぶ」かを考える。

1. 社会福祉士を取り巻く環境の変化

地域福祉の推進
社会福祉法4条では、「地域住民、社会福祉を目的とする事業を経営する者及び社会福祉に関する活動を行う者は、相互に協力し、福祉サービスを必要とする地域住民が地域社会を構成する一員として日常生活を営み、社会、経済、文化、その他あらゆる分野の活動に参加する機会が与えられるように、地域福祉の推進に努めなければならない。」とし、地域住民の参加の重視、福祉サービス利用者を排除しない考え方が示されている。

　2000（平成12）年の社会福祉法の改称・改正により、4条に「地域福祉の推進」が規定された。これは、1990（平成2）年の社会福祉関係八法改正以降、在宅福祉サービスが法定化されるとともに、老人福祉法と老人保健法の改正により全ての市区町村に老人保健福祉計画策定が義務化されるなど、基礎自治体による地域福祉の実体化が進む中で法定化されたものである。しかし、社会福祉士が国家資格として創設された当初は、有資格者のほとんどが社会福祉施設従事者であり、施設における援助を中心として社会福祉士の役割が考えられていたと言えよう（福祉事務所職員のうち有資格者は、現在でも査察指導員などで約3％と極めて低くなっている）。

　社会福祉関係八法改正以降の施設福祉サービスと在宅福祉サービスの一元化、介護保険制度導入によるケアマネジメントの制度化と多職種連携の必要性、障害者自立支援法の導入による障害者の地域移行と地域生活支援、地域における子育て支援や児童虐待への対応など、地域を基盤としたソーシャルワークが求められるようになってきている。つまり、今回のカリキュラム改正のポイントは、地域を基盤としたソーシャルワークを展開できる人材を育成するための教育内容への改正と言うことができよう。

　日本学術会議第18期社会福祉・社会保障研究連絡委員会（委員長・大橋謙策）は2003（平成15）年6月に「ソーシャルワークが展開できる社会システムづくりへの提案」を公表した。それによれば、「ソーシャルワークは高齢者、障害を有する人、子ども、ひとり親、さらにはホームレスといった人々の人権を擁護し、生活問題を解決・緩和することで、人々の生活を支援するものである」とし、それが求められる社会状況は子どもへの虐待、障害を有する人の地域自立生活支援、要介護高齢者の自立支援などますます拡大しており、それらソーシャルワーク機能が求められる領域は社会福祉分野のみならず、精神科を含めて退院計画を提供する病院ソーシャルワーク、不登校やいじめを受けている児童・生徒に対する学校ソーシャルワーク、非行少年の自立生活援助や家庭裁判所の家事調停などの司法分野のソーシャルワーク、さらには成年後見制度など権利擁護に関わるソーシャルワークなどの他分野においても急速にその必要性が拡大していることを指摘している。

　社会福祉士制度創設時から考えると、貧困・低所得者を中心とした施設

入所による要援護者支援を行ってきた1980年代から、1990（平成2）年の社会福祉関係八法改正や高齢者保健福祉推進十か年戦略（ゴールドプラン）の実施によって、在宅福祉サービスと施設福祉サービスを市町村において一元的に提供するサービス体系へと転換が図られた。

そして、2000（平成12）年の介護保険法の施行や2005（平成17）年の障害者自立支援法の成立は、措置制度から、福祉サービス利用者の選択と自己決定に基づく、事業者と利用者との対等な契約関係による利用者本位の社会福祉へと大きな転換を図ることとなり、それに伴い、判断能力が不十分であるなどサービス利用に関する契約について利用者を支援するため、成年後見制度や権利擁護などが求められるようになってきたのである。

このように、社会福祉士資格制度創設から今日に至る社会福祉を取り巻く状況の変化に対応するために今般のカリキュラム改正が求められたのであり、この日本学術会議の「ソーシャルワークが展開できる社会システムづくりへの提案」が示すように、他分野においてもソーシャルワークが必要とされる環境となってきていることを認識しなければならないのである。

2. カリキュラム改正のねらいと相談援助実習・相談援助実習指導

このような社会福祉士を取り巻く環境の変化をふまえ、社会保障審議会福祉部会では、社会福祉士制度のあり方についての審議を行い、2006（平成18）年12月12日に「介護福祉士制度及び社会福祉士制度の在り方に関する意見」（以下、意見書）を出した。この意見書の中で、社会福祉士の活躍が期待される分野として、5つ掲げられている（表3-2-1）。

介護福祉士制度及び社会福祉士制度の在り方に関する意見
社会保障審議会福祉部会が2006（平成18）年12月12日に出した意見書。社会福祉士が活躍する分野や今後の社会福祉士の役割を示し、実習教育の質的な向上を求めた。今回の社会福祉士に関するカリキュラム改正の方向性を示すこととなった重要な意見書である。

表3-2-1　社会福祉士の活躍が期待される分野

● 地域包括支援センター等における地域を基盤とした相談援助
● 相談支援事業や就労支援事業による障害者の地域生活支援
● 生活保護制度における自立支援プログラムによる就労支援の推進
● 権利擁護、成年後見制度等の新しいサービスの利用支援
● 地域福祉計画の策定等の新しい行政ニーズへの対応

意見書は、このような社会福祉士を取り巻く環境の変化の中で、従来の福祉サービスを介した相談援助の他、利用者の有する能力に応じて、尊厳を持った自立生活を営むことができるよう、その他の関連する諸サービス

と有機的な連携を持って、総合的かつ包括的に援助していくことが求められるようになっているとしている。

　その上で、具体的には、社会福祉士の新たな役割として、①既存の各種サービス（ボランティア、老人クラブ、民生委員などによるインフォーマルなサービスを含む）の間のネットワークの形成を図るとともに、地域の福祉ニーズを的確に把握して、必要なサービスが不足している場合にはその創出を働きかけること。②虐待防止、就労支援、権利擁護、孤立防止、生きがい創出、健康維持などについて、関連するサービスとのチームアプローチも含め、それぞれの専門分野の担当者との連携を図り、自ら解決することのできない課題については当該該当者への橋渡しを行い、その解決を図ること、の2点を掲げている。

　このように、新たな役割を整理した上で、改めて、社会福祉士の役割を表3-2-2のように整理している。

表3-2-2　社会福祉士の役割

①福祉課題を抱えた者からの相談に応じ、必要に応じてサービス利用を支援するなど、その解決を自ら支援する役割
②利用者のその有する能力に応じて、尊厳を持った自立生活を営むことができるよう、関係する様々な専門職や事業者、ボランティア等との連携を図り、自ら解決できない課題については当該担当者への橋渡しを行い、総合的かつ包括的に援助していく役割
③地域の福祉課題の把握や社会資源の調整・開発、ネットワークの形成を図るなど、地域福祉の増進に働きかける役割

　社会福祉士は、上記のような役割を果たしていくことが求められ、これらの役割を適切に果たしていくことができるような知識と技術が必要であると指摘されている。これらに加えて、専門職としての高い自覚と倫理の確立、利用者本位の立場に立った活動がこれまで以上に求められているとされている。

　そして、この意見書では、「実習教育について、本来社会福祉士として求められる技能を修得することが可能となるような実習内容になっていないのではないか」と指摘している。さらに、「実習の在り方」とする項を設けて、「一般養成施設ルート及び短期養成施設ルートにおいては、実習に係る時間数、教員要件、実習指導者要件、施設設備要件等について基準が設定されている一方、実習内容については、その目的や留意点は定められているものの、具体的な内容基準は設定されていない。その結果、実際に行われている実習においては、社会福祉士の業務の関連領域としての位置づけなく漫然と介護業務の補助や施設見学に過ぎないようなものなど、

教員要件

実習指導者要件

本来社会福祉士として求められる技能を修得することが可能となるような実習内容になっていない事例も、少なからず見受けられる。また、福祉系大学ルートにおいては、上記のような基準が適応されておらず、実習内容などは大学の裁量に委ねられる仕組みとなっている。このほか、国家試験の合格率が約3割と低い水準に留まっていることからも、実習が実際の社会福祉士資格取得に必ずしも活かされていないという現状が指摘されている。」と指摘している。

　このような課題を克服すべく、実習の質の担保と標準化をすすめるべく、以下の3点を提言している。

①社会福祉士としての技能を修得するために必要となる実習の必須事項について検討し、教育カリキュラムの見直しに併せてこれを明示するとともに、典型的な実習モデルを提示できるよう研究を進めていくべきである。
②実習指導体制については、
　• 実習担当教員について、社会福祉士資格を有するものであることや実習担当教員として必要な知識及び技能を修得するための研修を受講した者であることを要件とする方向で検討すべきである。
　• 実習受入れ施設の実習指導者について、実習指導者の指導力の向上及び実習指導の標準化を図る観点から、研修の充実を図っていくべきである。
③実習の対象となる施設や事業については、独立型の社会福祉士事務所など、その範囲の拡大について検討するべきである。

　そして、実習の質の担保及び標準化のためには、まずは社会福祉士に求められる役割について整理を行った上で、実習内容の充実のために上記の見直しを行うべきであり、このような見直しを着実に行う見通しを立てた上で、実習時間数の在り方についても検討することが指摘されている。
　この間、日本社会福祉士養成校協会（現・日本ソーシャルワーク教育学校連盟）としては、社会福祉士の実習時間数を180時間から増やす検討を行ってきたが、意見書では、このように社会福祉上の役割の明確化と実習内容の充実を先に行うべきであることを指摘したのである。この指摘は、今回のカリキュラム改正に大きな影響を与え、今回の改正では実習時間数の増加は見送られ、実習内容の充実に重点が置かれることとなったのである。しかし、意見書は、「通信課程の実習時間数が昼間課程及び夜間課程の時間数の半分となっている現状についても、この際改め、原則として同

日本社会福祉士養成校協会
日本全国にある社会福祉士養成課程を有している学校が加入している社団法人の協会。社会福祉士の実習内容に関する研究の実施や今回のカリキュラム改正についても、さまざまな意見を提供し大きな役割を果たした。2017（平成29）年、日本社会福祉士養成校協会、日本精神保健福祉士養成校協会、日本社会福祉教育学校連盟の3団体が合併して、「一般社団法人日本ソーシャルワーク教育学校連盟」となった。

等の時間数とするべきである」と指摘しており、この点についても、今回のカリキュラム改正に反映されることとなっている。

このように、意見書は、先にも述べたように社会福祉士の役割の明確化と実習内容の充実を力点としたカリキュラム改正の方向性を示した。

これにより、今回のカリキュラム改正では、実習教育の質的向上を重点とした改正が行われることとなり、実習担当教員の規定、実習指導職員の規定が明確に示されることとなったのである。

一言で言えば、「社会福祉士有資格者が、社会福祉士実習教育を行うという原則が示された」ということができるであろう。相談援助実習と相談援助実習指導は、このように、社会福祉士の役割の明確化を図る流れの中で、必要な知識及び技能を修得することができるような質の高い実習教育を行うために改正された点からも、今回の改正の最重要科目の1つであるということができるのである。

3. 相談援助実習・相談援助実習指導の目的と概要

今回のカリキュラム改正で社会福祉援助技術現場実習・社会福祉援助技術現場実習指導の名称が、それぞれ相談援助実習、相談援助実習指導と名称が変更となった（平成20年度入学生までは、社会福祉援助技術現場実習・社会福祉援助技術現場実習指導）。

相談援助実習・相談援助実習指導は、社会福祉士養成課程における実習に位置づけられる。その詳細な内容については、「大学等において開講する社会福祉に関する科目の確認に係る指針について」（平成20年3月28日19文科高第917号・厚生労働省社援発第0328003号）（以下、大学等指針）に示されている。

まず、相談援助実習指導については、「4、実習演習担当教員に関する事項」として、「実習演習科目を担当する教員の員数は、実習演習科目ごとにそれぞれ学生20人につき1人以上とすること」とされ、相談援助実習指導の1クラスは、20人以内であることが規定された。また、相談援助実習指導を担当できる教員は、大学等指針が示すいずれかの教員要件を満たす教員（以下、相談援助実習指導担当教員）があたり、大学等指針に示された相談援助実習指導に関する教育内容について、相談援助実習の前後に90時間以上行うこととされている。だたし、同じ教員が別の時間帯に、

大学等において開講する社会福祉に関する科目の確認に係る指針について
2008（平成20）年3月28日付で文部科学省と厚生労働省から示された指針で、大学等において開講する社会福祉に関する科目の内容を示したものである。相談援助実習・相談援助実習指導の内容についても具体的に示されている。

別の 20 人以内のクラスを持つことは可能であることとされている。また、1 大学に 2 課程の社会福祉士養成課程を設ける場合には、1 教員は 1 課程のみでしか担当できないことが規定されている。つまり、2 つの課程両方で教えることはできないということである。これらの点については、2012（平成 24）年 3 月 31 日までの経過措置が設けられている。

ここで言う大学等指針が示す相談援助実習指導担当教員の教員要件とは、「(ア) 学校教育法に基づく大学又はこれに準ずる教育施設において、教授、准教授、助教または講師（非常勤を含む。）として、相談援助実習指導又は相談援助実習を 5 年以上担当した経験を有する者、(イ) 学校教育法に基づく専修学校の教育課程の専任教員として、相談援助実習指導又は相談援助実習を 5 年以上担当した経験を有する者、(ウ) 社会福祉士の資格を取得した後、相談援助の業務に 5 年以上従事した経験を有する者、(エ) 社会福祉士実習演習担当教員講習会において、相談援助実習の指導に係る課程を修了した者」のいずれかに該当するものを相談援助実習指導担当教員とすることができるのである。

また、相談援助実習指導では、巡回指導については、**表 3-3-1** に示す大学等指針の「7、実習に関する事項」において、「(1) 実習先は、巡回指導が可能な範囲で選定するとともに、相談援助実習を担当する教員は、少なくとも週 1 回以上の定期的巡回指導を行うこと。ただし、これにより難しい場合には、実習期間中に少なくとも 1 回以上の巡回指導を行う場合に限り、実習施設との十分な連携の下、定期的巡回指導に代えて、学生が大学等において学習する日を設定し、指導を行うことも差し支えないこと」とされている。

巡回指導

また、相談援助実習の実習配属については、「(2) 相談援助実習は、相談援助業務の一連の課程を網羅的かつ集中的に学習できるよう、1 の実習施設において 120 時間以上行うことを基本とすること」とされ、短期間の細切れのような実習ではなく、1 ヵ所の実習施設で一定程度の時間数を行うように規定されている。これは、実習内容を充実させるため、見学実習を組み合わせた内容にならないなどの配慮によるものである。残りの 60 時間を別の実習施設で実習を行うことが可能となる仕組みとなっている。また、1 つの実習受入施設・機関において同時に実習を行う実習生の数は、実習指導者 1 人につき 5 人までとされている。もし、実習指導者が 2 人いる場合には、同時に 10 人まで受入が可能となっている。また、「(3) 実習内容、実習指導体制及び実習中のリスク管理等については実習先との間で十分に協議し、確認を行うこと」とされ、社会福祉士の養成校側と実習先との十分な連携の必要性を規定している。この内容は、実習計画の作成に

表 3-3-1　相談援助実習・相談援助実習指導の内容

7　実習に関する事項
(1)　実習先は、巡回指導が可能な範囲で選定するとともに、相談援助実習を担当する教員は、少なくとも週1回以上の定期的巡回指導を行うこと。ただし、これにより難しい場合には、実習期間中に少なくとも1回以上の巡回指導を行う場合に限り、実習施設との十分な連携の下、定期的巡回指導に代えて、学生が大学等において学習する日を設定し、指導を行うことも差し支えないこと。
(2)　相談援助実習は、相談援助業務の一連の課程を網羅的かつ集中的に学習できるよう、1の実習施設において120時間以上行うことを基本とすること。
(3)　実習内容、実習指導体制及び実習集のリスク管理等については実習先との間で十分に協議し、確認を行うこと。
(4)　各実習施設における実習計画が、当該実習施設との連携の下に定められていること。
(5)　実習指導者は、社会福祉士の資格を取得した後、相談援助の業務に3年以上従事した経験を有する者であって、科目省令第4条第7号に規定する講習会（以下「社会福祉士実習指導者講習会」という。）の課程を終了した者であること。
(6)　相談援助実習において知り得た個人の秘密の保持について、教員及び実習生に対して徹底を図ること。
(7)　相談援助実習指導を実施する際には、次の点に留意すること。 　　評価についても考慮して行うこと。 　ア　相談援助実習を効果的に進めるため、実習生用の「実習指導マニュアル」及び「実習記録ノート」を作成し、実習指導に活用すること。 　イ　実習後においては、その実習内容についての達成度も評価し、必要な個別指導を行うこと。 　ウ　実習の評価基準を明確にし、評価に際しては実習先の実習指導担当者の評定はもとより、実習生本人の自己評価についても考慮して行うこと。
(8)　相談援助実習を実施する際には、健康診断等の方法により、実習生が良好な健康状態にあることを確認した上で配属させること。

出典）「大学等において開講する社会福祉に関する科目の確認に係る指針について」から抜粋.

ついてもつながっており、「(4)　各実習施設における実習計画が、当該実習施設との連携の下に定められていること」と示されており、実習生、実習担当教員、実習受入施設・機関の実習指導者との三者による協議を踏まえた実習計画を作成することとなっている。

実習指導者についても、今回の改正で指導資格が示されることとなった。「(5)　実習指導者は、社会福祉士の資格を取得した後、相談援助の業務に3年以上従事した経験を有する者であって、科目省令第4条第7号に規定する講習会（以下「社会福祉士実習指導者講習会」という）の課程を終了した者であること」と規定された。ただし、この点についても2012（平成24）年3月31日までの経過措置が設けられており、現在実習指導者として実習指導を行っている者については、この経過措置の間は継続して担当することが可能であり、この経過措置の期間内に社会福祉士資格の取得と社会福祉士実習指導者講習会の受講を行うことが求められており、社会福祉士有資格者においても社会福祉士実習指導者講習会の受講が義務づけ

社会福祉士実習指導者講習会
社会福祉士の実習受入を行う施設・機関・団体などの実習指導者が受講する講習会。社会福祉士有資格者が対象で、社会福祉士資格を取得して3年以上の実務経験を有し、この講習会を受講したものが実習指導者として認められることとなっている。2012（平成24）年3月31日までの経過措置が設けられている。

られたのである。

　次に、相談援助実習指導では、個人情報保護法の理解も含め実習における個人のプライバシー保護と守秘義務などの理解について指導することとされている。「(6) 相談援助実習において知り得た個人の秘密の保持について、教員及び実習生に対して徹底を図ること」が示されていることから、養成校は、実習生に守秘義務に関する「誓約書」を書かせることなどを通した具体的な実習指導が求められている。

個人情報保護法

　また、相談援助実習を効果的に進めるため、実習生用の「実習指導マニュアル」及び「実習記録ノート」を作成し、実習指導に活用することを示した。残念ながら、これまでこのようなものを十分に作成してこなかった養成校があったため、改めて、相談援助実習及び相談援助実習指導には、これら「実習指導マニュアル」「実習記録ノート」の必要性を示したこととなる。そして、実習の評価基準を明確にし、評価に際しては実習先の実習指導担当者の評定だけではなく、実習生本人の自己評価についても考慮することが明確に示されたことは、実習が実習生、養成校（教員）、実習先（実習指導者）の三者によって行われていることを明確に示したこととして重要な点である。

実習指導マニュアル

実習記録ノート

　また、「(8) 相談援助実習を実施する際には、健康診断等の方法により、実習生が良好な健康状態にあることを確認した上で配属させること」が示されたことも、実習が先に述べた三者によって行われていることの確認とも言うべきであろう。実習を希望する学生の中には、さまざまな課題を抱える学生もおり、十分な実習への準備ができないままに実習に行っている現状を否定できない。多くの実習先が指導困難な学生を抱えて苦慮している。このような現状を踏まえ、養成校は、適切な実習配属を行っていかなければならないのである。

　しかし、この実習配属に当たって、障害学生の実習が見送られることがあってはならない。健康診断書において、障害の有無など、必要な支援を明確にした上で、障害学生が実習可能な配慮を養成校と実習先が実習生の状況を踏まえつつ行っていくことが求められる。障害学生を実習に送り出すことは、養成校にとっても受入施設にとっても、障害者の就労や地域生活支援を考える重要な機会となり、他の実習生や施設・機関の職員にも重要な学びの機会となるのである。

4. 相談援助実習・相談援助実習指導の内容

大学等指針の別表1
➡ p.xiv「シラバスと本書との対応表」参照。

　大学等指針の別表1には、相談援助演習・相談援助実習と相談援助実習指導のねらいと教育に含まれるべき事項が示されている。この相談援助実習と相談援助実習指導のみを抜粋すると以下のようになる。ここに示されているものがシラバスの内容であるが、演習と実習については、大学などによってその教育内容にばらつきが大きいとの指摘を踏まえ、教育内容や時間数についての基準を課すこととされている。

　相談援助実習指導では、そのねらいとして、第1に、相談援助実習の意義について理解することを掲げ、実習生に対して、その意義や目的を説明することを示している。相談援助実習では、「①相談援助実習を通して、相談援助に係る知識と技術について具体的かつ実際的に理解し実践的な技術などを体得する。②社会福祉士として求められる資質、技能、倫理、自己に求められる課題把握等、総合的に対応できる能力を習得する。③関連分野の専門職との連携のあり方及びその具体的内容を実践的に理解する。」という3つのねらいを提示した上で、教育に含まれるべき内容を示している。相談援助実習指導では、この実習のねらいを明確に伝えていくことが求められる。

　第2に、相談援助実習に係る個別指導並びに集団指導を通して、相談援助に係る知識と技術について具体的かつ実際的に理解し実践的な技術などを体得することである。ここで重要なことは、個別指導と集団指導の両方を行い、これらを組み合わせていく教育方法を示している点である。これまでの実習指導では、大学などにおいてばらつきが大きく、集団指導のみで個別指導による面接などを行わない養成校や集団指導による事後指導としての実習の振り返りを十分に行っていない養成校なども散見された。実習の前後において、90時間以上の個別指導と集団指導を行うことを位置づけたことは、個別スーパービジョンとグループスーパービジョンを実施していくことを明確に位置づけたこととなり、重要な規定である。

個別スーパービジョン

グループスーパービジョン

　第3に、社会福祉士として求められる資質、技能、倫理、自己に求められる課題把握など、総合的に対応できる能力を習得することが示された。相談援助実習を通して、実習生は自己を見つめ、自分自身が身に付けている知識や技能、価値について考える機会となる。不足している点を再認識する場合もあれば、実習を通してこれらを身に付ける機会ともなる。まさ

に、自己理解の機会となる。個別、集団、組織、地域社会などへアプローチしていく力、あるいはそれぞれをアセスメントしていく力を総合的に身に付けていくことは、先に述べた社会福祉士に求められる役割に応えていくためにも重要な内容である。

　第4に、具体的な体験や援助活動を、専門的援助技術として概念化し理論化し体系立てていくことができる能力を涵養することが示された。実習は、社会福祉現場の力によって、実習生に多くの具体的な情報を提供し、多くの力を身に付ける機会となる。養成校で講義として学んでいた知識が具体的な体験を通して自分のものとして身についていくこととなる。しかし、一方で具体的な現象に流されてしまい、養成校で学んだ重要な内容と結びつけることができなかったり、養成校での学びが意味のないものとして誤った認識をしてしまう場合もある。社会福祉実践には、どのような理論的根拠があるのか。理論と実践を結びつけていく機会は、養成校における実習指導の時間に行われるべき重要な内容といえるのではないだろうか。この点は、相談援助演習との連携、役割分担も求められるところである。

　以上のような相談援助実習指導のねらいを踏まえつつ、教育に含まれるべき事項を実施していくこととなる。詳細は、紙面の関係で後の章に譲ることとするが、「ア　相談援助実習と相談援助実習指導における個別指導及び集団指導の意義、イ　実際に実習を行う実習分野（利用者理解含む。）と施設・事業者・機関・団体・地域社会等に関する基本的な理解、ウ　実習先で行われる介護や保育等の関連業務に関する基本的な理解、エ　現場体験学習及び見学学習（実際の介護サービスの理解や各種サービスの利用体験等を含む。）、オ　実習先で必要とされる相談援助に係る知識と技術に関する理解、カ　実習における個人のプライバシー保護の守秘義務等の理解（個人情報保護法の理解を含む。）、キ　「実習記録ノート」への記録内容及び記録方法に関する理解、ク　実習生、実習担当教員、実習先の実習指導者との三者協議を踏まえた実習計画の作成、ケ　巡回指導、コ　実習記録や実習体験を踏まえた課題の整理と実習総括レポートの作成、サ　実習の評価全体総括会」を示し、実習指導で具体的にどのような方法で、何を行っていくかについて明記しているのである。

　また、相談援助実習の教育に含まれるべき事項としては、「ア　利用者やその関係者、施設・事業者・機関・団体等の職員、地域住民やボランティア等との基本的なコミュニケーションや人との付き合い方などの円滑な人間関係の形成、イ　利用者理解とその需要の把握及び支援計画の作成、ウ　利用者やその関係者（家族・親族・友人等）との援助関係の形成、エ　利用者やその関係者（家族・親族・友人等）への権利擁護及び支援

（エンパワメントを含む。）とその評価、オ　多職種連携をはじめとする支援におけるチームアプローチの実際、カ　社会福祉士としての職業倫理、施設・事業者・機関・団体等の職員の就業などに関する規定への理解と組織の一員としての役割と責任への理解、キ　施設・事業者・機関・団体等の経営やサービスの管理運営の実際、ク　当該実習先が地域社会の中の施設・事業者・機関・団体等であることの理解と具体的な地域社会への働きかけとしてのアウトリーチ、ネットワーキング、社会資源の活用・調整・開発に関する理解」が明記された。

　今回の改正により、支援計画の作成、権利擁護が新たに追加され、多職種連携によるチームアプローチ、地域社会へのアウトリーチ、ネットワーキングも改めて明確に規定された点が重要である。今回の教育カリキュラム改正の内容が相談援助実習の内容にも反映されたものとなっている。地域を基盤としたソーシャルワークを展開できる社会福祉士の役割を果たしていくために、実習教育の質的向上が求められているのである。

▌理解を深めるための参考文献

● 社団法人日本社会福祉士会編集『社会福祉士実習指導者テキスト』中央法規出版，2008.
　日本社会福祉士会が実施している「社会福祉士実習指導者講習会」で活用するために作成されたテキスト。社会福祉士の相談援助実習を受け入れる施設・機関などの実習指導者が受講する講習会のテキストのため、今回のカリキュラム改正の意義や相談援助実習の意義、また、施設・機関が実習を受け入れる意味や実習プログラムの作成方法、実習スーパービジョン論などが丁寧にまとめられている。

● 社会福祉実習研究会編『社会福祉実習サブノート初めて実習生となるあたなたへ』中央法規出版，2000.
　日本社会事業大学実習教育室の講師たちが、実習前・中・後に行っている実習指導の内容を具体的に示した書。実習生の実習ノートなども具体的に例として示されており、具体的な課題を抱えている実習生をイメージしながら、どのように指導していったらよいか考えることができる。実習生を対象に書かれている本のため、学生が副読本として持つのにもよい。

● 岡田まり他編『ソーシャルワーク実習』有斐閣，2002.
　社会福祉士の実習をソーシャルワーク実習として意識して作成した著書。実習前・中・後の指導がそれぞれ具体的に述べられており、コラムなどもあり具体的に考えることができる。

第4章 事前学習

1

事前学習は、
学生のこれまでの体験や学習内容を含む
「経験」について「省察」し、
また新たな知識を得て情報を整理・分析し、
実習施設・機関で出会う利用者のニーズは何か、
働く人びとはどのような役割を果たしているかなどについて、
概念や仮説を形成する作業である。
そして事前学習による経験と知識などの整理と分析の記録は、
実習期間中に再び「経験」を「省察」し、
新たな概念や仮説を獲得していくための、
大切な参考資料となる。

2

事前学習の学習課題には、
国や自治体の法律・制度や社会的背景などの政策レベル、
具体的な対人援助活動である臨床レベル、
そして両者をつなぐ運営・経営レベル、
さらに実習を行う主体である「自分」に関する学習、
などが挙げられる。

3

事前学習の方法は、
大きく分けて現場体験学習・見学実習によるもの、
文献資料を用いて行うものという2つがある。
担当教員や実習指導者の指導を受けながら学習を進め、
その成果は実習中にも活用できるように、
十分整理しておくことが必要である。

1. 事前学習とは何か

A. 実習は「経験学習」である

［1］「経験」としての実習

すでにみなさんも知っているように、「実習」は、一定の期間、さまざまな援助を行っている「現場」に身を置いて、自分の目で見、耳で聞き、そして実際に何らかの援助活動を行うなど、「現場」の「経験」をすることによって主体的に学習し、知識を獲得していくものである。

では、「経験」とは何だろうか。教育学者デューイは、経験を「個人と個人を取り巻く環境との相互作用」であるとしている[1]。このような相互作用は、経験を経た個人に影響を与え、また個人がかかわる環境に影響を与えるものである。経験とは「相互作用」によって自己と環境の変革を行う営みであると理解することができよう。

社会福祉士になるための実習も、制度的に用意された「経験」を促すプログラムである。一定の資格要件のある教員と実習指導者とともに立てた実習計画・実習課題をもとに、「現場」を「経験」することとなる。そして、このような「経験」によって、実習生は学校の授業で獲得してきた「知識」「技術」「価値・倫理」に追加・修正を行い、「学習」することによって、自己を変革することが期待される。

［2］「経験学習」のサイクル

では私たちは「経験」からどのように「学習」を行うのであろうか。「経験学習」に関する議論のうち最も活用されているコルブ，D.A. は、学習を「経験を変換することを通して知識を創造するプロセス」と定義し、4つのステップの経験学習モデルを提起している[2]。これによると、私たちは①具体的な経験をし、②その内容を振り返って省察することで、③そこから得られたものを抽象的な仮説や概念に落とし込み、④それを新たな状況に適用することによって学習し、そしてまた新たな経験へと向かっていく、循環性のあるものが、経験学習であるという。

このような学習のサイクルのうち、「経験」を学びに変革させ、学習の成果から再び高次の経験をもたらす重要な結節点として、「省察」とそれによる「概念化」「仮説化」というプロセスを位置づけることができる。

デューイ
Dewey, John
1859 ～ 1952

実習計画

実習課題

経験学習

省察
reflection
省察とは、「reflection」の訳語で、後に述べるショーン，D.A.は現代の専門家に必要な思考様式であるとしている。ショーンによれば、複雑化する状況を生きるクライエントに対して、専門家はもはや技術的合理性ではなく、「行為の中の省察」に基づく「反省的実践家」として、クライエントとともに複合的な問題に立ち向かう実践を行うとしている[3]。

概念化

仮説化

私たちが経験から学習するためには、経験について「省察」を行うことが必要である。そして経験で得たことを既存の情報や感情と照らし合わせながら「概念化」や「仮説化」を行い、それに基づいてさらに「行動」し新たな経験を獲得していくのである。

B. 実習における事前学習の意味

　経験学習として実習を理解したときに、事前学習は2つの大きな意味をもつと考えられる。まず第1に、事前学習は、実習前にこれまでの経験を「省察」する機会となる。以前の経験や学習の内容を事後的に振り返って「省察」すること、すなわちショーンによれば「行為についての省察」[3]である。事前学習においてこのような省察を行うことによって、学生は自らがもつ既存の概念と照らし合わせながら、利用者のニーズとは何か、ソーシャルワーカーは何を行うのかなどの「概念化」「仮説化」を、実習の前にしっかりと行うこととなる。この一連の作業は、実習課題や実習計画の作成につながり、実習での経験と学びによって新たな問題の理解を進め

行為についての省察
「行為についての省察」とは、ショーンによれば、ある行為の後に意識的に省察を行うことであり、行為の中で行われる理解の意味について考え、自分の問題を捉える「枠組み」を発見するとともに、その枠組みを変えていく機会となる。

図4-1-1　経験学習のプロセスと事前学習の関係性

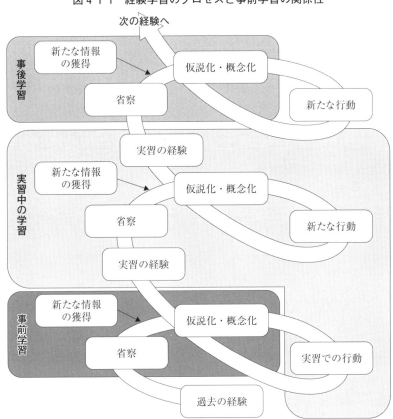

行為の中の省察
ショーンによれば、ある活動の中で、生じては消えていく問い・探究する思考を指す。この省察の中では、今そこで発生する「状況」と対話することによって、次の活動が作られていくとしている。

状況との対話

ることができる。

第2に、事前学習で整理され補充される「知識」「技術」「価値・倫理」に関する情報は、実習という行為の中で行われる省察、つまり「行為の中の省察」に影響を与える。「行為の中の省察」の質、そして概念や仮説の質を高めるために重要なのは、実習で出会うさまざまなエピソードについて多様な方向性から考える力（〈状況との対話〉を行う力）である。事前学習は、この〈状況との対話〉を行う力に影響を与えるであろう。

図4-1-1に、経験学習のプロセスと事前学習の関係性について示した。

2. 事前学習における学習課題

A. 政策（マクロ）レベルの学習課題

［1］実習施設・機関とそのサービスの法的根拠

では、事前学習の学習課題とは何だろうか。ここでは、具体的な対人援助活動である臨床（ミクロ）と、国や地方自治体の政策（マクロ）、さらに両者をつなぐ運営・経営（メゾ）の3つのレベルに分けて、考えていきたい。

条例
地方自治体が国の法律とは別に定める法制である。たとえば「〇〇県児童相談所設置条例」では、設置、名称、所管区域などが定められている。

要綱
当該事業やサービスの実施・運営に関して、その目的や基準、方法などに関する重要事項をまとめたものである。たとえば「△△市難病患者等ホームヘルプサービス事業実施要綱」では、目的、利用者、委託、サービス提供方法、派遣申請および決定、費用負担などについて定められている。

政策（マクロ）レベルでは、まず、実習施設・機関とそのサービスの「法的根拠」を知る必要があろう。法的根拠とは、当該実習施設・機関やそのサービスが、国の法律、都道府県・市町村の条例や、実施要綱・運営要綱など、どのような法律や制度に基づいて運営されているかを把握することである。社会福祉士養成に関係する実習施設・機関は、それぞれ根拠となる法律や制度がある。最低限、自分が実習に行く施設・機関はどの法律・制度に位置づけられているのかについては、答えられなければならない。

さらに、現場で行われている主要なサービスや援助の根拠を押さえておきたい。実際の現場では、法律の条文やサービスの制度名でコミュニケーションが行われていることもある。職員同士の会話や議論の内容を把握するためにも、主要なサービス・事業の根拠法などは知っておく必要がある。

［2］実習施設・機関やそのサービスの歴史的背景

実習施設・機関の歴史的背景については、まず国や自治体レベルでの背景について、根拠となっている法律・条文や要綱などがどのような時代的

な要請の中で制定および改正がなされたのかについて、これまで授業など
で学んできたことを復習してみるとよい。このことによって、実習施設・
機関が行っているサービスの社会的意義について考えるきっかけとなるは
ずだ。

　さらに、実習を行う法人や施設・機関そのものの歴史についても押さえ
ておきたい。同じ種類の社会福祉事業でも、地域住民や家族による住民運
動・市民運動などをきっかけに設立されたものや、自治体主導で設立され
たものもある。また設立にあたっては付近の住民の反対運動などによる
「社会福祉施設－地域社会コンフリクト」や、逆に誘致運動などもあった
かもしれない。実習施設・機関が所在する地域の住民生活や自治体政策と
の結びつきは、当該機関やサービスの利用者と地域の結びつきを知ること
にもつながる。

B. 臨床（ミクロ）レベルの学習課題

［1］実習施設・機関が対象とする住民のニーズ

　臨床（ミクロ）レベルの学習課題の第1は、実習施設・機関が対象とし
ている住民の福祉ニーズについて調べておくことである。

　まず、制度や社会状況が想定している、当該機関の利用者のニーズをま
とめておこう。児童・高齢・障害などの属性別のサービスについては、対
象となる人びとのニーズが想定され、明文化されているはずである。たと
えば介護保険制度に基づく事業であれば、要介護認定の仕組はもちろん、
実習先のサービスが受け入れている利用者の状態像はどのようなものかを
事前に把握しておくことは、利用者との適切なかかわりにつながるだろう。

　また、制度や社会状況が想定するニーズは画一的であるが、実際の利用
者、地域住民の福祉ニーズは複雑化・複合化している場合もあり、個別性
があることを押さえる必要がある。普段から関連するボランティア活動な
どをしているのであれば、ボランティア先の利用者の状況を振り返り、ま
とめておくとよい。そのような機会を経験していないのであれば、事例集
やノンフィクション、自伝・自叙伝などを読んだり、関連する新聞記事を
まとめたり、テレビのドキュメンタリー番組などを見たりするなどして、
地域住民のニーズのイメージを持つ努力が必要だろう。

　実習で出会う利用者は、その援助やサービスを「日常」の中で利用・活
用して生活しているが、実習生はその「日常」に他人として入り込むこと
となる。地域住民や利用者のニーズに寄り添う努力は、単なる学習対象と
して利用者や機関を見るのではなく、その「生活」から学ばせてもらおう

住民運動・市民運動
地域住民が自らの生活を
守ったり、社会問題への
対応を図るために、行政
や企業の行動を正した
り、新たなサービスの創
設を求めたりする取り組
みである。社会福祉の歴
史をひもとけば、これら
の運動によって実現に至
った制度やサービスも少
なくないことがわかる。

**社会福祉施設－地域社
会コンフリクト**
社会福祉施設を建設しよ
うとするときには、建設
地の地域住民から強い反
対運動が起こることがあ
る。それに伴う建設側と
住民側との紛争状態を、
社会福祉施設－地域社
会コンフリクトという。

事例集
事例集とは、実際に援助
に携わったソーシャルワ
ーカー自身の記録や取材
によって、ソーシャルワ
ークの展開プロセスを時
系列に記述したもの。い
くつか刊行されているの
で、参考にしてもらいた
い。

ノンフィクション
実際の出来事や記録に基
づいた文章や映像などの
作品。作者の綿密な取材
や調査によるものである
が、一方で読者などの受
け手に届きやすいように
情報の取捨選択なども加
えられ、作成者の独自色
も出る。

自伝・自叙伝
人が自分自身の目から自
分の生涯、人生を振り
考察を加えて記述したも
のをいう。病を患った人
びとの「闘病記」はもち
ろん、障害当事者や被虐
待者の自伝・自叙伝など
は、実習で出会う利用者
のニーズをイメージする
上で、参考になるであろ
う。

いう謙虚な気持ちを持つためにも、必要な取り組みであるといえよう。

[2] 実習施設・機関で用いられる援助技術・記録・価値や倫理

　実習では、個々の利用者・来談者、あるいは集団・地域に対する具体的な援助を垣間見たり、また実際にそのような援助を体験したりすることとなる。事前学習では、これまで授業の「相談援助の理論と実際」「相談援助演習」などで得られた知識を整理しておく必要があろう。またそれぞれの実習施設・機関に固有の記録の方法や、留意すべき価値や倫理の問題についても、事前にまとめておきたい。

　注意しなくてはならないのが、授業で学んだ援助技術に関する理論が、理路整然と現場で実践されているわけではないことである。それぞれの援助場面では、利用者や地域住民の思わぬ発言や行動、援助者のキャリアや力量、組織や制度上の制約等の不確実な状況の中で、実践が行われている。このようなことも想定しながら、援助技術などの理論を把握したい。

C. 運営・経営（メゾ）レベルの学習課題

[1] 実習施設・機関の事業内容と組織運営体制

　運営・経営（メゾ）レベルの学習課題として、第1に、実習を行う施設・機関がどのような事業を展開しているのか、さらにその事業をどのような組織体制で運営しているのかについても調べておこう。たとえば介護老人福祉施設に実習に行くとしたら、入所者のどのような特徴において居室を区分しているのか、ユニットはどのように分かれているのか、職員配置はどのようになっているのかなどは、事前に把握できるだろう。

　また、どのような主体によって実習施設・機関の事業が運営されているか、具体的には、社会福祉法人、医療法人などの法人組織によるものなのか、国や都道府県・市町村により運営が行われているのかなども押さえておきたい。加えて、同じ法人などが行っている他の事業に関する情報も知っておくとよいだろう。介護老人福祉施設の例を続ければ、その施設は通所介護（デイサービス）や短期入所生活介護（ショートステイ）などの事業を実施しているかもしれない。さらには、同じ法人において、地域包括支援センター、居宅介護支援事業所、訪問介護事業所なども経営し、関連病院もあるなど、「保健医療福祉複合体」(4)となっている可能性もある。このように、1つの事業・サービスだけに着目するのではなく、法人単位や系列まで含めた広い視点で事業内容を把握することで、事業・サービス間のつながりや運営体制の全体像を知るきっかけになるであろう。

社会福祉法人

医療法人

法人
民法その他の法律によって成立する、「人」として権利能力を付与されたもの。たとえば「社会福祉法人」は社会福祉事業を行うことを目的として、社会福祉法22条で定義される法人で、各法人によって、実施する事業やサービスの種類・数・規模などは異なる。

通所介護（デイサービス）

短期入所生活介護（ショートステイ）

地域包括支援センター

居住介護支援事業所

訪問介護事業所

保健医療福祉複合体
民間の医療機関などが、老人保健施設、特別養護老人ホームなどを同一法人・グループで保有し、保健・医療・福祉の各サービス、あるいは施設と在宅のサービスを複合的に提供しているグループ。介護保険施行後に、この複合体化は急速に進んでいる。

［2］ 実習施設・機関が位置する地域社会の状況

　運営・経営の観点からは、実習施設・機関が位置し、または対象としている地域社会の状況と、その関係性についても重要な学習テーマになる。

　一口に地域社会といっても、その状況を考えるには、いくつかの階層に分ける必要がある。まず子どもや高齢者が徒歩で行動できる範囲、つまり小学校区、あるいは中学校区以下の地理的な範囲である日常生活圏域がある。また、自治体内でサービスを提供する目安となっている地理的範囲（サービス利用圏域）もある。もし社会福祉施設で実習を行うのであれば、その施設はどんな立地にあり、日常生活圏域やサービス利用圏域としてはどの程度の人口規模・人口構成で、地域住民やその組織の特徴は何か、あるいは保健医療福祉関連機関にはどのようなものがあるのかを押さえておきたい。行政機関や社会福祉協議会などで実習を行う場合は、当該自治体の中でどのように圏域が設定されているのか、それぞれの地域の特徴は何なのか、人口構成や地理的条件、産業構造などについても調べておこう。

　これに加えて、高度な医療や福祉施設を整備する範囲（医療圏域・保健福祉圏域など）も把握しておくと、高度なサービスが必要になった場合の利用者の今後の動向について、理解する一助になるであろう。

［3］ 活用している社会資源とのネットワーク・連携

　実習施設・機関が援助活動を行う上で活用している社会資源を事前に知ることも大切である。まずは、実習施設・機関が行うサービスを展開する上で、どのような機関、組織、団体と結びついているのかについて、これまでの授業で得られた知識や参考資料の内容をまとめておこう。たとえば社会福祉協議会は、地域のさまざまなボランティア団体や民生委員などと協力しながら事業を展開しているはずであるし、児童養護施設は児童相談所と密接なかかわりを持ちながら子どものケアをしている。このような一般的な知識の整理をもとに、実際に実習を行う機関では、具体的にどんな機関・団体とどのように結びついているのかについても調べてみよう。そうすることによって、実習中に社会資源とのかかわりについて観察することができたときに、単なる社会資源の認知だけではなく、職員や組織の社会資源とのかかわり方、すなわちネットワーキングや連携の方法についての理解につながる。

D. 実習を行う「自分」について学ぶ

　実習の前に学んでおくべきことは、授業で学び、テキストや参考資料に

社会資源
福祉分野で用いられる社会資源とは、地域や利用者の福祉ニーズ充足のために活用・動員・開発される、施設・設備、資金・物品、制度、技術、知識、人や組織などの総称をいう。

社会福祉協議会

児童養護施設

児童相談所

ネットワーキング

連携の方法
一般に「保健医療福祉の連携」などといわれるが、異なる職種・専門職が協働して利用者のケアを行うという職種間レベルの連携と、異なる機関・組織が協働しあうという組織間レベルの連携が挙げられる。前者は養成や研修などで進展する部分もあるが、後者の進展には国や自治体の政策も大きな要因になる。

書かれた内容の整理や補充が多くを占めるが、それだけでは十分ではない。先に述べたように、「経験学習」としての実習を行うにあたっては、これまで勉強した中で考えたこと、これまでの体験で感じたことを「省察」し、社会福祉について、ソーシャルワーカーについて、そしてそれらを学ぶ自分自身について、「概念化」や「仮説化」を図ることが大切なのである。

「自分はなぜ、実習に行くのだろうか」「自分はなぜ、社会福祉士を目指すのだろうか」「自分はどんな特徴を持った人間だろうか」「自分は将来、どんな人間に成長していきたいと考えているのだろうか」…。これらの問いにもちろん確定的に答える必要はないが、実習に挑むにあたって、現段階での考えをまとめておいてはどうだろうか。そうすることで、制度や理論の名称や活用方法だけではなく、自分自身に対する理解（自己覚知）につながるであろう。

自己覚知

3. 事前学習をどのように行うか

A. 現場体験学習や見学実習による事前学習

現場体験学習・見学実習

事前学習の方法としては、まず「現場体験学習・見学実習による学習」が挙げられる。現場体験学習や見学実習のねらいは、配属実習が始まる前に、実習先を訪問して必要なオリエンテーションを受けたり、その施設・機関の環境や利用者の特性に事前に触れ、実習のスタートを円滑にするためである。事前学習の一環としてこのような場面を利用すると、これまで述べてきたような学習内容の整理や補充がしやすい状況になるであろう。

一般に事前の現場体験学習や見学実習では、次のようなことが行われる。

実習指導者

(1) 実習指導者および職員の紹介

主に実習を担当する実習指導者や、実習中に指導をしてもらう職員、施設・機関の長などの紹介が行われる。

(2) 施設・機関の沿革・基本理念・特徴などの説明と施設内見学

実習施設・機関の歴史的な背景と、事業運営・サービス提供にあたっての基本的な理念、そしてハード面やソフト面での特徴などについて説明がある。また施設内の見学において、サービス提供場面などを観察させてもらう。

(3) 実習にあたっての留意点や取り決めの確認

実習中の勤務時間や勤務形態、服装や持ち物、更衣室・休憩室や実習記録を書く場所、食事をとる場所などについて確認しておく。また利用者などと接する上での基本的な姿勢や態度、施設・機関内の規則なども、事前に教えてもらえるとよい。

(4) 実習プログラムと実習課題

実習全体の予定、特に実習課題との関係でプログラムがどのように組み立てられているのかを教えてもらう。必要に応じてプログラムへの要望を実習指導者に伝える。また、教員の訪問指導や反省会の時期などについても確認しておく。

ただ、限られた実習日数の中では実習課題の内容をすべてプログラムに反映させるのは難しい面もある。また、一見課題とは関係ないように見えるプログラムから、多くの示唆を得る可能性は高い。各プログラムが、自分にとってどのような意味を持つのかについても十分考え、必要に応じて指導者に確認を行うことが必要である。

以上の現場体験学習・見学実習による事前学習は、配属実習前にあらかじめ実習施設の状況を理解するためのまたとないチャンスである。事前の現場体験学習・見学実習に行く前に、次に述べるような文献・資料を用いた事前学習にも着手しておき、前節で述べた学習課題について、少しずつまとめておこう。そうすることによって、この現場体験学習・見学実習においてもより深い学びができるはずである。

B. 文献・資料を用いた事前学習

これまで授業で学んだ事項の整理をするとともに、実習施設・機関とその事業に関する情報をできるだけ多く収集し、また実習中に引き出すことができるよう、次のような文献・資料を用いた事前学習も行う必要がある。

(1) 各分野論などの教科書・参考図書と講義ノート

これまで学んだ講義、教科書や参考図書、そして講義ノートを復習して、実習施設・機関に関連する記述を読み返してみよう。今までは抽象的にしか理解できなかった各種制度やサービス、そしてソーシャルワークの方法論は、実際の現場では具体的な形で活用されている。制度・サービスや理論をすべて暗記する必要はないが、全体的な概要と詳細な内容の糸口をつかんでおけば、実習が始まってからも知識を定着させることができ、実習先で得られる知識もより具体的かつ発展的なものとなるはずである。

(2) 事例集

教科書や参考図書に並ぶ法律や制度名は、授業で習ったとしてもなかな

ソーシャルワーカー

統計資料
実態を調査することで、事象を数量化して把握するデータを指す。厚生労働行政に関する一次的な統計資料は、厚生労働省や各自治体のウェブサイトなどにも掲載されている。またそれらをまとめた二次資料（『厚生労働白書』や『国民の福祉の動向』など）は比較的理解しやすい。

社会福祉計画
たとえば市区町村が作成する社会福祉計画には、次のようなものがある。児童育成計画、次世代育成支援行動計画、障害者計画、障害福祉計画、老人保健福祉計画、介護保険事業計画、地域福祉計画など。なお、名称や体裁は自治体によって異なる。

介護サービス情報公開制度
都道府県ごとに介護サービス事業所の情報を公開することとなっているが、厚生労働省のウェブサイト「介護サービス情報公表システム」に全国の情報が集約されている。
http://www.kaigokensaku.mhlw.go.jp/

福祉サービス第三者評価
社会福祉事業の経営者が提供する福祉サービスの質を、都道府県などが認証した公正・中立な第三者機関が専門的かつ客観的に評価するもので、評価結果が公表されている。

かイメージがわかず、もどかしい思いをした人も多いだろう。「物語」として読むことができ、そしてその「物語」へのソーシャルワーカーや施設・機関のかかわりを知ることができるのが、「事例集」である。これまで発行されている事例集はそれほど多くはないが、実習施設・機関、またはその分野に近い機関の事例に関してはいくつか読んでおいて、制度やサービスの実際の運用の姿を把握し、実習に挑むとよいだろう。

(3) 各種統計資料や社会福祉計画

　実習施設・機関で出会うであろう人びとやそのニーズ、そして生活を支える制度・サービスがどのような状況にあるのかを把握するためには、各種の統計資料を参考にするとよいだろう。また、現在ではどの社会福祉分野も計画に基づく政策の実施がなされている。実習施設・機関ごとの長期計画や、関連する分野の都道府県・市町村の計画書を見ると、現状の問題点や政策の方向性を知ることができる。

(4) 実習施設・機関や自治体発行の資料・ウェブサイト

　多くの実習施設・機関は、自ら提供しているサービスや事業を紹介するパンフレットや事業報告書などを作成しており、実習前にこれらの資料は入手しておきたい。また、今やほとんどの実習施設・機関が自らのウェブサイトにおいて事業内容を公開しているはずである。特に社会福祉法人は現況報告書や財務諸表をインターネットで公開することが義務付けられている。NPO法人も、所轄庁である都道府県や指定都市などのウェブサイトにおいて事業報告書・財務諸表を公開しているであろう。介護保険サービスであれば、介護サービス情報公開制度によって、全国の介護サービス事業所の情報を都道府県ごとに公開している。さらには、同じく都道府県ごとに福祉サービス第三者評価事業が行われ、結果がウェブサイトなどで公表されている。実習施設・機関に関するこれらの資料には必ず目を通し、情報を整理しておこう。

　なお、最近ではウェブサイトやソーシャル・ネットワーク・サービス（SNS）を通じて多様な発信者からリアルタイムに情報を得ることができるようになった。情報入手経路を多様に持つことは大切であるが、示された情報を鵜呑みにするのではなく、出典・出所を確認して上手に情報を自分のものにすることを心がけたい。

(5) 新聞・雑誌・テレビ

　今や社会福祉に関する問題は国民一人ひとりに関係することであり、新聞や雑誌、テレビなどで報道されない日はない。普段から社会福祉分野の報道に関心を持って、実習に関係しそうな記事や特集を収集しておくと、特に利用者や家族の視点から見た実習施設・機関の姿や、そのサービスの

あり方を考えるきっかけを与えてくれるだろう。

(6) 過去の実習報告書

　最後に、各学校の資料室に所蔵されている実習報告書も挙げておきたい。完全な「教科書」として活用することはできないが、実習報告書は同じ学生の目線で感じ、考え、そして習得したことについて記述してある。実習の雰囲気やプログラム、学習すべきポイントをつかむためにも、自分が配属される種別の実習施設・機関の実習報告書は、一読しておこう。

C. 事前学習の進め方

　学校の実習指導の授業プログラムにもよるが、事前学習はできるだけグループで実施し、仲間の力を借りながら行うほうがよい。これまで述べてきたような学習課題をすべて網羅し、それに合わせて上述の学習方法のすべて行うには、膨大な時間がかかるであろうし、限られた時間の中では現実的ではないかもしれない。また1人の固定した視点や学習方法だけではなく、さまざまな仲間が工夫しあって学習することによって、学習内容にも深みが出てくるはずだ。各人が行う具体的な実習先に関する学習は別として、実習施設・機関の種別ごとにグループを編成して学習に取り組むとよいだろう。

　また事前学習の成果は、活用できて初めて意味をもつ。学習内容は、事実・調べたこと、疑問、資料を活用しやすいようにまとめておくことを心がけよう。たとえば手書きで事前学習ノートを作成する場合は、余白を十分に取って記載し、新たに得られた情報を書き加えやすくするとよい。パソコンのワープロソフトを用いる場合も、余白を十分に取って印刷する。事前学習が終了したら簡単な目次を作成すると、実習中に確認したい情報を参照できる。

事前学習ノート

　このように作成した事前学習ノートは、実習の各場面で知識や情報の参照に役立ち、また新たな情報を書き込むことによって独自のデータベースとなる。実習記録を書くときにも参考になり、また実習後の学習や実習報告書の作成にも、大いに役に立つであろう。

　本章では、事前学習の意味と学習課題、学習方法について述べてきた。特に学習課題に関しては多岐にわたり、「実習に行く前にこんなにたくさん勉強できない」と思う学生もいるかもしれない。もちろん、すべての事項について、完全にまとめ上げるのは困難であるし、社会福祉の現場が日々刻々と変化している中で、その変化をも詳細に把握することは困難で

ある。

　しかしながら、これまで述べてきたように、「経験学習」である実習の成否は、事前学習の充実にかかっていることは間違いない。完全ではないまでも、それぞれの学習課題に関して、時に仲間と分かち合いながら、しっかりと取り組むことが望まれる。

注）
(1) Dewey, J., *Experience and Education*, Kappa Delta Pi, 1938（デューイ，J. 著／市村尚久訳『経験と教育』講談社，2004）．
(2) Kolb, D. A., *Experiential Learning: Experience as the Source of Learning and Development*, Prentice-Hall, 1984.
(3) Schön, D. A., *The Reflective Practitioner: How Professionals Think in Action*, Basic Books, 1984（ショーン，D. A. 著／佐藤学・秋田喜代美訳『専門家の知恵―反省的実践家は行為しながら考える』ゆみる出版，2001）．
(4) 二木立『保健・医療・福祉複合体―全国調査と将来予測』医学書院，1998.

ジェネリックポイント

これまで、「先入観を持たないほうがいい」と教えられ、実習で利用者と接する際もそのように心がけたいと思っています。事前学習でいろいろな情報を得てしまうと、先入観を持つことになるのではないでしょうか。

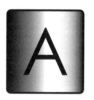
「先入観」を持つと、確かに人や物事を理解する妨げになってしまう場合があります。しかし、問題なのはこの「先入観」そのものよりも、むしろ「固定した先入観」なのではないでしょうか。「固定した先入観」は、実習で出会う利用者や職員、団体や組織、そして具体的なエピソードに至るまで、固定的な理解をもたらしてしまいます。本質はもっと複雑で、さまざまな可能性があるのに、一面的に物事を見てしまいがちです。

　事前学習を行わないと、むしろ、この「固定した先入観」のまま実習に挑むことになってしまうかもしれません。さまざまな角度から物事を理解するために、これまでの経験や知識を振り返りながら、いろいろな「仮説」を立てて実習の体験ができるよう、ぜひ努力してください。

「よりみち」の大切さ

　今や、パソコンやスマートフォンがインターネットにつながっていれば、どんな情報も得られると考えがちである。実際、本章で挙げた事前学習に関する情報の大部分は、ウェブサイトで公開されている。また、わからないキーワードも、参考文献も、検索サイトを使えばすぐに適当な意味や書籍の情報に行き着く。このようなインターネットを活用した情報収集は、実習前に最低限行うべきことではある。

　その上でみなさんにお勧めしたいのは、パソコンやスマートフォンを眺めるだけではなく、自分の足を使った事前学習である。わからない言葉は、図書館に行って、レファレンスコーナーにある各種の「辞典」でも調べてみよう。参考文献も、目当ての本が並ぶ書棚全体を眺めてみよう。調べたかった言葉や書籍とともに、その前後左右を見回すと、関連する情報や新たな発見が得られるであろう。また、実習先の事前訪問はもちろんのこと、所在する自治体や地区に出向き、資料収集とともにそこに住む人びとの生活環境や雰囲気をあらかじめ感じたり発見したりすることも大切である。

　このような「よりみち」は、ネットサーフィンとはまた違った新鮮な学びをみなさんに与えることになるだろう。

理解を深めるための参考文献

- 吉田千亜『ルポ母子避難―消されゆく原発事故被害者』岩波書店, 2016.
  未曾有の災害からわれわれはどのような影響を受けるのか、どのようなニーズが発生していくのか、国や自治体の制度のあり方、そしてわれわれ一人ひとりのこの問題への向き合い方について、しっかりと考えていきたい。
- 山崎亮『ふるさとを元気にする仕事』筑摩書房, 2015.
  どのようなスタンスでコミュニティにかかわるのか、地域社会・社会資源の多様性、そして学生時代の自己覚知や学習への姿勢について、ヒントを与えてくれる一冊。
- 好井裕明編『排除と差別の社会学（新版）』有斐閣, 2016.
  さまざまな差別の課題を通じて、その向き合い方を考えるきっかけを与えてくれる。「自分も差別を行っている当事者かもしれない」という観点を持つことで、より深く「自分」と「援助」との関係を考えることができるだろう。

第5章 実習目的と実習課題について

1

あなたは、なぜ実習に行くのか。
「資格が欲しいから」では、受け入れ施設の職員、
そして利用者に失礼である。
実習で「何を学びたいのか」を明確にしなければ、
学びは深まらない。
実習を行うに当たって、あなた自身が現場をどのように捉え、
現場で何を学びたいかが問われる。
その内容を文書にしたものが「実習計画書」である。

2

あなただけの実習計画を立てる。
相談援助実習で学びたいことを言葉にする作業が、
実習計画書の作成である。
実習計画書を書くとき、
あなたが事前にどれだけ学習したかが問われる。
事前学習とは、
相談援助実習指導の時間での取り組みだけではない。
これまでのすべての学びを
自らの力で統合することが求められている。

3

クラスの仲間と学びを深める。
相談援助実習において、現場で学ぶべき内容は示されている。
しかし実習計画は、一人ひとり異なるものである。
では、実習計画書を書くのは、孤独な作業となるのか。
実習指導のクラスの仲間と話し合い、
講義や演習で得た知識や技術を確認することで、
より学びが深まるであろう。

1. 実習計画書を作成する意味

「あなたは、なぜ実習に行くのか」

実習計画書を書くということは、この問いに対する答えを記していると いってよいだろう。この問いは、換言すると「実習で何を学びたいのか」 ということになる。

実習に行く理由が、「資格が欲しいから」では、何を学びたいのかを明 確にすることができない。このような状態のまま実習に行くのは、受け入 れ施設の職員、そして利用者に失礼である。

実習先の職員は、実習生を受け入れるためにいるわけではない。利用者 もみなさんを受け入れるためにそこにいるわけではない。実習生は、「現 場」という日常の援助活動の中で「学ばせていただく」という姿勢を忘れ てはならない。

もちろん、社会福祉士国家試験受験資格を得るために、相談援助実習を 行うのは事実である。しかし、あなた自身が実習で「何を学びたいのか」 を明確にしなければ、学びは深まらない。実習を行うに当たって、あなた 自身が現場をどのように捉え、現場で何を学びたいかが問われる。その内 容を文書にしたものが「実習計画書」である。

実習計画書の様式は、大学・養成校ごとに定められている。様式は異な っていても、計画書の内容には、「実習のテーマ」や「達成課題」「事前学 習の内容」といった内容を記述することになる。

実習計画書の作成という準備をして実習に臨む流れは、社会福祉士とい う資格ができる以前から行われていた。社会福祉士という資格ができる以 前には、どの現場で何をどのくらいの期間をかけて学びたいのか、学ぶ本 人が決めて実習に出ていた。実習で学びたいことを自らの言葉でまとめ、 現場に伝えるために、実習計画書を提出した。これに応じて、現場では、 実習受け入れの可否や実習時期・内容の決定が行われていた。つまり、学 びたいことを明確にできず、実習計画書を書けないような場合、実習に行 く必要も意味もないということだった。

しかし、社会福祉士という資格が制度化されてから、実習受け入れがシ ステム化されるようになった。この結果、まず、実習先と大学・養成校の 契約が交わされ、この契約に基づいて、大学・養成校は実習生を配属する ことが多くなった。現場においては、社会福祉士を養成する大学・養成校

実習計画書

大学・養成校
本章では、「福祉系大学 ルート」と呼ばれる、社 会福祉士国家試験受験資 格を取得できる大学と、 「養成施設ルート」と呼 ばれる一般養成施設等を 合わせて「大学・養成 校」と表記する。

の増加のみならず、介護実習、ホームヘルパーの実習など多くの実習生を受け入れていることから、実習生が何を学びたいかに関係なく実習内容を固定化する傾向が見られた。

　このような状況の中で、2009（平成21）年に社会福祉士養成カリキュラムが大きく変化した。実習に関しては、現場の実習指導者の条件が明確になったことが挙げられる。その条件の1つに「社会福祉士実習指導者講習会」の受講がある。この研修では、実習指導者が、実習生に共通に伝えるべき点が示される。これは、実習生の立場から見れば、実習において学ぶべき共通点ということになる。

　この内容は、一人ひとりの実習計画書に示されていなくても、学ばなければならないものである。実習生は学ぶべき共通点を踏まえて、実習先で何を学びたいのかを実習計画書に記述することが求められる。そして、実習計画書の内容が実習プログラムに反映されるという形になって現れることとなる。

2. 事前学習とのつながり

　事前学習の意味と内容は、**第4章**で述べられている通りである。この事前学習で捉えた「政策（マクロ）レベル」「臨床（ミクロ）レベル」「運営・経営（メゾ）レベル」の理解を、実習計画書につなげていくことが必要である。実習計画書は、この3つのレベルの事前学習を念頭において、実習期間に現場で何を学びたいのかということを考え、まとめることになる。また、実習に向けて自らの関心が明確であれば、実習計画書が作成できるように事前学習を行うことになる。事前学習と実習計画書の作成は相互に関連しており、その内容は実習生一人ひとり異なるものになるといえる。

　「政策（マクロ）レベル」でいえば、実習計画書で取り上げる制度・政策や用語の意味を十分理解していることが前提となる。たとえば、「就労移行支援」を行っている施設に実習に行くときに、障害者総合支援法における利用の手続きがわからないと、「暫定支給」という用語を用いることはできない。さらに「就労継続支援」など他のサービスとの違いなどに関心が向かなくなる。

　「臨床（ミクロ）レベル」でいえば、相談援助技術に関する知識が必要である。たとえば、実習計画書に「ケアマネジメントの実際を知りたい」

実習指導者
現場における実習受け入れ担当者、スーパーバイザー。社会福祉士養成課程における実習では、実習指導者要件が定められている。そのうちの1つに、実習指導者は実習指導者研修を修了していなければならないとされている。

実習プログラム
相談援助実習のシラバス（p.xiv 参照）をもとに、施設・機関ごとに作成される実習内容。あらかじめ大枠が定められていることが多く、実習生の目標や課題、関心に沿って詳細が決定される。

事前学習
➡ p.43 第4章参照。

政策（マクロ）レベル

臨床（ミクロ）レベル

と記述する場合には、ケアマネジメントのプロセスやアセスメントの方法などを知っていることが前提になる。相談援助演習で、アセスメントシートへの記入も経験していることが望ましい。

　さらに、利用者理解のために、障害そのものや入所に至る社会的な背景について、理解しておく必要がある。たとえば、障害者施設で実習するときに、自閉症について理解がないと利用者と接するときに困惑する。それは逆に利用者を不安にさせる結果ともなる。児童養護施設では、虐待を受けた子どもが、初対面の大人（みなさんも子どもから見れば「大人」である）にどのような態度で接してくるか、ということを知らないと、子どもとの関係づくりがうまくいかないことにつながる。可能な限り利用者の状況の理解を深める必要がある。

運営・経営（メゾ）レベル　　「運営・経営（メゾ）レベル」については、実習先の運営・経営体制、地域の状況を調べることが、実習課題の明確化につながる。たとえば、就労継続支援の事業所の仕事内容がわかれば、その仕事の発注先、製品の販売ルートなどについて関心が広がるだろう。地域の状況も調べておくと、今は住宅街の中だが、かつては山の中だったというような状況が見えてくる。そのようなことを知ると、施設の歩みを学ぶというような実習計画につなげていくことができる。

3. 実習課題の明確化

　相談援助実習で学ぶべきことは、以前と比べて明確になった。これは社会福祉士養成の実習において何を伝えなければならないかが明確になってきているからである。また、実習内容について大学・養成校と施設・機関の間で、合意がなされている場合がある。この場合、その内容が相談援助実習指導の授業で伝えられるはずである。

　これらをすべて含めて、あなたが実習で学びたいと考えていることが実習課題となる。これを明確にすることで、実習計画書の作成が可能となる。

A. 相談援助実習の教育内容から見る実習課題

　社会福祉士養成課程における実習内容については、文部科学省高等教育局長と厚生労働省社会・援護局長の連名で出された通知「大学等において

開講する社会福祉に関する科目の確認に係る指針について」に示されている（pp.xiv–xv「シラバスと本書との対応表」参照）。これは、大学・養成校に対する実習・演習の内容に関する通知であるが、すべての実習生に共通する実習課題ということもできる。

　相談援助実習における教育内容の「ねらい」として、まず相談援助に必要な知識を具体的・実際的に理解し、実践的な技術を体得することが挙げられている。利用者や家族の方、地域とのかかわりなどの実習指導者の日々の実践を通して、学ぶことが示されている。またチームアプローチについても示されている。

　また、実習生自らが「総合的に対応できる能力」を習得することが挙げられている。

　相談援助実習における学びは、現場において実習指導者から、具体的、実際的、総合的、実践的に相談援助に必要な知識・技術を学ぶことが柱となる。ここで示されている「相談援助に係る知識と技術」「資質、技能、倫理、自己に求められる課題把握」、他職種との「連携」など、大学の講義や演習で学んだと考える事柄であるかもしれない。これらを現場で、いま援助を行っている職員から学ぶということが実習の特徴であるといえる。

　相談援助実習においては、系統立てて教えられるわけではないため、わかりにくさを感じるかもしれないが、状況に応じて対応できるよう十分に準備をしておく必要がある。

　「教育に含まれるべき事項」では、相談援助実習で学ぶべき点が示されている。これを見ると、一人ひとりが実習計画を立てる必要がないと思うかもしれない。実習計画は、一般的に示された課題を、あなた自身の関心と実習先に合わせた内容でより具体的に示すものである。次の内容について事前学習を進める中で、関心を持った事柄について、実習計画書に結びつけていくとよいだろう。

　教育に含まれるべき事項を図にすると図5–3–1のようになる。

　まず、利用者をはじめ関係する人びととの「基本的なコミュニケーションや人との付き合い方などの円滑な人間関係の形成」が求められている。これは、実習生自身の自己理解、自己覚知につながっていく。

　実習指導者の実践を通して、「利用者理解」、「援助関係の形成」、「ニーズの把握」と「ケアプラン・個別支援計画の作成」を学び、自ら相談援助を行うことができるようになることが求められる。

　援助内容としては、エンパワメントの視点での支援と、特に「権利擁護」が挙げられている。また、社会福祉士の役割・責任、チームアプローチの他、実習先の就業規定の理解や管理運営についても挙げられている。

実習課題

知識

技術

総合的に対応できる能力

資質

技能

倫理

自己に求められる課題把握

連携

人間関係の形成

援助関係の形成

ニーズ

エンパワメント
empowerment

権利擁護

チームアプローチ
team approach

図5-3-1 指針から見た実習で学ぶべき視点

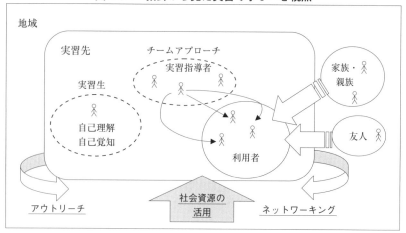

アウトリーチ
out reach

ネットワーキング
networking

社会資源
social resource

　さらに、アウトリーチ、ネットワーキング、社会資源の活用・調整・開発が示されている（p.xiv「シラバスと本書との対応表」参照）。

　また、実習指導者が考える実習プログラムにおいて、実習内容は「職場実習」「職種実習」「ソーシャルワーク実習」として区分されることがある。

　職場実習とは、「その施設・機関が、どういった地域に、どういった人々を対象として、何を目的に設置され、どういった体制で援助が行われているのかを理解する段階」[1]、職種実習は、「ソーシャルワーカーが職種として担っている業務全般を体験する段階」[2]、ソーシャルワーク実習は、「ニーズ把握、アセスメント、ニーズの構造化、援助目標・計画の作成、契約、サービスマネジメント（資源調整・動員）、資源開発、家族・地域関係調整、モニタリング、サービス評価、苦情解決、代弁、管理運営、スーパービジョン、職場研修、ソーシャルアクションといった『利用者のエンパワメント』『利用者と環境との接点への介入』を行う、社会福祉士の中心業務となる部分を体験する段階」[3]となっている。

　自らの実習計画を立てる上で、これらの点も念頭においで考えるとよいだろう。

B. 大学・養成校と施設・機関の間で合意されている実習課題

　大学・養成校と施設・機関の間でどのような内容の実習を行うかを定めている場合がある。たとえば、特別養護老人ホームにおいて「ケアプランの作成を行う」ということや、デイサービスにおいて「レクリエーションの企画から実施、評価までを行う」といったことである。このような場合、相談援助実習指導の事前学習において、必要な知識とあらかじめ身につけ

ておくべき技術が教えられるはずである。

　これらについては、所属する大学・養成校として社会福祉士が身につけ
ておくべき点と考えられているのである。一般的なカリキュラムに含まれ
ていない場合でも、実習生の実習課題として挙げられることとなる。

C. 実習生自身の実習課題

　実習生自身の実習課題としては、自己覚知が挙げられる。たとえ、実習
に入る前にボランティア経験が多くあったとしても、それはあくまでもボ
ランティアとしてのかかわりである。家族として介護やかかわりを持って
いたとしても、それは家族としての立場でのかかわりである。

　実習生は、ボランティアでも家族でもない。支援者の立場で利用者を理
解し、支援の実際を知り、自らが支援者になるために学ぶ。それによって、
隠れていた自分の感情や価値観、利用者に対する態度に気づくこともある
だろう。

　これまでの学びや経験を踏まえて自分の実習課題を見つけることも必要
である。

自己覚知
awareness
自分自身の感情や価値観、態度について理解すること。
援助者自身の生活歴が利用者の抱える問題の捉え方にどのように影響しているか、専門職として身につけておくべき態度や倫理観がどこまで備わっているかを振り返ることが大切である。

4. 実習計画書を作成する

　同じ実習先であっても、他者と同じ実習計画書になるということはあり
えない。なぜなら、実習で学びたいと考えていることは、一人ひとり異な
るからである。また、実習計画書という文書にするときに、同じ言い回し
になるということはない。実習課題をあなたの言葉で文章にする作業こそ
が、実習計画書の作成である。

　実習プログラムに含まれる、「職場実習」「職種実習」「ソーシャルワー
ク実習」という3つの内容を意識して実習計画書を記述することになる。
実習中の取り組みの視点でまとめると次のようになる。

　職場実習は、その施設・機関の機能・役割の理解であり、事前学習で準
備できることも多いので、職員や利用者から話を聞いたり、記録をみるこ
とで達成できる。

　職種実習は、実習先の施設・機関において社会福祉士がどのような業務
を行っているかを理解するというものである。相談援助の場面だけではな

く、どのような書類を作成しているのか、どこにどのような連絡をしたりしているか、どのような内容の会議を実施するのかを学ぶ必要がある。

ソーシャルワーク実習は、その業務を行うために必要な知識と技術を学ぶことになる。もちろん、180時間という限られた時間では、すべてを修得することは難しく、実習終了後の学びにつなげていくという姿勢で実習を考えてもらいたい。

実習計画書は、「何を学びたいか」だけではなく、「どのように学ぶか」を記す必要がある。同じ事柄でも、職員から話を聞くのか、利用者の家族からも話を聞きたいのか、記録から学びたいのかで異なってくる。具体的に実習期間に何をしたいのかを記述するとよいだろう。

次に、実習計画を記述する上で求められる3つの視点を取り上げる。

A. 相談援助の側面から考える実習計画

実習先においてどのような相談援助が実践されているかという視点である。「相談援助の基盤と専門職」「相談援助の理論と方法」で学んだ内容をもとに、現場での相談援助実践に関して関心のある事柄を実習計画にするというものである。個別援助、集団援助という視点で、社会福祉士の業務を捉えると考えてみてもよいだろう。また、倫理、価値という視点も含まれる。

たとえば、児童養護施設での実習で、「児童の最善の利益」を具体的にどのように実現しているのか、一人ひとりの子どもの環境が異なる中で、どのように状況を捉え、判断し、援助を行っているのかを学びたいというような実習計画を立てることができる。

さらに、自分自身の支援者としての適性を考えるということも含まれる。利用者との接し方やニーズの把握、援助計画策定などに関する実習指導者からのアドバイスや実習日誌へのコメントは、自己覚知を助けるスーパービジョンであるといえる。

スーパービジョン
supervision
支持的機能、教育的機能、管理的機能がある。実習指導者が行う実習スーパービジョンは、教育的機能が柱となっている。

B. 制度・政策の側面から考える実習計画

制度・政策が現場における実践にどのような影響を与えているか、それにより利用者の生活にどのような変化があったのかなど、制度・政策の動きと現場の実態との関連を学ぶという視点である。制度・政策の変化の著しい高齢者介護や障害者福祉を目的とした施設・事業所で実習する場合、職員から話を聞くことも可能である。

しかし、救護施設や母子生活支援施設、養護老人ホームなど、大きな政策の変化を受けていない施設の場合、政策レベルでの変化は数十年という流れとなり、職員も十分に伝えられないという場合もある。このような場合には、資料などから学ぶという計画になるだろう。

C. 管理・運営の側面から考える実習計画

社会福祉運営管理や地域とのかかわりという視点である。実習計画書に具体的に書くことは難しい。最近では、施設の経営についてウェブサイトなどに公開している場合もある。しかし、運営・経営に関する情報は十分ではない場合が多くある。経営・運営については、政策動向との関係から一般的な理解とし、具体的な事柄については、実習中に話を聞くということとなるだろう。

実習計画書の作成にあたっては、事前学習で調べたことだけでは不十分である。多くの大学・養成校で、社会福祉に関する知識・技術についての学習が進んだ後で実習に行く。実習に行くまでに学んだすべてのことを統合することが求められているといえる。

5. クラスの仲間と学びを深める

ここまで見てきたように、実習計画は、一人ひとり異なるものとなる。しかし、実習計画書を書くという取り組みを孤独な作業とするのではなく、クラスでの活動として捉えてみると、より学びを深めることができる。

相談援助実習指導は小クラスで実施することになっており、クラスの仲間とグループ学習に取り組むとよい。グループで事前学習に取り組むことで、さまざまな視点から現場について調べることができ、1つの事柄にいくつかの考え方があることに気づくことができる。実習先が異なっていても、同じ分野で実習する実習生同士が協力すればよいであろう。実習先が異なる場合に、実習先に関する事柄をそれぞれ調べ、その結果を共有することで、自分の実習先の特徴を他の施設・機関との違いという視点から気づくことができる。そして、この特徴を実習計画に活かすことができるといえる。

自分1人で実習計画を書こうとすると行き詰まることもある。実習指導

グループ学習

のクラスの仲間と話し合い、講義や演習で得た知識や技術を確認することで、より学びが深まるであろう。

6. 事前訪問での確認

事前訪問

　実習前に行う事前訪問において、実習計画書で記述した内容について、実習指導者に明確に伝えられなければならない。そして実習を受け入れる施設・機関においては、基本的な実習プログラムを用意している場合、実習計画と調整を行うことが必要になる。

　相談援助実習は、実習指導者との関係も重要となる。実習指導者との「顔合わせ」となる事前訪問で、実習で学びたいことを明確に伝えることにより、実習期間に入った後の取り組み内容が変わってくる。自らが学びたいと思っていることをその理由とともに伝えれば、実習指導者も適切な指導ができる。

　事前訪問においては、実習指導者から施設・機関の説明が行われ、実習プログラムが提示されることもある。この時点で当初立案した実習計画の達成が困難であることに気づくかもしれない。また、実習指導者からのアドバイスで、新たな視点を持つかもしれない。この場合は、実習開始前に実習計画書を修正したい。実習担当教員にも相談をし、実習計画を見直すこともより充実した実習を行うためには必要なことである。

　また、実習計画の提示を受けた実習指導者が、新たな事前学習の課題を提示することもある。実習計画を実施するために、あらかじめ知っておくべき知識、身につけておくべき技術が示されているといってよい。

　事前訪問が実施できないこともあるので、その場合は、実習計画書を郵便で送り、電話で確認をするといった準備をしておくとよいだろう。

注)
(1)　社団法人日本社会福祉士会編『社会福祉士実習指導者テキスト（第2版）』中央法規出版，2014，p.144.
(2)　前掲書 (1)，p.145.
(3)　前掲書 (1)，p.145.

ジェネリックポイント

実習計画書が書けません。どうしたらよいのでしょうか。

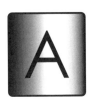

実習計画書を書くという取り組みは、とても高度なものといえます。たとえば、レポートを書くことと比べてみると、レポートにはあらかじめテーマが与えられ、そのテーマに関してある程度書くべきことが決まっています。ですから、与えられたテーマについて十分に記述されていないと減点となってしまいます。しかし、実習計画書は、何を書かなければならないか、ということが定められているわけではありません。レポートでいえば、自らテーマを設定して書くことになります。

実習計画書が書けない理由としては、事前学習が十分でないということが考えられます。実習先の分野のこと、実習先となる施設・機関のことがよくわかっていないので、書けないという状況になっていませんか。

- どのような方が利用もしくは入所しているのか
- どのような援助が行われているのか
- どのような職員構成になっているのか
- 日常の取り組み（プログラム、日課）はどのようなものか
- 現場はどのような政策動向の中にあるのか

実習計画書が書けないなら、まず、これらのことを調べてみましょう。また、どのような実習プログラムになっているかわかると、具体的な実習計画を立てることができます。先輩の実習報告書などから、実習期間中、どのような取り組みを行うことができるかを調べてみましょう。他の人や先輩の実習計画書を丸写しにする人もいるようです。しかし、実習を始めた後、実習先の実習指導者や実習巡回の教員は、話をすればあなたの文章ではないことがわかります。自分の実習計画書を読んでみると、稚拙な文章のように感じるかもしれませんが、自分の言葉で実習計画書を作成してください。

ジェネリックポイント

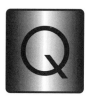

作成した実習計画書は、どのように活用すればよいですか。

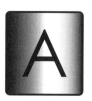

実習計画書は、実習期間中に時々見直してください。自分がどのように実習を計画していたか振り返ることが大切です。また、実習巡回のとき、教員から確認されるかもしれません。計画ですから、途中で見直し、追加することも当然あります。実習計画書を作成したときより、学びが深まっているはずですから、実習期間の中盤に実習計画を立て直してみるというのもよいでしょう。また、実習終了後、実習の自己評価を行う際にも、実習計画書を参照してください。自分がどのようなスタートラインで実習に取り組もうとしたかを振り返り、実習での学びを確認してください。

理解を深めるための参考文献

- 社団法人日本社会福祉士会編『社会福祉士実習指導者テキスト（第2版）』中央法規出版，2014．
  現場の実習指導者向けのテキストである。実習生を受け入れ、指導する側の視点で書かれている。相談援助実習の構造を知る上で、重要な資料となる。
- 「相談援助の基盤と専門職」，「相談援助の理論と方法」のテキスト
  実習で学ぶべき内容について、理論的な側面から整理をしておくと、実習計画書を書くときに参考になるだろう。
- 実習先の分野に関するテキスト
  実習先の分野に関する制度や実践を振り返ることで、実習計画書が書きやすくなる。
- 『社会福祉辞典』『社会福祉用語辞典』各社．
  実習計画書を書くときの用語は、意味を明確にしておかなければならない。また、援助技術に関する理論について整理しておく必要がある。講義、演習で学んだことではあるが、実習計画書を書くときに、もう一度確認しておきたい。
- 「福祉新聞」福祉新聞社，「月刊福祉」全国社会福祉協議会出版部など
  社会福祉の動向について理解しておくことは、実習計画書を書く上で有効である。1年ほど遡って読んでおくと、最近の動向をつかむことができる。

実習計画書を作成する意味は

　相談援助実習指導の時間で実習計画書を作成しても、指導教員からすぐに承認されないことがある。

　自分の言葉で表現しても、相手に伝わらなければ意味がない。指導する側としては、「実習中に何を学びたいかが抽象的になっているため、具体的な表現をしてほしい」、「言い換えればもっとわかりやすくなる」と考えて助言をしている。事前指導での教員とのやりとりによって、「自分の言いたかったことが言葉にできた」、という感想をもらうことがある。時間をかけて実習計画書を作成することでこのような経験をしてもらいたい。

　教員から、具体的な「直し方」が示されることもある。しかし、その言葉が自分の気持ち、考えていることと異なる場合は、「何かが違う」ことを伝え、自分の考えを表現できるようにしてほしい。以前、実習巡回時に、実習指導者となった卒業生から「実習計画書は『先生の計画書』だった」と言われたことがある。これを踏まえて実習計画書を作成するときは実習生自身の言葉、表現を大切にしようと取り組んでいるが、このことが実習生にはもどかしく感じられるかもしれない。

　ソーシャルワークにおいて大切なことの１つがコミュニケーションである。実習計画書も、書き言葉によるコミュニケーションであると考えると、実習計画書の表現をより豊かにするための時間も実習に向けた準備の１つといえるのではないだろうか。

第6章 実習生が直面する課題

1
実習中における実習生の不安を考察し、
相談援助実習中に直面するであろう課題を
実習事例演習を通して学ぶ。

2
実習事例演習を経て、
今一度自分自身の実習目標・実習課題を意識し、
相談援助実習計画を振り返る。

1. 実習生の期待と不安

A. 相談援助実習における不安

　実習生であるあなたは、どの領域でも専門性を発揮できるジェネラリスト・ソーシャルワークを学んでいる。そのような中でも、自らが興味関心のある施設・機関を実習先として希望したが、叶わなかった実習生もいるかもしれない。施設・機関こそ希望と違えども、ジェネリックな視点を常に意識することが大切で、ソーシャルワークの学びの中身は変わらないということを今一度認識して欲しい。もちろん、実習先が決定すれば、実習先を意識したスペシフィックな事前学習も必要となってくる。

　事前学習を進める中で、利用者（ここでいう「利用者」とは、相談援助実習施設・機関を利用するすべての援助対象者のことをいう）との出会いに、期待と不安のアンビバレンスな感情を抱くことであろう。

　見学実習やボランティア活動において、利用者とコミュニケーションを図ることができなかった、職員に積極的に質問できなかったなど、対人援助場面で悩みを抱えたとき、今までは話を聞き、アドバイスをくれる指導教員（先生）やゼミメンバー（クラスメート）がすぐそばにいた。しかし、約1ヵ月にわたる実習期間に入ると離れ離れとなり、悩みを抱えたときに仲間の意見を聞き、参考にするという状況にない。実習施設・機関の指導者からスーパービジョンを受けたいのだが、指導者が忙しく質問のタイミングを逃し、いざ時間を作っていただき面と向かったとしても緊張してしまい、「何を質問したらいいかわからない」といった戸惑いの状況に陥りかねない。実習期間に入ると、利用者との相談援助場面の段取りも、指導者からのスーパービジョンを受ける段取りも、実習生自身で設定し、問題解決に向けて実習を前に進めなければいけない。

　実習生にとって、利用者との出会いは楽しみでもあるが、自分でも気づかない目に見えない不安を多く抱えている。次項では、実習生の不安の中でも、特に利用者との相談援助場面においての不安を取り上げ、不安軽減のための一方法を提示したい。

アンビバレンス
ambivalence
相反する感情を同時に持つことをいう。たとえば、グループワーク展開過程における終結期において、メンバーは「プログラムが終わって嬉しい」という感情と同時に、「このメンバーと離れたくない」という相反する感情が芽生えていることがある。援助者は、次に進む準備をしながらも、メンバーの複雑な感情を受け止めなければいけない。

スーパービジョン
supervision

B. 不安軽減の一方法

　利用者を目の前にし、実習生のあなたは開口一番何と声を掛けるのか。「挨拶は笑顔で元気よくしよう、利用者の名前を覚える前に、まずは自己紹介をしよう」などある程度考えているだろう。しかし、実際の場面で考えていた通り実践できるのだろうか。「挨拶はできたが、自己紹介は名前を述べただけで終わってしまった」という実習生は、辛く困った表情をしている利用者への声掛けなど、一歩踏み込んだ利用者とのかかわりに不安を覚えてしまう。

　たとえば、利用者が好んで歌っている歌がわからないとき、わからないまま手拍子を続け、その場を凌ぐより、素直に「その歌を教えていただけませんか」と言ったほうが好まれ、会話が弾むかもしれない。しかし、"わからない"という状態より、事前に利用者の年代に好まれている歌を覚えるといった努力は必要である。先述での自己紹介が名前を述べただけで終わってしまったということよりも、「私は、慣れない人前では緊張してしまい、頭が真っ白になってしまうことがある」という自己覚知ができていれば、自己紹介を事前に練習しておくことも可能である。

　実習における不安は、綿密な事前学習、指導教員への相談、先輩方の社会福祉現場実習報告集など、過去の記録の閲覧で、ある程度解決できると考えられる[1]。すなわち、不安軽減の一方法として、事前に直面するであろう課題がある程度見えているのであれば、事前に取り組んでおくことが重要であるということだ。

　次は、不安軽減のための事前学習の内容として、実習事例演習を取り入れることを提案し、その必要性と具体的な実習事例演習に入ることとする。

2. 実習事例演習の必要性

A. 対人援助の基本理解と実習事例演習の意義

　「私」はどこまで「人」を想うことができるか。（ここでいう「私」とはワーカーであり実習生、「人」とはクライエントであり利用者のことをいう）相談援助にあたる専門職者にとって永遠のテーマである。

　相談援助は奥が深く、ソーシャル・ケース・ワークの定義、バイステッ

ソーシャル・ケース・ワークの定義
リッチモンドが著書の中で初めて示した。

リッチモンド
Richmond, Mary Ellen
1861 ～ 1928

バイステックの7原則
バイステックが提唱した相談援助の原則。

バイステック
Biestek, Felix Paul
1912 ～ 1994

クの7原則から、ジェネリック・ソーシャルワークを理解していたとしても、実際に問題を抱えた利用者を目の前にし、気の利いたアドバイス1つできず、そばで頷き気持ちに寄り添うことしかできない自分に無力感を覚えるに違いない。しかし、利用者のそばで頷き気持ちに寄り添うこと、即ち、「傾聴」と「受容と共感」の態度こそが相談援助者としての第一歩であり、その感情は相談援助にあたる専門職が誰しも直面することを知っていれば、心構えもできよう。文脈からすると実践が重要であることを強調しているようであるが、机上の理論が重要であることに変わりはない。

　相談援助実習を行うにあたり、利用者理解のポイントとして、生きてきた時代も、生活も、年齢も、全く違う「私」が「人」を受け容れることは難しいが、「私」が「人」に近づこうとするたゆまぬ努力と姿勢が挙げられる。この利用者理解を前提とし、実習事例演習に取り組んでいただきたい。

　実習生が実際の実習場面で直面する課題を取り上げることで、それらを考え、対応を想定しておくことで心構えができ、より実習に余裕を持って臨むことができる[2]。さらに、今までの経験を引き出し、疑似的経験を増やすことで、人間の多様性を知り、想像力を養い、相手の立場に身を置くことができるようになる[3]。

　実習事例演習は、養成校の実習指導クラス編成にもよるが、実習先を意識したスペシフィックな学習に活用しながらも、常にジェネリックを意識するため、全事例に取り組んでみて欲しい。

B. 実習事例演習の進め方

[1] グループ・ディスカッションの目的

　ここでは、実習事例演習をグループ・ダイナミックスを利用した、グループ・ディスカッション形式で行ってみたい。

　グループ・ディスカッションは、グループ・ダイナミックスを利用し、ある課題に対して人びとの視点、考え、情報や知識、技術や方法、計画案や改良案、理論の開発など、さまざまな点で独自の視点を提示でき、また、互いに提示したものを合成することができる。また、話し合うことで、他者に自分の見解や考えを伝えられることも利点である。

　今回は、話し合った内容をグループごとに発表する機会を設けることで、実習先での反省会や事例発表の際の伝える力も身につけ、自分の考えを他者に伝えるというプレゼンテーション能力も磨いていきたい。

[2] それぞれのグループメンバーが果たすべき役割

(1) 司会者

各グループに、司会進行役を務めるファシリテーターを配属する。ファシリテーターの役割は極めて大きく、話し合いを時間内に終わらせるように促すことは有効である。ファシリテーターは、自分の考えを述べながらも、メンバーに対し答えを引き出す努力を要する。

ファシリテーター
facilitator

(2) 記録者

発表者が発表しやすいように、グループメンバーの意見を記録し、時折発表者と打ち合わせながら誤字脱字なく記録する。

(3) 発表者

記録者と協力をしながら、グループとして核となる意見は把握し、発表の段取りを進める。

(4) メンバー

その他のグループメンバーは、次回に役割が回ってくることを意識し、司会者、記録者、発表者に任せきりにしない。全員に共通することとして、意見を聞く際は、意見を述べているグループメンバーの方を見て、自分の意見と違っても批判せず、建設的に話し合いを進める雰囲気作りに努める。

[3] 実習事例演習の柔軟な進め方

授業（90分）の例

①教員から実習事例演習の進め方を説明（10分）

②5名程度の小グループごとに着席し、メンバーの役割について確認（3分）

③本日の実習事例演習に取り組む事例を読み合わせる（5分）

④教員からグループ・ディスカッションを行うポイントと時間を説明し、グループメンバーに移行（5分）

⑤司会者を中心に課題についてディスカッション（25分）

⑥発表の打ち合わせ（5分）

⑦発表資料（A4サイズ1枚程度）を提出、メンバーの人数分をコピーし配布（5分）

⑧グループごとに発表（教員の補足、質疑応答を含め25分程度）

⑨教員からの総評、次回の役割を確認、終了とする（5分）

C. 実習事例演習の実践

具体的な相談援助実習において、実習生が直面する課題を4つ挙げる。

介護老人福祉施設

生活相談員

ケアマネジャー

糖尿病

ストレングス視点
strengths perspective
利用者の「弱点」や「問題点」に着目するのではなく、利用者の持っている「強さ」や「能力」に焦点をあてることをいう。ストレングス視点を活用することで、利用者自身の問題解決能力を高める支援が展開でき、この援助方法をストレングスモデルという。

事例1 「あなただから言うのよ」と言われて
―介護老人福祉施設で実習を行う実習生の直面する課題

　将来、生活相談員、ケアマネジャー志望の私は、実習施設を介護老人福祉施設に決め、実習課題の1つに「アセスメント、ケアプラン作成」を挙げた。実習指導者の指示により、担当利用者を決定するために、ホールで過ごされている利用者一人ひとりに自己紹介を行った。

　より多くの利用者とコミュニケーションを図ろうと心掛けていたのだが、言語的コミュニケーションが図りやすいＡさんと過ごす時間が多くなっていった。Ａさんは実習生である私をいたわる声を掛けてくれたり、施設の1日の流れを教えてくれたり、面倒見が良く笑顔の素敵な方である。Ａさんには糖尿病があり、食事、おやつに制限があったが、制限によるストレスはないように感じた。

　ある日、Ａさんの居室に呼ばれ、「あなたには何でも話せる。あなただから信用して話すのよ。職員に内緒にしていてね。食べなさい」と、ベッド下から袋を取り出し飴をくれた。その袋の中には多量の飴の空の包み紙が見えた。

演習問題1

　Ａさんのストレングス視点を話し合ってみよう。また、施設入所高齢者のストレングス視点も話し合ってみましょう。

演習問題2

　「あなたには何でも話せる。あなただから信用して話すのよ。職員に内緒にしていてね」と話したＡさんの気持ちを話し合ってみましょう。

演習問題3

　このあと実習生は相談援助者としてどのような行動をとるべきか話し合ってみましょう。

事例2 「あっち行け」と言われ
　　　　　―児童養護施設で実習を行う実習生の直面する課題

児童養護施設

　私は、児童養護施設で実習を行うことになった。子どもが好きということで選んだのだが、実際児童と触れ合ったことがなく、不安の中、実習に入った。

　実習初日、指導者から子どもたちが実習生に会うのを楽しみにしているという事前情報を聞いていたこともあって、少し不安は減った。挨拶を行うと「先生、先生」と笑顔で迎え入れてくれたため、ほっとした。児童たちの「こっちに来て」、「遊んで」、「これ取って」という言葉に喜びを感じ、要求に応えながら充実した1日目を終了した。1ヵ月頑張れる自信がついた。

　2日目、多くの児童と会話していこうと考えていたところ、昨日特についてくれたと思っていたB男（8歳）に「おはよう」と声を掛けたとき、突然「あっち行け」と言われ、さらに、さまざまな暴言を吐かれ、ショックを受けた。B男が学校から帰ってきたときには無視されてしまい、他の児童からも避けられるようになった。

演習問題1

　B男のストレングス視点を話し合ってみよう。また、施設入所児童のストレングス視点を話し合ってみましょう。

演習問題2

　「あっち行け」といったB男の気持ちを話し合ってみましょう。また、反抗的な態度、暴言を吐く児童の行動は試し行動と考えられるが、その行動の背景を話し合ってみましょう。

演習問題3

　このあと実習生はどのような気持ち、態度、姿勢でB男を含め児童とかかわっていけばよいのでしょう。

知的障害者授産施設

事例3 実習生1人のとき、利用者同士の喧嘩が起こってしまった
　　　　─知的障害者授産施設で実習を行う実習生の直面する課題

　私は、知的障害者授産施設で実習を行った。実習指導者の指示により、
Cさんの作業を手伝うこととなった。指導者の声掛けに倣い作業を進めた。
順調に作業は進み安堵感があったが、しばらく経つとCさんは作業を中
断し、近くのソファーに座り込んでしまった。指導者に、「Cさんに声を
掛けてください」と言われて、「Cさん、もう少しやってみませんか」と
勧めたが、Cさんはソファーに座ったまま。指導者が席を外し、私と利用
者だけになったとき、CさんとDさんが些細なことで喧嘩を始めてしまい、
驚いて指導者を呼びに行った。

　Cさんは、午後の作業にも顔を出さなかったため、指導者から「今日は
Cさんの気持ちを考え、そのままにして差し上げましょう」とのアドバイ
スをいただきそのようにしたが、それから実習に身が入らず、明日からC
さんとどうかかわっていけばいいのか、何と声を掛けたらいいのか悶々と
してしまった。

　次の日、Cさんに挨拶すると、いつもの席に座り作業を開始したため、
「隣に座っていいですか」と声を掛け、隣に座って作業を見守ることがで
きたが、席を立たれたらどうしよう、指導者がいなくなったとき、利用者
が喧嘩をしたらどうしようと不安を抱えている。

演習問題1

　Cさんのストレングス視点を話し合ってみましょう。また、障害者のス
トレングス視点を話し合ってみましょう。

演習問題2

　作業を中断したCさんの気持ちを話し合ってみましょう。

演習問題3

　利用者同士の喧嘩について、その背景、対処方法について話し合ってみ
ましょう。

事例4 「なんでそんなことを聞くの」と言われ
　　　　──母子生活支援施設で実習を行った実習生の直面課題

母子生活支援施設

　私は、母子生活支援施設で実習を行った。1組の母子の施設入所に至る経緯をアセスメントし、援助方法を考えるという目標を立てていたため、指導者の協力をいただき、担当母子を決定することができた。母子の生活歴を調べるためにフェイスシートを埋めようと、細心の注意を払い、話をうかがう機会を得たが、情報収集を行っている最中、一瞬表情を曇らせた母親Ｅより、「なんでそんなことを聞くの。話したくないわ」という言葉が聞かれたため、返答に困ってしまった。「すみません……」と謝る私の気持ちを察したためか、自ら入所に至る経緯を話してくださった。援助者の勉強中である私よりむしろ、入所している母親Ｅのほうが周りに気を配っている姿を見て、私は援助者として失格なのではないかという気持ちで押しつぶされそうになった。

　指導者からの助言を受け、私は、援助のためではなく実習のために生活歴をアセスメントしていたことに気づかされた。

演習問題1

母親Ｅのストレングス視点を挙げてみましょう。

演習問題2

「なんでそんなことを聞くの。話したくないわ」と話した母親の気持ちを考えてみましょう。

演習問題3

実習中における、プライバシーと個人情報の取り扱い、情報収集方法について考えてみましょう。また、実習後における利用者の個人情報、実習施設の情報の取り扱いについて話し合ってみましょう。

D. 実習事例実践を実習計画、目標に活かす

　4つの事例を通して、グループで話し合ってくれたことと思う。その中で、利用者のストレングス視点に着目すること、利用者の気持ちになって考えること、職員への報告・連絡・相談の大切さ、私は何のために実習に来て、何を学ぼうとしているかといったことを、利用者にわかるように伝えるための説明能力、プライバシーと個人情報の取り扱いの大切さが実感できたのではないだろうか。

　実践事例を通して、グループメンバーの貴重な意見を思い出しながら、実習計画を見直し、明確にし、実習に臨んでいただきたい。

注）
(1)　丸山仁「社会福祉援助技術現場実習に求められる内容と枠組み」『新潟青陵大学紀要』第4号，2004，p.155.
(2)　社会福祉実習研究会編『実習生のための対人援助技術—社会福祉の実習事例から学ぶ』中央法規出版，2001，p.9.
(3)　堀越由紀子「社会福祉援助技術演習の意義—実践家の立場から」ソーシャルワーク研究所編『ソーシャルワーク研究』Vol.28，No.3，通巻111号，相川書房，2002，p.10.

参考文献
● 秋山博介・井上深幸・谷川和昭編『臨床に必要な社会福祉援助技術演習』福祉臨床シリーズ14，弘文堂，2007.
● 岩間伸之『援助を深める事例研究の方法—対人援助のためのケースカンファレンス（第2版）』ミネルヴァ書房，2005.
● 白澤政和編『ストレングスモデルのケアマネジメント』ミネルヴァ書房，2009.

ジェネリックポイント

私は利用者と話をしているともらい泣きをしてしまいます。利用者と援助関係を構築するためのコミュニケーションの中で、特に利用者の"辛い""悲しい"などの感情を、自分のことのように捉えてしまいます。授業の中で、逆転移は利用者に対してよくない影響を与えると学び、私はソーシャルワーカーに向いていないのではないかと悩んでいます。

マーシャルは、経済学者について「冷静な頭と温かい心」が必要だと述べています。このことは、豊かな人間性と統合化した科学的な裏づけのもとに社会的課題に立ち向かわなければならないことを表現しており、福祉専門職の援助活動においても必要な視点だともいわれております。あなたは、どういった状況でもらい泣きをしてしまったのでしょうか。おそらく利用者を思う「温かい心」からもらい泣きをしてしまったのでしょう。そのとき、「冷静な頭」はどう働いたのでしょうか。一方で冷静に利用者の抱える問題解決に向けて援助を開始しなければいけません。対人援助には、自己理解や喜怒哀楽など豊かでさまざまな経験が必要であり、どれだけ利用者の気持ちに近づく努力と姿勢を見せることができるかが大切になってくることでしょう。向いていないと判断せず、利用者のために今の自分に何ができるか、相談援助者として一緒に考えていきましょう。

マーシャル
Mershall, Alfred
1842～1924
イギリスの経済学者。

理解を深めるための参考文献

- 秋山博介・井上深幸・谷川和昭編『臨床に必要な社会福祉援助技術演習』福祉臨床シリーズ14, 弘文堂, 2007.
  ソーシャルワーク実践における必要な基本的知識、技術が理解できる。
- 本多勇・木下大生・後藤広史・國分正巳・野村聡・内田宏明『ソーシャルワーカーのジレンマ』筒井書房, 2009.
  さまざまな領域からソーシャルワーカーのジレンマが述べられており、実習生自身がジレンマに遭遇したときも参考にできる。
- 川村隆彦『ソーシャルワーカーの力量を高める理論・アプローチ』中央法規出版, 2011.
  ナラティブアプローチ、危機介入アプローチ、エンパワメントアプローチ等の相談援助の過程について、事例を用いながらわかりやすく説明されている。

コラム　夢を大きく抱いて

　学生に自身を語る機会がある際、「私は2つの夢を同時に叶えている贅沢者である」と伝えている。1つ目は、尊敬する宮澤賢治が教員であったことから教員になりたいという夢を持っていたこと、2つ目は、父の勧めで学び始めた福祉の道であり、社会福祉士の国家試験に合格しソーシャルワーカーとしてクライエントに寄り添った実践者になりたいという夢を持っていたことである。現在、相談援助の実践者を経てソーシャルワーカーを育てる教員となっている私は、とても幸せ者である。

　宮澤賢治とソーシャルワーカー、一見繋がりのないような両者である。しかし、あるとき読んだ宮本節子著『ソーシャルワーカーという仕事』（ちくまプリマー新書、2013）の中の、宮澤賢治の「雨ニモマケズ」の「ヨクミキキシワカリ　ソシテワスレズ」の一節はソーシャルワーカーの真髄を表しているという文章が、宮澤賢治とソーシャルワーカーを繋げてくれた。私の中で腑に落ちた瞬間である。

　ソーシャルワーカーは夢を抱ける仕事だ。ソーシャルワーカーを目指す学生には、相談援助の実践者としてどのようにクライエントと関わっていきたいのか、モチベーションを高く掲げて欲しいと願っている。

第7章 実習生に求められる姿勢

1

実習生はどのような立場で実習に臨むべきか、
実習中に求められる利用者の
プライバシー保護の中身とは何か、
基本的な心構えや
配慮すべき事柄について理解する。

2

実習先は最初から実習生に
現場の即戦力を求めているわけではなく、
まずは社会人としての一般常識、
社会的マナーを求めている。
その内訳はどのようなものかを確認する。

3

実習にあたり、
具体的に何を準備し、どのように行動すべきか。
確認しておきたい内容や
具体的な手順について方向性を示す。

1. 実習生がクライエントに接する意味

A. 実習生は実地を通して学ぶ主体

そもそも実習生はどのような立場だろうか。現場職員の補助にあたる人なのか、多少専門性のあるボランティア活動実践者なのか？ サービス利用者あるいはその家族からみればそう捉えられるかもしれない。だが社会福祉士を養成し、実習生を現場に送り出す立場としては、両方とも不正解である。

実習生はひと言でいえば「実地を通して学ぶ主体」である。実習生は実習前に講義や演習を通して、さまざまな知識や現場のイメージを持って現場に臨む。現場では養成校で習った通りのことも、またはその逆のことも起こりうる。そのとき「これが理想と現実の差」と受け身で終わるのか、それとも「背景や理由があるのだろうか？」と問題意識化し、自発的に学ぶ機会にしていくかが、実地を通して学ぶ主体かどうかの分かれ目となる。

実習生は目や耳に届くものだけでなく、その背景や根底にあるより複雑な側面に意識を広げながら学ぶ。柔軟な想像力や洞察力が求められ、実習前後の講義や演習はその考察を広げるための知識や技術の習得、訓練の場である。また経験を書きとめる実習記録は、学びを文字化し深めていくための貴重な材料となる。実習の成果は、約1ヵ月間の実習だけで得られるのでなく、その前後の学び全体を通して得られるものである。

B. 実習生に何が求められているか

相談援助実習

社会福祉士の実習は新カリキュラムで「相談援助実習」に移行した。その目的は、個別化、複雑化していくさまざまな福祉ニーズに応えるために「実践力の高い社会福祉士」を養成することである。新カリキュラムでは、実習生を受け入れる側（実習先と実習指導者）、そして実習生を送る側（養成校）の教育カリキュラムと指導教員の双方に一定水準の要件を設け、この目的を達成しようという狙いがある。

旧カリキュラム時代は、これらの取り決めが緩やかで、実習指導体制も未整備だったため、実習は職業教育の前段、体験学習と位置づけられることが多く、実習生に求められたことは、できるだけ早く実習先の雰囲気に

溶け込み、現場職員の業務手順を覚えることであった。また、当時の特別養護老人ホームでの実習の総時間数のうち、約4割は介護業務が占めるなど、社会福祉士の実習でありながら介護ありきという前提に立ち事前学習に食事介助やおむつ体験を盛り込む授業も開講された。即戦力となる介護技術がすなわち実践力と解された時代と言えるかもしれない[1]。

では、新カリキュラムで実習生に求められるものは何か。獲得すべき実践力とは、「職場体験や特定施設での援助体験をする」ことではなく、「将来、あらゆる援助実践現場に出ても対応できる通底的・普遍的なソーシャルワーク技術を学び体得すること」、つまりスペシフィックからジェネリックへの変換とされた[2]。その具体的中身を実習の評価項目として反映させるために、一般社団法人日本社会福祉士養成校協会（現ソ教連）が厚生労働省のシラバスに沿って作成した「相談援助実習評価表」の21項目を引用する（**表7-1-1**）。

相談援助実習評価表

表7-1-1　相談援助実習評価表

1	利用者、職員、グループ、地域住民等との基本的なコミュニケーションを学ぶ
2	円滑な人間関係の形成方法を学ぶ
3	利用者理解の方法を学ぶ
4	利用者の動向や利用状況を学ぶ
5	利用者、グループ、地域住民等へのアセスメントとニーズ把握の方法を学ぶ
6	個別支援計画等、さまざまな計画の策定方法を学ぶ（プランニングまでを主として）
7	利用者との援助関係の形成の意味と方法を学ぶ
8	利用者と家族の関係を学ぶ
9	利用者や関係者（家族等）への権利擁護およびエンパワメント実践を学ぶ
10	モニタリングと評価方法を学ぶ
11	実習機関・施設の他職種、他職員の役割と業務およびチームアプローチのあり方を学ぶ
12	実習機関・施設の会議の運営方法を学ぶ
13	関連機関・施設の業務や連携状況を学ぶ
14	社会福祉士の倫理を学ぶ
15	就業規則について学ぶ
16	実習機関・施設の組織構造および意思決定過程を学ぶ
17	実習機関・施設の法的根拠、財政、運営方法等を学ぶ
18	業務に必要な文書様式の記入内容・方法等を学ぶ
19	実習機関・施設のある地域の歴史や人口構造等を学ぶ
20	実習機関・施設のある地域の社会資源を学ぶ
21	地域社会における実習機関・施設の役割と働きかけの方法等を学ぶ

実習生はとかく目の前の対象者、横にいる職員との良好な関係づくり、今まさに展開している目下の課題への対応で手いっぱいになりがちである。無論そのことも重要だが、それは21の評価項目のうち一部分といえる。評価項目から想定される実習範囲は実に幅広く、ミクロ、メゾ、マクロレ

ベルにわたる。約1ヵ月間の実習を、受け身・指示待ちの姿勢で臨んでいては、学ぶ機会を得ず終了になりかねない。実習生は、自分に何が求められているのか明確な意識を持ち、より能動的、積極的に実習に臨まなければならない。

C. 実習前に身につけておきたいこと

　実習初日までに身につけておきたいことは何か。1点目は実習の目的をより具体的にすることである。前述の評価項目にある通り、実習には「実践力」を念頭に幅広い課題がある。限られた時間の中で効率よく学ぶには、まず実習先の概要や特性をよく知り、その上で実習生、実習指導者、実習指導教員の三者で入念な実習計画を立案することが欠かせない。実習先の概要や特性を知るには、実習先のウェブサイト、パンフレット、各自治体が発行する情報冊子等が役立つ。また、同じ養成校の先輩が残した実習記録、実習報告書等はよりリアルな情報源になるだろう。事前訪問を行う場合はその機会を利用して、作成した実習計画案がはたして現実的なのか、実習指導職員の助言を取り入れて計画を練り直すことが重要である。

　多くの実習先は社会福祉士のほかに、介護福祉士、初任者研修、看護師、保育士など他資格の実習生を受け入れている。相談援助実習の実習生は実習先に社会福祉士の実習であることを印象づけ、現場から何を学びたいかアピールする立場である。実習先で展開するさまざまな事柄が実習生の気づきとして心に留まるか、スルーするかは、実習生の熱意や感性だけでなく事前の準備段階に拠るところが大きい。

対人マナー　　　　2点目は現場で求められる基本的な対人マナーである。仮に入念に立案された実習計画書ができても、たとえば挨拶ができない、笑顔が出ない、常識に欠ける実習生はマイナスの印象を与え不利益を生じやすい。実習先によっては知識や技術のレベルよりもまずこの点を重視するところもある。福祉の現場には、知的あるいは認知機能等に障害を持つ人、コミュニケーション方法に特徴がある人、虐待を受けた児童、家族や関係者もいる。そしてチームアプローチ実践の場は、多職種間の連携で成り立っている。そのような場で実習生が自然に溶け込むことは、学習効果や質を高め、実践力を研鑽するためにも重要である。もともと挨拶が苦手、笑顔が出ない、適切な敬語が使えないという実習生もいるが、その事実と早めに向き合い、練習を繰り返すことで一定のレベルに引き上げることは可能である。

2. 実習におけるプライバシー保護と守秘義務

A. 個人の生活に立ち入るということ

　仮に自分が住む場所に、ある日実習生と称する若者が来て、自分の日々の生活や身の回りのことを聞き出し、メモを取り、職員と何やら話しながら頷いたり困惑した面持ちで帰ってゆく。そしてその実習生は1ヵ月後にぱたりと来なくなる。もしそのようなことが起きたら、私たちはどのような気持ちになるだろうか。「あの実習生と称する若者は、職員と何を話していたのだろう」「メモはどこでどう使われるのだろう」、そして「ところで一体何をしにきたのだろう？」と言いたくなるかもしれない。

　実習はまさに個人の生活に密着し、極めて日常的でプライベートな空間に立ち入る行為であることを肝に銘じなければならない。受け身的、自己満足的な実習生が歓迎されるはずがない。自分が何者で、何の目的で、いつまで実習するのか、初対面の期段階できちんと利用者に伝えることは、説明責任、利用者との良好な関係（ラポール）形成、そしてインフォームド・コンセントの視点からも重要である。

> 説明責任
> accountability
>
> ラポール
> rapport
>
> インフォームド・コンセント

B. 利用者のプライバシー保護

　2016（平成28）年1月、厚生労働省は個人情報保護に関する法律を根拠に「福祉分野における個人情報保護に関するガイドライン」を改正、施行した[3]。このガイドラインは、福祉従事者が個人情報を詳細に知りえる立場にあることに鑑み、社会福祉法が規定する福祉関係事業者を適用対象に具体的な指針を示したものである。

　既述の通り、実習生は真摯な態度で実習に臨まなければならないが、実習生の誠実さを測る指標の1つとして、利用者のプライバシー保護と守秘義務をどこまで遂行できるかが挙げられる。なお、ここでいう個人情報とは、氏名、性別、生年月日、住所、年齢、職業、続柄、身体、財産、職種、肩書のほか、映像、音声による情報を含み、さらに福祉サービス利用者に限らず、利用者の家族、施設の職員、ボランティア等の個人情報も法の対象とされ、外国人も個人に含まれる。

　個人のプライバシー保護と守秘義務は**第2章**に詳しいが、ここでは実習

> プライバシー保護
>
> 守秘義務

中に特に注意すべき点について触れたい。実習生に求められる利用者のプライバシー保護は大きく2点挙げられる。1点目は個人情報の取り扱い、そして2点目には支援におけるプライバシー保護である。

　個人情報の取り扱いについては、実習生が利用者のケース記録等、個人情報にアクセスすることについて事前に許可を得ることと、情報漏えいの防止がポイントとなる。実習中は利用者のケースファイル、電子カルテなどの閲覧、面接、自宅への同行訪問などさまざまな場面で個人情報に触れることが想定されるが、どの情報についてどこまでアクセスしてよいのか、またそこで得られた情報は、実習記録への転記の仕方を含めてどのように取り扱えばよいか事前に確認を取る必要がある。

個人情報の漏えい

　個人情報の漏えいを防止するには、知り得た情報の転記の仕方、保管、処理の段階で適切な対応が求められる。転記について、たとえば「長谷川さん、73歳、女性」という情報は、「Hさん（70代女性）」と表記し匿名性を保持しなければならない。情報の保管は、知り得た情報を私的な場面で話題にしたり、実習記録を他人に見せたり、置き忘れたり、紛失しないことがその例である。万が一の紛失を想定し、実習記録やメモ帳には必ず自分の名前と所属を書き、手元に戻ってくるようにしたい。情報の破棄については、たとえば書き損じた実習記録、使い終えたメモ帳や付箋を丸めてゴミ箱に捨てるのでなく、シュレッダーやハサミで細かく裁断するなど、適切な処理をもって情報保護の責任を果たさなければならない。

　支援におけるプライバシー保護とは、まず直接支援、つまり身体介助、着替え、移動時、対象者の身体に触れる場合がある。誰にでも他人に見られたくない、触れられたくない身体部位があることは言うまでもない。ベテランの職員による効率的で手際のよい支援技術は、利用者の安心感だけでなくプライバシー保護にも繋がることを知っておきたい。また、コミュニケーションの場における話題や言葉の選び方がある。たとえ勉強熱心で誠実そうな実習生が相手でも、利用者は自分の成育歴、履歴、診断名、家族との関係など極めて個人的な事柄を容易に語りたくはないだろう。仮にその実習生が「利用者のニーズを把握する」という実習計画を立てたからといって、信頼関係が構築されるより前に不用意な質問をする、了解なしに会話の内容をメモに書きとめる行為は、謙虚に学ぶ姿勢ではなく興味本位ととらえられても無理はない。

　間接支援の場面では、たとえば居室、個人空間への立ち入り、所持品の取り扱いなどがある。個人空間への立ち入りは他人の家を訪問することに等しい。本人の許可を得ること、挨拶をすることを忘れず、長居しすぎないように注意したい。所持品の取り扱いについては、個人の持ち物には特

別な思い出や願いが込められていることがある。所有者の許可なく触れたり移動したりしないよう注意したい。

3. 実習先から指摘されやすいこと

多くの場合、実習指導者は実習生が最初から多くの知識やスキルを持つと期待しているわけではない。特に実習初期の段階で求められるのは、先述の通り明確な目的と学ぶ意欲を持つこと、対人マナーを守り円滑な人間関係をつくることである。明確な目的や学ぶ意欲がある学生でも、実習先から指摘を受けやすい評価の一例を挙げる。

[1] 質問が出ない・受け身的

実習指導者に迷惑をかけたくない、あるいは恥をかきたくないという気持ちから質問を控えるのは誤りである。また、いつまでも受け身的、指示待ちの実習生は、従順で扱いやすい実習生というよりも消極的、やる気がないと評価されかねない。実習指導者は社会福祉士の資格を持ち、研修を積んだ経験豊富な職員であり、実習生から出る質問を受け止める用意ができている。ふと湧いた疑問、聞いたことのない用語、気づきをそのままにするのでなくメモを取り、まずは自分で調べ、それから質問をしてみよう。質問するタイミングを逃したとき、その場でうまく質問がまとまらないときは実習記録（実習ノート）を質問の場にするのも一つの方法である。

実習記録

[2] 違和感を持たれやすい行為

「無くて七癖」という通り、誰にでもいつの間にか身についた癖がある。意図せずその癖が周囲に違和感や不快感を与えていないだろうか。たとえば、髪を触り続ける、脚を組む、肘をつく、爪を噛む、貧乏ゆすりをする、筆記具をカチカチ鳴らす、ペンを指で回し続ける、時計をチラチラ見る、ため息をつく、腕を組む、会話を遮る、人を指さす、相手に接近しすぎる等である。まずはそういった傾向がないか身近の人に聞いてみよう。誤解を生みがちな行為を完全になくすことは難しくても、頻度を下げることはできるかもしれない。社会人マナーとも通じる点として、普段から気をつけたい。

4. 対人マナーを守り円滑な人間関係をつくるために

A. 身だしなみ・服装

　実習生はさまざまな場面で注目されるが、言葉を交わさなくても外見でイメージが形成されやすく、身だしなみは周囲へのアピールと受け止められやすい。その点で身だしなみは、実習に対する意識や緊張の度合いを反映するといえよう。一部の実習先では実習着やスーツなど指定があるが、多くの実習先では指定がなく、マニュアル的なものも存在しない。上衣、下衣、履物、髪型は基本的に自由である。実習先で好印象を持たれるには何を選ぶのが適切だろうか。不相応な選択をしていないか、実習先の調和を乱していないか、出かける前に鏡の前で確認し、周囲の意見を参考にしたい。事前訪問で職員は普段どのような服装で仕事をしているか確認する、実習指導教員に事前に相談する等も有効な方法である。

　身だしなみの基本は、相手に好印象を与えることである。乳児から高齢者、またその保護者や家族と実に幅広い対象者がいる。そのため、身だしなみも偏りがないジェネリックな選択が求められる。

衛生的　　　　　　　　　　　　　1点目は衛生的であること。上衣、下衣、ソックス、靴はきれいに洗濯し、爪は短く切り揃えること、ヘアは自然なカラーを基調とし顔や肩にかからないこと、フケがないか気をつけ、ロングヘアはシンプルにまとめること。特に夏場は体臭（腋、足、口）がないか確認し、気になるときはデオドラント剤等を使用すること。香りの強いローション、整髪剤、コロンなどの使用は控えること。アクセサリー、ネイルカラーは外し、腕時計、メガネはシンプルなものを着用すること。薄化粧を基本とし、アイメイクは顔の印象が派手になりがちなので避けること。マスク、カラーコンタクトレンズは事前に実習指導者に相談し承諾を得たほうがよい。マスクは顔の半分が隠れるので、初回の挨拶やインテーク場面などでは適宜外すよう心がけたい。

機能的で安全な身だしな　　　　　2点目は、機能的で安全な身だしなみである。実習内容、季節などを考み　　　　　　　　　　　　　慮して動きやすく洗濯しやすい素材を選びたい。上衣は名札が目立つように無地やストライプ柄程度のポロシャツ、下衣はミニタオル、メモ帳やペンをさっと入れられるポケットのついた無地の綿パンツ等が使いやすい。安全のため文字盤が大きな腕時計、大きなバックルのついたベルト、チェ

ーンのついたキーホルダー、指輪など引っかかりやすいものは外しておく。プラスチック製の名札は角が柔らかい素材のもの、アイロンプリント等を選びたい。屋外で実習がある場合は、帽子、タオル、着替えなども持参したい。サンダル、ブーツ、革靴は実習には不向きである。実習先によっては、エプロン、室内用シューズを持参するよう指示されるときがある。華美なものは避けシンプルなものを選びたい。

B. 挨拶・適切な言葉遣い

　挨拶は人間関係の始まりである。実習生の第一印象は挨拶の第一声にかかっているともいえよう。普段からタイミングよく好感の持てる挨拶をする習慣を身につけたい。実習先には利用者とその家族、職員、出入り業者、他の実習生もいる。一体誰に挨拶すべきか迷う必要はなく、基本的に出会った人すべてに明瞭な声で挨拶し実習をスタートしたい。たとえば、通常の音声会話によるコミュニケーションが成り立ちにくい対象者に、いくら挨拶をしても伝わらないだろうと考えるのは尚早である。相手の顔を見てはっきりと言葉をかければ、顔の表情や明るい声は視覚や聴覚で相手に伝わる。

　挨拶のポイントは3点ある。まず「気持ちをこめる」ことである。音声ガイダンスのような無機的な棒読みで挨拶しても、相手に気持ちは伝わらない。次に「明瞭に」話すこと。実習先にはいろいろな雑音があるため、やや大きめでゆっくり話すほうがよい。最後に「視線と笑顔」である。相手の目を見て挨拶するのは苦手かもしれないが、誰に向かって挨拶しているのかがわからなければ、返すほうも戸惑う。笑顔は笑うということでなく、口角を少し上げるだけでよい。好印象の挨拶は、実習用に準備するのでなく、普段から気にかけることで徐々に身につく。

　敬語は苦手という実習生も多いだろう。だが正しい敬語はあらゆる状況下で、幅広い立場の対象者に好印象を与える便利な言葉である。実習用に準備するのでなく普段から使い慣れておくとよい（**表7-4-1**）。

C. 会話の基本

　会話の場面では、どのような心がけが求められるだろうか。相手がリラックスして話しやすいと感じる雰囲気をつくるための基本を押さえておきたい。要点は相手の話を聞きながらゆっくり頷くこと、タイミングよく相槌を打つこと、適度に相手と視線を合わせ穏やかな笑みをつくることであ

表 7-4-1　好ましい表現（例）

好ましくない表現	好ましい表現（例）
（一人称）おれ、うち、あたし	わたし、わたくし
（二人称）この人、あの人	こちらの方（かた）、あちらの方（かた）
（三人称）あの男の人、家族の人	あちらの男性、ご家族の方（かた）
（動詞）行く、来る、言う	参上する（上がる）、お越しになる（みえる）、おっしゃる
（動詞）死ぬ	亡くなる
（名詞）障害者、おじいちゃん、外人	障害をお持ちの方、ご年配の男性、外国の方
（謝辞）ごめんね	申し訳ありません、恐れ入ります、ご迷惑をおかけします
（受諾）わかりました	承知いたしました、了解しました
（表現）これは私的に無理	これは私には難しいです
（表現）今日は暑いしー	今日は暑いので
（表現）今ヒマですか？	○分程度、お時間よろしいでしょうか、お手すきでしょうか
（目上の方に）ご苦労さまでした	お疲れさまでした

る。何か用事をしながら相手の話を聞く場合でも、ときおり視線を合わせるようにしたい。話すときは聞こえやすい声で、簡潔に、時系列に沿って（過去、現在、今後）展開したい。

　また、私見を述べるときは、「私個人の意見ですが」と前置きをすることで、思わぬ誤解を回避できることがある。特に年齢が近い相手で緊張が緩み、だんだん自然な会話が弾むようになった頃、"ため口"に近づいていないか注意したい。流行表現は、会話が弾むつもりで口にしても、年齢層の異なる相手には不快に映る場合もある。

　実習先や職場など人が集まる場所には、文書化されず慣例化した人間関係、暗黙のルール、文化がある。実習生は何も知らない新顔として迎えられるが、できるだけ早めに職場（実習先）の雰囲気を把握し、自然に溶け込めるよう努力したい。

D. 電話のかけ方

　電話は相手の姿が見えないコミュニケーションであり、受信側は予期せず電話を受けるため、心の準備ができているわけではない。相手の立場に立ち、要点を絞った簡潔な電話ができるように、**表 7-4-2** にいくつかの留意点を挙げる。

E. 電子メールの書き方

　実習生、実習指導者、実習指導教員の三者を結ぶ通信手段として、電子

表 7-4-2　電話のかけ方（例）

目的：実習前の事前訪問の日程を決める

流れ	会話内容・要点	備　考
事前準備	電話をかける時間帯：目安としては、午前 10 時前、昼休み、午後 3 時以降は実習先が忙しいことが多いので避ける。 自分のスケジュール帳、メモを取るためのペンを用意。	自分はいつ行けるのか予め確認しておく。
電話をかける	「おはようございます（こんにちは）、私は○○大学の 3 年生で○○と申します。この夏、社会福祉士の現場実習をさせていただく予定の者です※」「実習生担当の○○様はいらっしゃいますでしょうか？」 担当者不在の場合は、次回の出勤時間帯を確認し、「ありがとうございました。それでは失礼します」と言って電話を切る。	聴取した内容はメモに取り、復唱して確認をする。 実習先の電話番号は今後よく使う可能性があるのでアドレス帳に登録しておくといざというときに役立つ。
	担当者が電話に出たら、再度自己紹介をする。（上記※繰り返し） 事前訪問の日時、場所を確認する。「実習開始前に、事前訪問をさせていただきたいと思います。日程調整をしたいのですが、何時ごろ参上すればよろしいでしょうか？」 当日の持参品や服装について確認する。「当日の持ち物については、上履き、筆記用具でよろしいですか？　服装についてはいかがでしょうか？」昼をまたぐ場合の昼食、自家用車やバイクで行く場合は、駐車場の有無や位置も確認する。 「わかりました。それでは当日よろしくお願いいたします。お忙しい中どうもありがとうございました」と伝えてから電話を切る。	
事前訪問当日	予定よりも 5 〜 10 分早く到着すること。受付で「実習の事前訪問に参りました、○○大学の○○と申します」と伝える。 終了したら挨拶。「今日はお忙しいところどうもありがとうございました。お先に失礼します」と伝えてから帰る。	遅刻は印象を悪くするので厳禁。どうしても遅れそうなときは、実習先に事前に電話をすること。

メールが広く活用されるようになった。双方が都合のよい状況で情報の発受信ができ、用件が文書化され日時とともに記録として残る、複数人で情報共有できるなど便利である。電子メールの使用ならびに文書作成にも電話と同様の基本事項があることを知っておきたい。なお実習中の電子メールの使用については、各養成校、各実習先の取り決めや指導に従うこと（図 7-4-1）。

図 7-4-1　電子メールの送信（例）

宛先：	welfare@fukushi-u.ac.jp	←実習指導室など
Cc/Bcc	hasegawa@fukushi-u.ac.jp	←実習指導教員
件名	171615　山田太郎	←自分の学籍番号、氏名

実習指導室（Cc：長谷川先生）
おはようございます。171615 の山田です。
今日の実習は 8：30 からでしたが、電車の遅延で到着が 40 分遅くなりました。実習先には 8：00 頃に電話連絡済です。本件の対応についてご指導願います。
それでは失礼します。

※自分の学籍番号や氏名で実習先が判明する。実習指導室は実習日程を管理し、教員は個別状況、実習巡回指導の日程や内容を立てるため、メールの宛先は並記が望ましい。また、文書にはすでに実習先に連絡済か否かを書くこと。

SNSと社会福祉士に求められる守秘義務
➡ p.25 参照。

F. スマートフォンの使用

　スマートフォンの普及、高速通信エリアの拡大が著しい。スマートフォンはさまざまな機能を持ち、私たちの生活を支える便利なツールとなった。たとえば実習先への途上で交通事故に遭った、急きょ連絡を取り合う必要ができたときの連絡手段として役に立つ。

　実習時間が始まった後のスマートフォンの使用は、各養成校、実習先の取り決めや指導に従うことが基本である。特段の取り決めがない場合でも、置き忘れや故障の可能性が生じるため、スマートフォンはマナーモードか電源オフで鞄に納め、実習時間中は持ち歩かないようにしたい。時刻を知るにはシンプルな機能の腕時計を用意したい。実習中は実習に集中することが第一である。

G. 礼状の書き方

　実習後は実習先に感謝の気持ちを伝える礼状を郵送したい。電子メールやSNS、絵文字やスタンプによるコミュニケーションが日常化し、改まった形式の手紙を書く機会が少ない時代だが、これを機に挑戦してみよう。

　正式な手紙は、無地の白い便箋に黒のボールペンで丁寧に手書きする。誤字や脱字のないように注意し、修正テープなどは使用しないこと。完成したら文書側を内にして三つ折りで封入する。文書が便箋1枚以内に収まった場合は、折ったときに裏から文字が透けないようにもう1枚白紙の便箋をつけるのがマナーである（**図7-4-2、図7-4-3**）。

図7-4-2　礼状の書き方（例）

拝啓　残暑の候、利用者様ならびに職員様方々、お変わりなくお過ごしでしょうか。

さて、先般の相談援助実習に際しましては、お忙しい中懇切丁寧にご指導頂きまして、誠に有難うございました。心より御礼申し上げます。

実習中最も印象深かったのは、ケース検討会議への出席でした。そこでは知的障害をお持ちの方の地域生活を継続するための専門職者によるチームワーク、ならびに社会福祉士のコーディネートの重要性を垣間見ることができました。実習生として不足している点も多かったかと思いますが、今回の実習で得た学びと感謝の気持ちを胸に刻み、今後も福祉について学んでゆきたいという気持ちを新たにしました。

まだまだ暑い日が続きそうですが、皆様どうぞ御身ご大切になさってください。

末筆ながら、貴施設の益々のご発展を、心よりお祈り申し上げます。

敬具

平成△△年○月○日

○○大学　△△学部　社会福祉学科　○年

氏　名

障害者支援施設　□□□

施設長　福祉　太郎　様

図7-4-3 封筒の書き方（例）

原則的に縦長、白色、無地の封筒を使用し、表（裏）書きは黒のボールペンかサインペンで丁寧に書くこと。

宛名の書き方

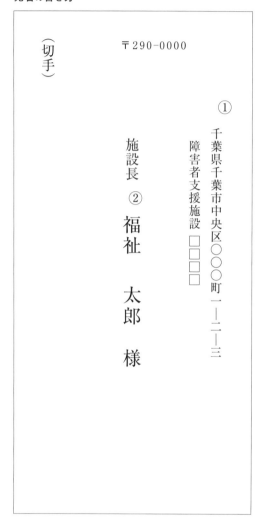

差出人の書き方

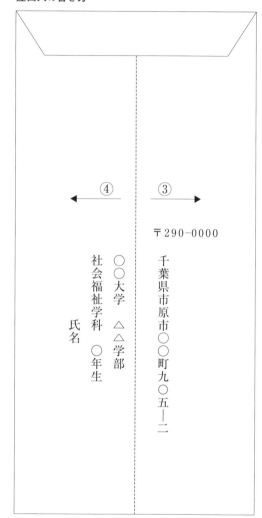

表面（宛て先）の書き方
① 宛て先の役職名、氏名、「様」は住所よりも1文字下げて書き始める。
② 宛て先の氏名、「様」は、封筒の中央部分に（住所よりも）大きめの字で書く。

裏面（差出人）の書き方
③ 封筒中央より右側に 郵便番号、住所を書く。
④ 封筒中央より左側に 所属、学年、氏名を書く。

注)
(1) 長谷川恵子「社会福祉援助技術現場実習と相談援助実習に関する研究の動向」
『健康福祉研究』2017.
(2) 一般社団法人日本社会福祉士養成校協会『相談援助実習・実習指導ガイドライン
および評価表』日本ソーシャルワーク学校連盟，2013.
(3) 厚生労働省社会・援護局『「福祉分野における個人情報保護に関するガイドライ
ン」の改正について』厚生労働省，2015.

▌理解を深めるための参考文献

● 関根健夫・杉山真知子『イラストでわかる介護・福祉職のためのマナーと接遇』中央
法規出版，2017.
　福祉職に就くワーカーの心得、実践すべき重要ポイントをイラストを多用して紹介し
ています。実習生だけでなく、ベテランワーカーの自己チェックや後輩養成のために
も手にしてもらいたい1冊です。

● 『おはよう21増刊　介護・福祉職のための接遇・マナー　パーフェクトブック』中央
法規出版，2015.
　イラストや漫画を用いた、実用的でわかりやすい1冊です。基本事項に加え、面会・
訪問・電話など、ありがちな場面における留意点が盛り込まれています。サービス利
用者だけでなく、利用者の家族や職員同士の間でも好感のもてるマナーの基本を身に
つけましょう。

第7章●実習生に求められる姿勢

ジェネリックポイント

児童養護施設で実習中の出来事。中学1年生の女児Aが、制服のスカートをはくこと、他の園児と集団で入浴すること、女の子らしさ（髪型、衣類、立ち振る舞い）を求められることに強い嫌悪を示しました。実習生の私はAに対して、スカート着用は校則、集団入浴は施設のルールだから守らなければならない、また女子が女子らしく振る舞うのは自然なことだと伝えました。しかし、女児はその後も同じ主張を繰り返します。私の対応は間違っていたのでしょうか。

性は極めてプライベートかつデリケートな事柄で、型にはめこむものではありません。このようなケースで、援助者はまずAの主張を丁寧に聞くことから始めましょう。性について何か特徴的な感じ方があるか、一時的な嫌悪なのか、以前から違和感を持ち続けてきたのか、具体的に困っていることや相談があるのかなどがポイントです。そこからAらしさ、性自認（ジェンダーアイデンティティ）、または幼少時代の近親者との関係性等がつかめることがあります。注意したい点として、Aから聞いた情報は他の職員と（どの範囲まで）共有してよいか、Aのプライバシーと秘密保持を遵守することです。

　2016（平成28）年に日本労働組合総連合会（連合）が実施した調査では、LGBTと称される性的少数派（セクシュアルマイノリティ）の出現率は12～13人に1人（8％）とされました。もしAが希望すれば、ズボンやジャージ登校を可能にするために学校側と交渉する、男女兼用トイレが使えるようにする、園内では職員用シャワー（別浴）の利用を認めるなどの合理的配慮の可能性も検討課題となるかもしれません。「あなたらしさ」は「女らしさ／男らしさ」よりも高い次元にあり尊重されるべきであること、身体上の性への違和感は、多数派に合わせようと努力することよりも、職員に相談してよいという雰囲気づくりが大切です。園内では男女別の日課や偏見を助長しがちな言葉（おかま、オネエなど）の使用について検討し、一定の合意形成を図ることも重要といえます。

第8章 相談援助実習施設・機関について

1

実習分野の施設・機関などの
法的根拠、制度的位置づけを把握するとともに、
政策動向の変化などにおいて
どのような課題があるかを理解する。

2

施設・機関を利用する利用者やその関係者の
ニーズを理解するとともに、
実際に行われている相談援助業務や
関連業務について理解する。

3

相談援助実習を行う施設・機関における
他職種連携を含むチームアプローチの実際を理解する。
また、地域の社会資源や関連機関との連携などの
サービスの運営管理について理解する。

4

相談援助実習に際して求められる姿勢や
事前学習を含む実習前に準備すべき事柄を確認し
相談援助実習の具体的なイメージをつくる。

1. 社会福祉行政機関での実習

福祉事務所
都道府県および市（特別区を含む）には設置が義務づけられており、町村は任意で設置できる。老人および身体障害者福祉分野、知的障害者福祉等に関する事務が市町村に委譲されたことから、都道府県福祉事務所では、福祉三法（生活保護法、児童福祉法、母子及び寡婦福祉法）を所管している。

社会福祉基礎構造改革
1998（平成10）年12月中央社会福祉審議会・社会福祉基礎構造改革分科会の最終回でまとめられ公表された。内容は①利用者の立場に立った福祉制度の構築、②社会福祉事業の推進、③人材の養成・確保、④地域福祉の充実、から成り、各項ごとに細目が立てられた。①の細目は、サービスの利用制度であり、措置制度から契約による利用制度への転換、利用者保護の仕組みとなる地域福祉権利擁護制度の創設、苦情解決の仕組みの整備、サービスの質の確保、情報開示・情報提供の整備をすること、とされた。2000（平成12）年の社会福祉事業法の改正につながる。

生活困窮者自立支援法
2015（平成27）年4月施行。生活保護に至る前の段階の自立支援策の強化を図るため生活困窮者に対し、自立相談支援事業の実施、住居確保給付金の支給その他の支援を行うための所要の措置を講ずるとしたもの。

A. 社会福祉行政機関とは

　本節で紹介するのは、主に「福祉事務所」と呼ばれる社会福祉行政機関における実習である。福祉事務所の根拠法は、社会福祉法14条に規定された「福祉に関する事務所」である。地方自治体が設置し、住民の福祉の相談と支援を行っている。また、福祉事務所と保健所の機能を合体させ「福祉保健センター」「保健福祉部」といった名称で呼ぶ自治体もある。

　福祉事務所の業務内容を説明するとき、社会福祉基礎構造改革が1つのターニングポイントとなる。この改革で福祉業務は「措置」から「契約」へと大きく変わり、福祉事務所の役割も、直接的なサービスの提供から、民間のサービス提供機関の調整や管理に変化した。したがって、そこで働く社会福祉士（ソーシャルワーカー）の仕事のあり方も変化している。それに伴い、役割の重要性も増している。

B. 支援・活動の具体例

　福祉事務所では、福祉六法に則して組織が作られている。社会福祉士は[1] 生活保護担当業務、[2] 高齢者支援担当業務、[3] 障害者支援担当業務、[4] 児童・ひとり親支援担当業務に従事している。各担当の主な業務を示すと以下の通りである。

[1] 生活保護担当業務

　生活保護法・生活困窮者自立支援法に関する業務である。生活困窮者・要保護者の相談と申請受理、生活保護申請者の調査決定業務、生活保護受給世帯に対する相談援助、保護費の支給決定、自立支援プログラムの利用などを担っている。格差社会と呼ばれる現在、生活困窮に陥る住民は少なくない。一方、生活保護の申請権の抑制を指摘するマスコミ報道も多い。実習では、これらも踏まえた「公的扶助制度がセーフティーネットの役割を十分に果たしているか」「自立とは何か」「各支援担当との連携」といった視点をもって、福祉職（社会福祉士）の役割を考えることが重要となる。

[2] 高齢者支援担当業務

　老人福祉法に関する業務を担う。介護保険制度の施行以来、介護認定調査および審査会の運営も行っている。本業務において社会福祉士は、介護認定調査および審査会への参画、地域包括支援センターを含む支援機関のネットワークづくり、ケアマネジャーの支援、高齢者虐待ケースへの対応、処遇困難事例の対応、やむを得ない措置の実施、自治体が実施する介護保険制度にない在宅サービスの実施決定、養護老人ホーム入所事務、市町村長による成年後見申し立てなどを担当する。これからの行政機関の役割の1つは権利擁護を目的とした上での、その権限を利用した介入である。実習では、行政外の機関との連携による虐待や困難事例への対応、さらに、地域包括システムの整備がどのようになされているかをポイントに学習を進めたい。

[3] 障害者支援担当業務

　知的障害者福祉法、身体障害者福祉法、精神保健及び精神障害者福祉に関する法律、障害者総合支援法に基づく業務を担う。その活動内容は、障害支援区分認定調査および受給者証の発行、障害者手帳の交付と生活・就労・進路などの相談と支援、補装具・日常生活用具給付決定、各種手当の申請受付、基幹相談支援センター、地域作業所、生活支援センターへの支援と連携、また精神障害者の精神保健福祉相談・普及啓発、精神科医療機関への受療支援などである。

　障害者自立支援法から障害者総合支援法への改正によって、計画相談支援事業の対象者が拡大された。それに伴い、行政機関は、掲出されたサービス利用計画案が、障害者本人にとって必要なサービスが適切に提供できるかを確認した上でサービスの要否判定および支給決定を行うこととなる。

　また、市町村が行うべき相談支援事業という位置づけで、区地域自立支援協議会事務局として法人型地域活動ホームとともに、地域の関係機関や当事者等と地域づくりに取り組むことが求められている。「障害受容」「家族との調整」「親なき後の生活支援」をどのように展開しているのか、「他機関との連携」をどのように行っているのかを学ぶことが、実習のねらいとなる。

[4] 児童・ひとり親支援担当業務

　児童福祉法、母子及び父子並びに寡婦福祉法に関する業務を担当する。社会福祉士は、保育所等入所業務（子ども・子育て関連3法によって変更）、児童福祉関連業務の母子生活支援施設入所・助産制度決定事務、児

地域包括ケアシステム
団塊世代が75歳以上となる2025年を目途に、重度の要介護状態になっても住み慣れた地域で自分らしい人生を最後まで続けることができるよう、住まい・医療・介護・予防・生活支援が一体的に提供される地域包括システムの構築を実現していくとされた（2013〔平成25〕年3月地域包括ケア研究会報告書より）。

相談支援
地域の障害者等の福祉に関する各般の問題につき、相談に応じ、必要な情報の提供および助言を行い、障害福祉サービスを適切に利用できるよう「サービス利用計画」を作成する。

自立支援協議会
関係機関、関係団体および障害者等の福祉、医療、教育または雇用に関連する職務に従事する者とその他関係者が相互の連携を図ることにより、地域における支援体制に関する課題について情報を共有。関係機関等の連携の緊密化を図るとともに、地域の実情に応じた体制の整備について協議を行い、障害者等への支援体制の整備を図ることを目的として設置する機関。

子ども・子育て関連3法
2012（平成24）年成立、○認定こども園、幼稚園、保育所を通じた共通の給付（『施設型給付』）および小規模保育等への給付（『地域型保育給付』）の創設、○認定こども園制度の改善、○地域の実情に応じた子ども・子育て支援（利用者支援、地域子育て支援拠点、放課後児童クラブなどの「地域子ども・子育て支援事業」）の充実を主なポイントとしている。

童虐待相談、DVなどの女性相談、母子家庭等自立支援・児童扶養手当・母子父子寡婦福祉資金貸付事務などを担う。2004（平成16）年の児童福祉法の改正を受け、福祉事務所が窓口になり対応する虐待事案、養育支援を必要とする事案は急激に増加しており、児童相談所・教育機関や子育てを支援する保健師などとの連携の中での業務が行われている。この連携の中での社会福祉士の果たす役割が学習のポイントになる。

［5］その他

前述の法別担当以外に、福祉保健総合相談窓口を設置し、福祉保健に関する総合的な相談（専門窓口への案内の役割も含まれる）および、各法の事務手続きを福祉職と保健師と事務職で担当している自治体もある。その他、事業や計画（地域福祉保健計画など）を行う事業企画の部署に福祉職・保健師を置いている自治体もある。同様のセクションを持つ行政機関での実習の際は、これらも実習スケジュールに組み込みたい。

C.医療ケアの必要な重度の障害児の養護学校の通学支援について

医療ケアの必要な重度の障害を持つ児童の場合、在宅で生活しながら教師が自宅に訪問する「訪問籍」があるが、「通学籍」を希望した場合は、いろいろに解決しなくてはならないことがある。現行制度ではカバーできていないことも多く、制度の不備を補う活動を地域の方々、関係機関と協働して作っていく姿勢も求められる。実践例で考える。

小学校進学に当たり、保護者から、訪問籍でなく、通学することで、家ではできないことを経験したいと医療機関ソーシャルワーカー（SW）に相談があった。

医療機関のSWの呼びかけで、本人・家族、地区社協会長、地域の移送ボラ団体、法人型地域活動ホーム相談員、地域包括支援センター、訪問看護ステーション、進学予定先の学校の先生、福祉事務所担当者も呼ばれ、通学方法を考える会議が数回開かれる。

当時、医療ケアが必要だとスクールバスに乗れないことがわかっており、通学は家族が行わざるを得ない状況であったが、常時医療ケア（吸引）の必要があるため、親がひとりで運転して通学することは不可能であった。

みんなで知恵を出し合い、その結果、災害等でエレベーターが止まったとき高層階の居室から本児を病院まで連れていくために結成されていたマンション内の住民ネットワークの人を中心に送迎の運転をし、同乗の親が見守り介助する形で通学をすることになる。

協力してくださる方々に、当時、制度としてあったガイドボランティアとして登録することを福祉事務所のワーカーから提案、皆さんに説明する。

週2回の通学のボランティアのローテーション表もネットワークを作られた民生委員さんが作成、小学校卒業までの6年間、地域の方々のボランティアによって支えられる。

こうして通学方法は確保でき、訪問籍では経験できないことも経験したが、今回の送迎は、ボランティアさんに頼まざるを得ず、これは、福祉サービスのヘルパーが通学支援するものとは違いがあった。また学校での修学でも課題は多い。現行では、人工呼吸器を使っている生徒は、親が常時そばにいなければならず、その点は学校との話し合いが続いている。

行政側にいると、制度にないものは、とかく、「ありません」とそこで話は終わってしまう。しかし、このように地域の関係機関の方々の輪に入り、解決の糸口を探していくことも行政のワーカーの仕事である。現在は、母が離れても教室で授業を受けられるよう日本の福祉・教育が変わることを目指している。

D. 実習生に求めること

改めて、行政機関で働くこととは、どのような考え方が必要なのか。各法律別に制度はあるものの制度適用だけが仕事ではない。まず相談者の話を聞くことが重要である。たとえば、高齢者虐待という表面化した裏には、不登校や発達障害で引きこもりになり経済的に親の年金に依存している若者の存在があったり、過去、子ども時代に親から虐待を受けていたという背景もあったりする。相談者の背景を想像すること、相談者の思いを想像すること、相談者の尊厳を守る姿勢はどんな時代でも大切なことである。制度が細かくなり、仕事でのミスをしないことが優先される現場、近年、神奈川県相模原市の障害者施設での元職員の殺傷事件、生活保護現場で市の職員が差別に通じるジャンパーを着用する事件がおきた。このような時代の中で、自分はなぜ「福祉の仕事につくのか」、実習を通して考え、話してほしい。そして、仕事に就いたときは、体と心のバランスを大切にしてもらいたい。1人で抱え込まず、どんなことでも話せる先輩、友人がいることが難しい仕事を1人でやるより大切である。

コラム 一つひとつの意味を考えて─先輩からの一言

　私は千葉県浦安市の福祉事務所で、23日間の実習をさせていただいた。実習は生活保護に関する業務が中心で、生活保護担当のソーシャルワーカーに付いて、面接の同席や世帯への同行訪問、地域包括支援センターや病院、無料低額宿泊施設といった関係機関への訪問が主な実習内容であった。ここでは、ソーシャルワーカーの援助関係について学ぶことができた一場面を取り上げたいと思う。

　高架下で路上生活する高齢男性との面接に同席させていただいた時のことである。男性は「高齢のため路上生活が辛いのでどうにかして欲しい」と何度も繰り返し訴えたため、ワーカーが保護施設への入所を提案した。しかし男性は、以前にも施設入所していた経験があったようで、当時の施設生活での嫌な思い出を話し、「路上での生活がいい」と言って帰ってしまった。後日、路上生活場所に訪問しても、男性は生活の厳しさを訴えるが、施設入所には消極的な様子だった。それに対して私は、男性がわがままを言って困らせているように見え、「この男性への訪問や面接をすることに意味があるのか」と考えてしまった。

　訪問後、ワーカーはそんな私に対し、「あの男性が相談に来る理由には、路上生活での孤独が大きく影響していると思う。路上生活は社会関係も喪失していて、頼る人がいない状態になる。生活相談と保護の拒否という矛盾する行動に反感も持ちやすいかもしれないが、私達がかかわりを切れば助けを求める場所がなくなる。直接的な支援ではないが、関係の構築や維持も大事な支援になる」と話してくださった。私は男性の言動に批判的になっていて、相手の置かれている環境や行動の背景に目を向けずにいた、と反省した。

　福祉事務所では、相談に来た方や利用者との関わりは、限られた時間での面接や世帯訪問だけになりやすい。そのため、生活保護や施設の利用に考えが偏ったり、相手の言葉に批判的になったりすれば利用者の理解につながらない。一つひとつの言葉や行動に目を向け、相手を理解していくことで援助関係が構築されることを学んだ。

2. 社会福祉協議会での実習

A. 社会福祉協議会とは

[1] 基本的性格と社会的役割

　社会福祉協議会（以下、社協）は、戦後間もない1951（昭和26）年に民間の社会福祉活動の強化を図るため、全国、都道府県レベルで誕生し、ほどなく市区町村での組織化が進み、福祉活動への住民参加を進めながら現在まで一貫して地域福祉活動推進の役割を果たしている。

　地域住民や社会福祉関係者などの参加・協力をもって組織され、活動することを大きな特徴とし、民間組織としての自主性と、広く住民や社会福祉関係者に支えられた公共性という2つの側面をあわせもった、民間非営利組織である。

　現在では、すべての都道府県・市区町村に設置され、全国ネットワークを組織している。社会福祉協議会連合会、都道府県社会福祉協議会および地区社会福祉協議会からなる。

(1) 社協の目指すもの

　「住民主体の理念に基づき、地域の福祉課題の解決に取り組み、誰もが安心して暮らすことのできる地域福祉の実現」を目指すことである（新・社会福祉協議会基本要項）。また、社会福祉法では、その目的を「地域福祉の推進を図ること」としている。

　社協は一言で言えば、複雑な組織である。事業の種類が幅広く、参加する組織が多様で、さらに、社協によって違いも大きく、説明には多くの時間を要してしまう。しかし、社協の目指すものは決して複雑ではなく、また、各社協間で共通のものと考えられる。

　社協は、地域福祉の考え方をその基本とし、すなわち、福祉サービスのあり方として、ニーズを持つ人ができるだけ地域社会との関係を断たずに生活できること、それを行政制度だけではなく、隣人・友人が支えることが大切であるという考え方に立って事業を進めている。

(2) 社協の組織

　社協は、広く社会福祉・地域福祉にかかわる個人・団体の参加を得て活動している。「社会福祉・地域福祉にかかわる個人・団体」の1つの柱は住民、もう1つの柱は社会福祉を目的とする事業関係者である。

社会福祉協議会
地域の福祉向上を目的として、住民と福祉関係機関・団体により構成された民間福祉団体。国・都道府県・市区町村単位に設置。

社会福祉法
介護保険制度及び社会福祉事業法等の一部を改正する法律。

社会福祉・地域福祉は特別な人びとのためのものではなく、すべての住民にかかわるテーマとなっている。住民を社会福祉・地域福祉の関係者と位置づけ、広く住民に参加を求めることが社協にとって重要となっている。

一方、社会福祉を目的とする事業の関係者が社協に参加するのは、同業者組織に集まるという意味ではなく、ともに協働して、社会福祉・地域福祉を推進するためと意義づけられている。

［2］近年の課題

地域の福祉ニーズも、ここ最近、大きく変化してきている。私自身、現在の福祉は困っている方だけの「救済システム」ではなく、すべての方々に共通する安全・安心を築く「活性化システム」と考えている。その実現のためには、地域にある豊富な資源を基にして、「地域社会の活性化」を図っていくのが今日の福祉活動のあるべき姿と考えられるのである。

社協には、行政のような公的な福祉サービスだけでは対応できない、または民間の福祉サービスでも救うことができない「すき間支援」的要素が不可欠ではないかと考える。地域活動においても、近年民間企業やNPO等の団体が地域福祉の推進を担い始めている今、社協ならではの支援構築が求められている。これらに対応すべく当協議会で実施している、地域福祉活動推進計画策定委員会の議論の中から紹介する。

①多様な交流の場づくりを進める

「居場所づくり」というのは、非常に大切な要素と考えられる。社協だけではなく、地域に「人が集える場所」があることは、これからの地域福祉の役割を考えた場合でも、非常に大きいと考えられている。高齢者サロン・子育てサロン等、さまざまな形態がある中で、担い手の確保はもちろんのこと、地域での拠点整備を進めていくことも重要なことと考えられる。

②幅広い層が地域福祉の担い手になる

どの地域でも2025年問題がこれから喫緊に取り組まなければならない課題である。これからの高齢化社会にあたり、どの社会福祉協議会でも「人材育成」は急務である。そのためには、学生を上手に地域に取り込めるようなきっかけづくりが必要ではないかと考える。当協議会では、特に中学生の人材育成ということで、地域の防災活動に中学生を積極的に取り込むような活動を支援している。今後は、各地域でこのような若い世代の人材の掘り起こしが大切と考える。

③困ったときに助け合える地域・福祉サービスを担う

現在の地域の問題と現状については、2つあると考えられる。1つは1人暮らしであること、これは本人の訴えがないと問題が顕在化しないと考

えられる。もう1つは、家族はいるが支えにならないという点である。理由は、かえって周囲が関与しにくい点や問題が重なり合い増幅することがあるからである。要するに1人暮らし、あるいは家族がいても支えにならず、その上地域から孤立していたり、自ら問題解決に向かうことができない人（特に支援が必要な人）については、意識して周囲から働きかけ、必要な支援に結びつけないと、問題が潜在化・深刻化する可能性があり、日常的な関わりが必要と考えられる。

B. 支援・活動の具体例

[1] ボランティア活動

　1995（平成7）年の阪神・淡路大震災をきっかけとして、また最近では2011（平成23）年の東日本大震災における災害ボランティア活動において、改めてボランティアの重要性が再認識され、近年ボランティア活動は広く定着してきている。自己実現や社会貢献としてボランティア活動に取り組むとともに、企業などの社会貢献（地域貢献）活動としても関心が高まっている。なお社協では、都道府県社協や市町村社協でもボランティアセンターを置き、広報、啓発やボランティア活動のコーディネートを行っている。

コーディネート
物事を調整し、まとめること。さまざまな分野領域を組み合わせること。

[2] 小地域福祉活動の推進

　社協は、個別支援を必要とする小地域を単位に、地域福祉を進める。そこに必要なのは、地域住民を生活者の視点から考える姿勢である。活動の形態は、福祉ニーズの発見から、近隣の見守り、助けあい活動、専門機関も含めた支援ネットワークの構築、と幅広い。活動の担い手は、民生委員・児童委員、地域で活動する町内会・自治会の役員、福祉委員などである。

小地域
小学校、中学校、町内会・自治会などの連合会を生活圏域と捉える単位。

福祉サービス利用援助事業
福祉サービスが措置から契約へと移行する中で、利用者の利益保護を図る仕組みの一環として第二種社会福祉事業に規定された。

[3] 日常生活自立支援事業

　福祉サービス利用援助事業は、2000（平成12）年の介護保険制度の導入や、社会福祉事業法等の改正により、福祉サービスが措置から契約へと移行する中で、利用者の利益の保護を図る仕組みの一環として、1999（平成11）年10月から、「地域福祉権利擁護事業」（2007〔平成19〕年度から「日常生活自立支援事業」）の名称で、都道府県社協を実施主体とした国庫補助事業を開始し、現在に至っている。ここ最近では、基幹的に機能を移管している市町村も見られるなど、地域密着の福祉サービスとして定着してきている。

日常生活自立支援事業
認知症の方や障がい（知的・精神）のある方を対象に、福祉サービス利用に関する相談・助言や、それに伴う日常的な範囲の金銭管理や生活変化の見守りを行い、地域において自立した生活が送れるよう、市町村社協と連携して支援を行う。

107

[4] 生活福祉資金貸付制度

生活福祉資金貸付制度は、低所得者・障害者または高齢者世帯に対し、資金の貸付と必要な相談支援を行うことにより、その経済的自立と生活意欲の助長促進並びに、在宅福祉および社会参加の促進を図り、安定した生活を送れるよう支援することを目的とする制度で、東日本大震災以降、緊急小口資金や被災者向けの特例貸付制度等で、相談者も増加傾向にある。

生活福祉資金貸付制度
生活福祉資金貸付制度は、低所得者や高齢者、障害者の生活を経済的に支えるとともに、その在宅福祉および社会参加の促進を図ることを目的とした貸付制度である。

C. チームアプローチと地域社会との関係

本項では、社協で策定しなければならない「地域福祉活動計画」策定の過程における、アンケート調査およびニーズ調査から計画の課題分析・枠組み・策定の流れについて、2008（平成20）年度より計画施行している社会福祉協議会の地域福祉活動策定委員会の関わりを通じて、チームアプローチと地域社会との関係を示している。

地域福祉活動策定委員会
地域福祉活動計画の策定に関して、行政計画との整合性や現状の事業の見直しを諮る為、有識者を委員として任命し、審議をする委員会のこと。

①計画策定の目的

長期的展望に立って社協としての基本理念を示すことや住民の福祉ニーズが多様化している中、現状を把握し、体制整備を整えることを目的に策定する。

②地域福祉活動推進計画策定委員会

地域福祉活動推進計画の策定に関して、行政計画との整合性や現状の事業の見直しを図るため、策定委員会を設置し、審議および計画策定を行っている。委員会は14名で組織し、委員構成は理事・評議員・学識経験者・地域福祉活動者・行政職員からなり、多様な意見交換が得られるまたとない機会である。

③アンケート調査・ニーズ調査の実施

地域福祉の推進を掲げる社協にとって、この部分は大変重要な部分であり、地域の幅広い福祉ニーズを吸い上げるため当協議会では、町内会長（行政区長）およびボランティアセンターに登録している方々への郵送方式でのアンケート調査の他に、社会福祉協議会で実施している「高齢者」「障害者」「子育て」分野の事業に直接出向き、その場で回答をいただく聞き取り調査でのニーズ把握を行った。

特に後者は顔と顔を合わせての調査となったため、実際の生の声が得られたが、本来はこのような場所に積極的に出向くことが、重要ではないかと改めて感じる場面であった。

④計画の枠組みの策定

前項の調査からいくつかのカテゴリーに分類して、計画を煮詰めていく

段階に入るが、基本となるのは住民の意見であり、社協での具体的な事業計画に反映されてくる部分であるため、策定委員会でもあらゆる意見が出され、ある意味では計画策定の醍醐味の部分である。例とすれば、介護保険の実施の有無や権利擁護事業への参画、関係機関との連携が挙げられる。

⑤今後の方向性

　計画策定を通じて、特に地域住民の福祉ニーズを把握することや社協地域福祉フォーラムのような意見交換を通じて、住民の方々に当会の活動への理解を深めてもらうことが大事であると感じる。福祉事業を通じて、「きっかけづくり」を仕掛けてきた社協に、地域住民が調査活動を通じて「気づく」ことができたのではないかと思う。今後は、当会の顔となっている活動計画とともに、常に地域の活動にアンテナを張り巡らせながら、住民の声に耳を傾けていくことがますます必要ではないかと考えられる。

D. 実習生に求めること

　私自身、社協で実習生を受け入れる意義は、「人材養成」という点が挙げられると考える。

　それは、社会福祉現場が求める人材像というものが、2000（平成12）年に施行された介護保険制度での措置型から契約型への転換および2006（平成18）年の障害者自立支援法での自立支援給付と地域生活支援事業に現れ、現在の障害者総合支援法（2013〔平成25〕年）に至っているように、大小あらゆる制度改正が次々と起こっており、それらに対して今後柔軟に対応し総合的に支援する学生（社会福祉士）の養成と配置が急務の課題であり、それには地域に存在する社会福祉施設がしっかりとその土台づくりの支援なり助言をすることが大切である。そして実習生として受け入れた学生が、やがては地域に社会福祉人材として還元されることが一番望ましいと考えている。

　私自身、実習生を指導する際に大切にしている「自由な発想を育てる」という観点から、実習プログラムには「気づき」や「きっかけ」を与えられるような実習内容を今後も提供したいと考えている。

コラム　実習に臨む上での心構え―先輩からの一言

　社会福祉協議会での実習を行うにあたり、大切と思うこと3点を挙げたい。

　1つ目は、想像し考えることである。社会福祉協議会は地域福祉の推進を図ることを目的として、さまざまな事業を行っている。多くの事業をなぜ行っているのか、事業ごとに想像し考えることが重要である。地域の中には数多くの課題やニーズがあり、専門職はそれらを把握し、解決していくため事業化していく役割がある。実習生もなぜこの事業を行っているのか等を考えることが学びにつながる。考えるためには、その地域の人口、高齢化率、障害者人口などの基礎情報を把握したり、「地域福祉計画」に目を通すことも必要だろう。

　2つ目は、実習に臨む姿勢である。実習では、現場の専門職や地域の住民の方などから、普段の勉強では得難い「生の声」を聞ける機会がある。そのため、話を伺うという謙虚な姿勢がまず求められる。しかし、ただ聞いているだけでは、学びにはつながらない。自ら積極的に訊くという姿勢を持つことが大切である。1つ目に挙げた想像し考えたことを積極的に現場の専門職などに訊くことで、より一層学びが深まるのではないかと思う。

　3つ目は、全体を通して考えることである。社会福祉協議会では、地区によって多少の違いはあるが、基本的には児童、高齢者、障害者、権利擁護、小地域福祉、ボランティアなどの事業を行っている。実習では、これら多くの事業に触れることになると思うが、1つ1つの事業を1つの単位でみるのではなく、それぞれの事業が相互にどのような関係性を持っており、連携しているのか、全体を通して事業を見ることが必要である。そのために、職員間のコミュニケーションを注意して観察したり、他機関との連携はどのように行われているのか、情報共有はどのようにしているのかなどを学ぶことも重要である。そうすることが社会福祉協議会での実習をより充実させることにつながる。

　最後に、実習では緊張からか何を質問していいのかわからなくなったり、考えがまとまらないことも多くあると思う。大変ではあるが、1日の終わりに実習日誌を丁寧につけることが、考えをまとめ、自身の考えに気づくきっかけになると思う。体調管理に気をつけ、ぜひ実りの多い実習にしていただきたい。

3. 高齢者福祉施設での実習1（居住型施設）

A. 高齢者福祉施設（居住型施設）とは

　国家資格である"社会福祉士"の資格を取得する上で相談援助実習は必須となっており、その実習対象施設も高齢者、障害者、児童関係の各施設等をはじめ、福祉事務所、地域包括支援センター、市町村社会福祉協議会、病院など多岐にわたっている。そうした中、本節で取り上げる実習対象施設である高齢者福祉施設（居住型施設）としては、老人福祉法に基づく養護老人ホーム、特別養護老人ホーム（介護保険法上では介護老人福祉施設）、軽費老人ホームや介護保険法に基づく介護老人保健施設などが挙げられる。いうまでもなく、これらはいずれも利用者にとっては生活の場、リハビリテーションの場、憩いの場といったいわば"プライベートな場"であり、こうした点は実習生が心得ておかなければならない事柄である。

　また、"居住型施設"といえども、各施設の入所対象の違いなどから、その果たすべき役割、存在意義は大きく異なる。そこで、実習を行うにあたっては、各施設の法制度上の位置づけをはじめ、提供されるサービス内容、利用者属性等を含めた概要、さらには、施設所在地域の特性などについても把握することが極めて肝要なこととなる。

　なお、これらの施設のうち養護老人ホーム、特別養護老人ホーム、軽費老人ホームにおいては、社会福祉法第2条に規定される「第1種社会福祉事業」に該当し、利用者への影響が大きく、また利用者の保護の必要性が高い事業とされている。こうしたことから第1種社会福祉事業の経営主体は、原則として行政および社会福祉法人とされている点も特徴として挙げられる。

　実習生においては、上記事項を考慮しつつ、利用者とのかかわりを通して、専門知識、専門技術、および関連知識を活用し、社会福祉士の主たる業務である相談援助業務等に必要となる資質・能力・技術の習得に努めることとなる。

　施設や利用者は、「実習生自身の実習」のための「教材」ではないということをしっかりと認識し、目的意識を持って実習に臨み、自己を高めていく必要があると言えよう。

第1種社会福祉事業
利用者への影響が大きいことから強い規制、監督が必要とされる事業。経営主体は原則として国、地方公共団体、社会福祉法人となっている。

第2種社会福祉事業
第1種社会福祉事業に比べ、それほど規制も強くないことから、経営主体に関しても明確な制限はない。

相談援助業務
入所相談、利用期間中の生活相談、財産管理の相談、終末期（看取りケア）に関する相談など。

111

B. 支援・活動の具体的内容

上述の通り、"居住型施設"といえども施設の果たすべき役割等は、その施設種別により千差万別である。さらには、施設規模、人員配置、業務分担等に関する施設の考え方などによっても、生活相談員の業務内容に違いが生じることは当然考えられる。

そこで、ここでは高齢者福祉施設、とりわけ特別養護老人ホーム（介護老人福祉施設）における生活相談員の中核業務（具体的支援）について論じていく。一般的に、生活相談員の業務は、介護職員の業務と比べ、イメージしにくく、また、把握されにくい状況にある。それは、「生活相談員の業務＝相談援助業務」という漠然とした捉え方のみが、学生諸君をはじめ多くの人の間に浸透し、"相談援助業務"以外の中核業務についてはもちろんのこと、相談援助業務の内容・範囲についても、それほど認識されていないからではないだろうか。

言うまでもなく「相談援助業務」は、中核業務であるが、決してそれだけでない。「連絡調整業務」、さらには「生活相談員の適用範囲の業務」も当然のことながら中核業務として位置づけられる。なお、後者に含まれる業務に関しては、利用者のQOL（生活の質）の向上、福祉業務に従事する後継者の養成、さらには、施設経営等において重要な役割をなす事項となる。そのため、相談援助業務・連絡調整業務はさることながら、生活相談員の適用範囲業務についても上記2業務とともに、工程、担当者、諸手順などを明確にした、いわゆる「業務手順書」の作成が必要となろう。このように、生活相談員の業務は、多岐にわたっているというのが実情である。

なお、社会福祉士の業務（定義）については社会福祉士及び介護福祉士法第2条において、相談、助言、指導等に加え、「連絡、調整、その他の援助」がキーワードとして規定されている。

一般的に、社会福祉士＝ソーシャルワーカーと捉えられており、生活相談員は、相談援助業務、連絡調整業務を中心に、適用範囲業務をも行うことを認識しておかなければならない。とりわけ、相談援助・連絡調整といった2つの業務については、生活相談員にとってアイデンティティとなる業務[1]といっても過言ではない。

生活相談員においては、自身の業務の重要性を認識し、常に自己研鑽に励み、高齢者支援にあたることが何より重要なこととなる。

連絡調整業務
家族間調整、地域との連携・調整、他機関・行政との連絡調整、職種間調整など。

生活相談員の適用範囲の業務
入所に伴う面接、ケアカンファレンスへの参加、ケアプラン作成、退所支援および手続き、ショートステイ、実習生・ボランティア等の受け入れおよび育成、契約の締結および変更・解除、リスクマネジメント、サービスの標準化、成年後見制度、情報公開、広報活動、個人情報保護、第三者評価などに関する業務。

社会福祉士及び介護福祉士法第2条
「社会福祉士」とは、第28条の登録を受け、社会福祉士の名称を用いて、専門的知識及び技術をもって、身体上若しくは精神上の障害があること又は環境上の理由により日常生活を営むのに支障がある者の福祉に関する相談に応じ、助言、指導、福祉サービスを提供する者又は医師その他の保健医療サービスを提供する者その他の関係者（第47条において「福祉サービス関係者等」という。）との連絡及び調整その他の援助を行うこと（第7条及び第47条の2において「相談援助」という。）を業とする者をいう。

C. チームアプローチと地域社会との関係

　利用者支援においては、チームアプローチが原則であり、他職種が協働し、援助・支援にあたることが極めて重要であることは周知の事実である。

　施設サービス・居宅サービスを問わず、福祉サービスを利用する高齢者が抱えている生活問題は多様化・複雑化の様相を呈する傾向にある。こうした事態に対応するには、当然のことながら一専門職者で問題を解決していくのではなく、さまざまな専門職者が集まりケースカンファレンス等を開催した上で、各専門職者の意見を求め、関係する専門職者の間での共通理解・共通認識のもと利用者を支援していく必要がある。

　また、生活相談員としては、上記のようなチームアプローチの重要性の認識に加え、軽視されがちな地域社会との関係、連携についても常に考慮しながら業務を遂行していかなければならない。

　たとえば、指定介護老人福祉施設の人員、設備及び運営に関する基準第34条第1項に「指定介護老人福祉施設は、その運営に当たっては、地域住民又はその自発的な活動等との連携及び協力を行う等の地域との交流を図らなければならない」と規定されている。本条文からも高齢者福祉施設は、単に施設入所利用者支援のみならず、施設のハード面、ソフト面の両面を通じ、地域社会に対して総合的な福祉サービスを提供する役割を担う必要があることが読みとれよう。

　なお、高齢者福祉施設においては、老人福祉施設倫理綱領、条文1において、「老人福祉施設は、地域社会の支持を受けて、高齢者が地域で安心して生活を送ることができる拠点施設となることを使命とする」旨も規定されており、高齢者福祉施設が地域福祉の中核的存在となることの必要性について示唆している。こうしたことからも、本条文、さらには、社会福祉法第4条（地域福祉の推進）の内容をも勘案し、あわせて、チームアプローチの必要性・重要性を常に念頭に置き行動することが、これからの高齢者福祉施設従事者を含む、社会福祉事業従事者には必要不可欠となる。

D. 実習生に求めること

　相談援助実習に臨む学生の多くが「生活相談員の業務＝相談援助業務」と捉える傾向にあり、その内容も、面接を通して行われる個別相談援助のみを対象業務として認識しがちである。しかしながら、実情は、上述の通り多岐にわたっており、限られた実習期間の中ですべての相談員業務に携わり、すべてを習得・把握することは到底不可能である。そこで、実習生

チームアプローチ
さまざまな専門職者が集まった"チーム"で対応・支援することで、より質の高いサービスを提供することを意味する。

指定介護老人福祉施設の人員、設備及び運営に関する基準
本基準においては、主旨及び基本方針、人員・設備・運営に関する基準のほか、ユニット型指定介護老人福祉施設についても規定している。

老人福祉施設倫理綱領
1993（平成5）年に定められ、老人福祉施設従事者が利用者支援にあたるうえで厳守すべき事項について規定している。

においては、まず、体系的な専門職養成プログラムに基づき相談援助実習がなされるという実習の意義を理解するとともに、自身の実習課題を明確にする必要がある。

こうしたことを受けて、施設等における実習指導者の要件も厳しくなっており、現状では、社会福祉士の資格取得後、3年以上の相談援助業務経験を有し、かつ厚生労働大臣の定める基準を満たす講習会課程修了者となっている。

このように、経験や教育を積んだ専門職者の指導を受けながら相談援助実習を行うことになり、当然のことながら、実習生には、積極的な態度、謙虚な姿勢で実習に臨むことが求められる。その他にも、ことあるごとの報告・連絡・相談、守秘義務および自身の健康管理の徹底、さらには、専門職としての倫理等も考慮しなければならない。つまり、学ぶ者として、あるいは、（実習生といえども）社会人・職員としての立場をも勘案し行動することが極めて重要となる。

なお、相談援助については、相談援助の基盤（ジェネリック）は共通しているものの、各領域の特性による個別性（スペシフィック）も存在する[2]。したがって、高齢者福祉施設（居住型施設）での実習においては、相談援助実習といえども介護技術等を含めた「介護」に関する知識の習得に努める必要があることもわきまえておかなければならない。

介護
一般的には、身体上または精神上の障害などによって日常生活に支障を来している者に対し、その者が主体的に、かつ、その人らしく生きていけるよう支援する活動を意味する。

注）

(1) 東京都社会福祉協議会　高齢者施設福祉部会　職員研修委員会編『高齢者福祉施設　生活相談員業務指針'12—業務標準化のためのガイドライン』東京都社会福祉協議会，2012，p.65.

(2) 相談援助実習研究会編『はじめての相談援助実習』ミネルヴァ書房，2013，p.24.

参考文献 ●神奈川県高齢者福祉施設協議会編『高齢者福祉サービス生活相談援助・業務マニュアル』中央法規出版，2007.
●関西福祉科学大学社会福祉実習教育モデル研究会偏『相談援助のための福祉実習ハンドブック』ミネルヴァ書房，2008.

コラム　特別養護老人ホームの実習で考えてほしいこと──先輩からの一言

　毎年ソーシャルワーク実習の学生が来るたびに、ここで何を学びたいのかを実習計画を通して知る。初めての実習で緊張してくる学生もいれば、施設・事業所がどのような支援をしているか知りたいと意欲をもって実習に臨む学生もいる。実習施設としては実りある実習をしていただこうと情報を開示し、行事やカンファレンス、施設内研修、委員会活動など、時間が許す限りの調整を行っているところも多い。

　実際に実習生を特養のユニットに配属すると大部分の人が言葉でのコミュニケーションが取れないことで実習の目的を見失う。どのように話しかけていいのか、何をすればよいのか戸惑う姿を見ることも多い。特養は平成27年度の制度改正で原則要介護3以上の方の入居施設となった。認知症で話がつながらなかったり、疾患により発語のできない方も多く、加えて医療処置が必要な方も入居されている。

　私たち社会福祉士の仕事は対人援助職としてアセスメントを行いクライエントの強さやニーズを見出し、課題をクライエントと一緒に解決することだと考えている。その中で言葉だけのコミュニケーションに頼ってしまうと、発語のできない方、言語コミュニケーションの取れない方はニーズがないことになってしまう。非言語コミュニケーションの大切さを理解し、質問の仕方や観察の視点などを自分なりに考え実践していく行動力も必要である。実習生は少なくとも短期間、利用者の生活にお邪魔をし、学びを得る機会を与えられたのだから、課題をこなすためだけに一生懸命になるのではなく、何のために課題があるのかを考え、自分の実習計画をどのように実行に移せばいいのか検討し、与えられるものだけを享受する実習から自ら積極的に考え、動き成果を得る実習を行ってほしいと思う。実習の中で、真摯に利用者とふれあい、人となりを知ること、どのような生活をここで望んでおられるのかアセスメントをしっかりととること、利用者を取り巻く環境を理解すること。すべきことはたくさんある。特に地域密着型の入居施設ではご家族の面会も頻繁にあり、現在の状況だけでなく今までどのような人生を歩いてこられたのかなど、家族の目を通して知りえることは多い。自己学習を含めて実習中に学んだこと感じたことを振り返り、自分が援助者であればどう動くか、利用者であればどう感じるかなど視野を広く持って、今後につながる実習ができることを期待している。

4. 高齢者福祉施設での実習2（通所・短期入所型）

レスパイトケア
家族介護者の介護負担の軽減。

通所介護（介護予防通所介護）
居宅で生活する要介護者（要支援者）が、老人デイサービスセンターなどに通い、入浴、排せつ、食事等の介護その他の日常生活上の世話、機能訓練が行われる。その他、認知症対応型通所介護（介護予防認知症対応型通所介護）というものがあり、居宅で生活する要介護者（要支援者）が、脳血管疾患、アルツハイマー病、その他の要因に基づく脳器質的な変化により、日常生活に支障が生じる程度にまで記憶機能および認知機能が低下した状態にあるものに、入浴、排せつ、食事等の介護、その他の日常生活上の世話、機能訓練がなされる。

通所リハビリテーション（介護予防通所リハビリテーション）
居宅で生活する要介護者（要支援者）が医師が必要と認めた場合、介護老人保健施設、病院、診療所などの施設に通い、心身の機能の維持回復を図り、日常生活の自立を助けるために行われる理学療法、作業療法、その他必要なリハビリテーションを受ける。

生活相談員
社会福祉主事または社会福祉主事と同等以上の能力を有する者とされているが、その捉え方は幅広く、担い手は社会福祉士、介護福祉士などが従事していることも少なくない。

A. 高齢者福祉施設（通所・短期入所型）とは

　わが国において、通所介護（デイサービス）は 1979（昭和 54）年に、短期入所生活介護（ショートステイ）は 1978（昭和 53）年に事業が開始されている。

　この通所介護（デイサービス）・短期入所生活介護（ショートステイ）は、1989（平成元）年に策定された高齢者保健福祉推進十か年戦略（以下、「ゴールドプラン」とする）の中で訪問介護（ホームヘルプサービス）とともに在宅福祉施策の中心となる在宅三本柱として位置づけられ、ゴールドプラン策定以降急速に整備されてきた。

　通所介護（デイサービス）・短期入所生活介護（ショートステイ）の主要な目的は、要介護高齢者の自立を支援するとともに家族介護者の介護負担の軽減を図ることである。そして、通所介護（デイサービス）・短期入所生活介護（ショートステイ）は、地域や家庭における介護の問題や、できるだけ住み慣れた場所で生活し続けたいという望みに応えるための重要な役割を担っている。

　次に、2000（平成 12）年には、介護保険制度が施行され、その中で通所型サービスは、「通所介護」と「通所リハビリテーション」の2つに分けられている。また、短期入所型サービスは、家族介護者の介護疲れや病気などにより介護を行うことが困難な場合、一時的に入所する「短期入所生活介護」と「短期入所療養介護」の2つに分けられている。

　「短期入所生活介護」は、特別養護老人ホーム等に短期間入所し、食事・入浴・排泄等の介護や日常生活の世話、機能訓練のサービスを提供する。「短期入所療養介護」は、介護老人保健施設等の施設に短期間入所し、看護・医学的管理下における介護や機能訓練、その他の必要な医療、日常生活上の世話のサービスを提供する。

B. 支援・活動の具体例

　ここでは、「通所介護」における「生活相談員」に焦点をあて、その業務内容について概説する。

通所介護における生活相談員の主な業務内容は、

①相談業務

②契約（重要事項説明書・利用契約書の説明、利用契約・解約など）

③個別援助計画の作成

④連携・調整業務（施設内の他職種との連携・調整、介護支援専門員〔ケアマネジャー〕との連絡・調整、他機関・行政との連絡・調整、地域との連携・調整、サービス担当者会議の参加・調整など）

⑤介護サービスの提供

⑥その他（実習生・ボランティアの受入れとその対応、見学者の対応、苦情の受付・解決、職場内研修の企画・運営、情報公開、介護報酬請求など）である。

　上記に示したように、通所介護における生活相談員は、さまざまな業務を行っていることがわかる。これらが、利用者の自立支援やできるだけ住み慣れた場所で生活し続けたいという利用者の望みに応えるための重要な業務なのである。

　次に、生活相談員としての役割について述べる。生活相談員が利用者と関わる上で一番重要なことは、その利用者一人ひとりがどのような暮らしを望んでいるのかということを理解しようとする姿勢である。また、利用者との信頼関係を築くことも重要である。対人援助における関係形成を形成する技法としてバイステックの7原則がある。これらの原則をもとに利用者と関わることが重要である。そして、利用者の言動から利用者の思いを汲み取るとともに、利用者の権利を擁護するために生活相談員が利用者の思いを代弁（アドボカシー）する必要がある。なぜなら、利用者の中には、その利用者が抱えている病気などの影響により、自分自身の思いを相手に伝えることが困難な方々が存在するためである。

　さらに、その利用者一人ひとりの思いを実現するためには、身体的・精神的・社会的側面から検討し、その方々が抱えている生活課題を明確にすることが必要である。そして、能力を持っている存在として利用者を捉え、利用者が持っている能力に着目し、その能力を引き出すことである。具体的には、利用者が持っている残存能力を活用することであり、その際には、ストレングスの視点が重要となる。

バイステックの7原則
①個別化、②意図的な感情の表出、③統制された情緒的関与、④受容、⑤非審判的態度、⑥クライエントの自己決定、⑦秘密保持。

C. チームアプローチと地域社会との関係

　先にも述べたが、生活相談員の業務の1つとして、施設内外の専門職などとの連携や協働がある。たとえば、施設内では、医師、看護師、介護福

祉士、理学療法士、作業療法士、管理栄養士などの職種と連携し利用者が抱える生活課題に対応する。また、通所型・短期入所型サービスを利用している利用者は、その他にも別機関のサービスを利用していることが多い。このことは、施設内の専門職との連携・協働以外にも、利用者を担当している介護支援専門員（ケアマネジャー）や他事業所の専門職との連携や協働が重要となることを意味する。つまり、チームアプローチが必要不可欠になる。チームアプローチを実現するためには、利用者やその家族が抱える生活課題を理解するとともに、利用者やその家族に関わる専門職などの役割を理解する必要がある。そのためには、サービス担当者会議が重要となる。

　このサービス担当者会議は、①利用者やその家族が抱える生活課題を共有すること、②支援方針、支援計画などを検討すること、③支援計画をもとに事業所間のサービス内容を相互に理解すること、などを目的としている。そして、サービス担当者会議の参加者は、利用者やその家族、利用者担当の介護支援専門員（ケアマネジャー）、サービス事業者の担当者、インフォーマルサービスの提供者などである。このサービス担当者会議を通して、利用者本人の思いを確認することや同じ利用者に関わる事業者間において情報交換を行うことで共通認識を深めることにつながる。

　さらに、サービス担当者会議は、利用者やその家族がより良く生活できるようにチームとして、どのように関わる必要があるのかを確認するための貴重な機会となる。

　もう1つ利用者やその家族と関わる上で重要なことは、地域社会とのつながりを支援することである。特に、要介護状態に陥った利用者の場合は、住み慣れた地域での生活が困難となり、地域との関わりが希薄になってくる。利用者やその家族が住み慣れた場所で生活を続けるためには、通所型・短期入所型などのサービス以外にも、民生委員や民間非営利組織、社会福祉協議会、地域包括支援センターなどのさまざまな社会資源を活用することが必要となる。これらの社会資源との連携・調整を行うことも生活相談員において重要な業務の1つなのである。

地域包括支援センター
2005（平成17）年の介護保険制度の改正に伴い創設された。地域包括支援センターは、主に①介護予防事業、②介護予防事業のマネジメント、③総合相談・支援事業、④権利擁護事業、⑤包括的・継続的なマネジメント支援事業の機能がある。

D. 実習生に求めること

　事前学習では、実習施設の理解が重要となる。具体的には、その実習施設を規定している法律やその施設の定義をはじめ、実習施設の理念や方針、特色、職員構成などの理解が必要となる。また、その実習施設が地域社会とどのように関わっているのかなどの理解も重要となる。さらに、生活相

談員は、業務の特性上、介護業務の一部を担うこともある。そのため、事前学習では、通所型・短期入所型サービスを利用する方々の特徴を理解しておくことも重要である。

実習は、貴重な体験や実践の場である。実習中は、多くの利用者と関わることになる。その利用者の方々との関わりを通して、学校で学んだ知識を深め、技術を習得する必要がある。また、利用者などと関わる上では、言葉遣いや態度に十分気をつける必要がある。

さらに、実習中は、利用者やその家族の個人的な情報を取り扱うことになる。利用者やその家族は、他人には知られたくない情報などを提供することで、より良いサービスを受けることになる。

実習生の皆さんは、この点を心に留め、情報を取り扱うとともに、利用者やその家族が望んでいる生活につながるサービスを検討する必要がある。

実習では、生活相談員ほか他専門職の業務を学ぶとともに実際の利用者やその家族に関わることができる。実習生の皆さんには、実習における体験や実践の中から多くのことを学んで頂きたい。

参考文献
- 白澤政和・東條光雅・中谷陽明編『高齢者福祉とソーシャルワーク』社会福祉基礎シリーズ8, 有斐閣, 2002.
- 介護支援専門員テキスト編集委員会編『介護保険制度と介護支援（3訂）』介護支援専門員基本テキスト, 第1巻, 財団法人長寿社会開発センター, 2006.
- バイステック, F. P. 著／尾崎新・福田俊子・原田和幸訳『ケースワークの原則―援助関係を形成する技法（新訳改訂版）』誠信書房, 2006.
- 加藤伸司「認知症の人のためのアセスメントとはなにか」日本認知症ケア学会監修／本間昭編『認知症ケアのためのケアマネジメント』ワールドプランニング, 2010.
- 梅沢佳裕『生活相談員その役割と仕事力』雲母書房, 2011.

限られた時間で充実した実習を行うには―先輩からの一言

　デイサービスセンターは入所施設と異なり、実習期間中に毎日特定の利用者に会うことはできない。1週間の中の数日、1日の中の数時間、という限られた時間で利用者を理解するには、さまざまな知識・技術が求められる。私がデイサービスセンターで実習を行うにあたって、最も必要だと感じたのはコミュニケーションをとる力である。

　コミュニケーションが上手にとれる人、というと「利用者との会話が弾む人」「利用者に笑顔で過ごしてもらうことができる人」という印象を受けるかもしれない。しかし、会話が弾むこと、笑顔を引き出せることだけが上手なコミュニケーションではない。コミュニケーションが上手にとれる人、というのは「コミュニケーションを意識的に行える人」であると考える。たとえば友達と会話をする時、私たちは無意識で「声に元気がない」「表情が曇っている」等の情報から「いつもと違う」という変化を感じ取っている。しかし、限られた時間の中で「ただなんとなく」利用者と会話をしても心身の変化に気づくことはできない。利用者の変化を感じ取るためには、利用者の性格、声や表情・姿勢、癖や習慣等を観察し理解することが必要であるし、利用者の日々の生活や生まれ育った環境・地域について家族や地域住民、福祉・医療等のサービス提供者・ケアマネジャーと協力しながら理解することも必要であろう。

　コミュニケーションを取る力を身につけるためにも、利用者に応じて観察すべき要点は何か、傾聴・共感をしていることを利用者に伝えるためにはどうしたらよいか等、意識すべき点を具体的に考えながら実習に臨んでもらいたい。

　私は現在、認知症対応型通所介護事業所に勤務している。利用する方の中には会うたびに「初めまして」から関係が始まる方もいる。初めて来る場所で初めて会う人といつまで一緒に過ごさなければならないか分からない、という状況を想像して欲しい。そのような環境で安心感を得ることができる人はいないだろう。利用者がどのような気持ちでいるか、どのような職員ならば安心・信頼を感じてもらえるか。日々、他・多職種と協力しながら、利用者・家族・関係する方々とのコミュニケーションをとる力を身につけている最中である。

5. 高齢者福祉施設での実習3(相談機関)

A. 高齢者福祉施設における相談機関とは

　本節で紹介するのは、主に在宅(居宅)で生活をしている高齢者や家族などを対象とした相談機関である、地域包括支援センターにおける実習である。

　1990(平成2)年の老人福祉法等の一部を改正する法律によって老人福祉法に規定された在宅介護支援センター(老人介護支援センター)や、介護保険法に規定された居宅介護支援事業所が高齢者福祉分野における相談機関としてあった。しかし、介護保険などのサービスの提供や要介護状態への相談対応だけでなく、介護予防への取り組みや、増加する認知症高齢者・1人暮らし高齢者への支援、高齢者虐待や成年後見制度などといった権利擁護事業への相談・対応を包括的に実施することが求められるようになり、2005(平成17)年の介護保険法の改正や地域包括支援センターの規定へと繋がった。

　2010(平成22)年には高齢者個別のニーズおよび地域の課題に応じて介護サービス、予防サービス、医療サービス、見守りなど介護保険外の生活支援サービス、住まいといった地域におけるフォーマルのみならずインフォーマルを含む多様な社会資源が有機的に連動して提供される「地域包括ケアシステム」の構築が提唱され、地域包括支援センターは「地域包括ケアの実現」を目的とし、地域包括ケアを支える中核拠点としての役割を求められるようになった。

　地域包括支援センターは市町村が実施主体である。平成の市町村合併(行政の広域化や専門職員の減少)なども含めた地域の実情に応じて、市が地域包括支援センターを直営、あるいは社会福祉法人(主に実績のある在宅介護支援センターや社会福祉協議会)などに委託する場合もある。また、在宅介護支援センターが(国庫補助が廃止された後も市単独の事業として)地域包括支援センターの協力機関(ブランチ)となるなど、相互に連携して高齢者や家族への相談・支援、地域ネットワーク構築を図っている例もある。

　地域包括支援センターには社会福祉士の配置が原則義務づけられ、社会福祉士本来の専門性を活かした役割が求められている。

B. 支援・活動の具体例

地域包括支援センター

地域包括支援センターを例に支援・活動の具体例を紹介する。

地域包括支援センターは「介護予防支援事業」や「包括的支援事業」などを実施し、「地域住民の心身の健康の保持及び生活の安定のために必要な援助を行うことにより、その保健医療の向上及び福祉の増進を包括的に支援することを目的とする施設」（介護保険法第115条の46）とされている。

介護予防支援・介護予防ケアマネジメント業務

介護保険制度の認定申請

総合相談支援業務

権利擁護業務

具体的には①要介護状態などになることを予防するための「介護予防支援・介護予防ケアマネジメント業務」、②どのような支援が必要かを把握し（情報提供だけでなく介護保険制度の認定申請など諸手続きの代行も含め）適切なサービスなどにつなげるなどの支援を行う「総合相談支援業務」、③高齢者が地域で安心して尊厳のある生活を送ることができるよう、高齢者虐待・消費者被害の防止および対応や判断能力を欠く常況にある人への（成年後見制度活用などの）支援といった「権利擁護業務」、④居宅サービス計画および施設サービス計画の検証などを通じて、高齢者が住み慣れた地域で暮らすことができるよう、個々の状況や変化に応じた包括的・継続的なケアマネジメントを介護支援専門員が実践できるように基盤整備やサポートを行うといった「包括的・継続的ケアマネジメント支援業務」がある。これらの業務は独自性をもちながらも一部は重複し、かつ深く関係している。

包括的支援事業には他にも介護サービス事業者や医療機関など関係者の連携を推進する事業や、認知症である、またはその疑いのある方に対し総合的な支援を行う事業などがある。これら包括的支援事業を効果的に実施するためには「多職種協働による地域包括支援ネットワークの構築」が必要とされ、その構築のための1つの手法として、地域包括支援センター（または市町村）は「地域ケア会議」の主催、設置・運営も行うこととされている。

地域ケア会議

緊急通報設置事業

人員配置は、①保健師または経験のある看護師、②社会福祉士、③主任ケアマネジャー各1名が標準となっているが、増加する指定介護予防支援・介護予防ケアマネジメント対象者や高齢者の権利擁護に関する相談対応のため、標準以上の人員を配置しているセンターも多い。少子高齢化が進行する中、地域住民が住み慣れた地域で安心して尊厳あるその人らしい生活を継続することができるようにするために、介護保険サービスや介護予防・日常生活支援総合事業のみならず、その他の（移送サービス、市または民間事業者が実施している配食サービス、緊急通報設置事業など）フォーマル・インフォーマルな多様な社会資源を本人が活用できるように、包括的・継続的支援にいかに取り組むかが課題である。

この点を踏まえ、「自立者、要支援者、要介護者を問わず、生活上に生じた何らかの問題（ニーズ）を総合的に把握し、ケアマネジメントの技法を用いた自立支援を行っているか」「社会福祉援助技術を活かし、単にサービスのパッケージだけではなく、高齢者や家族へのエンパワメントやアドボカシーをどのように実践しているか」といった視点が重要となる。

実習では相談や訪問、関係機関との協働実践をポイントにした学習を勧めたい。また、実習生が「センターのある地域の実情・課題は何か」「関係機関にどのように働きかけ、ネットワーク化を図っているか」といったことにも視野を広げられるよう学習を進めていきたい。

C. チームアプローチと地域社会との関係

高齢者は心身の状況から、医療・保健・福祉などに関するニーズを複合的に持っている場合が多い。

ニーズの発見、相談・支援に繋げるためには、医療・保健・福祉の専門職同士のチームアプローチが欠かせない。特に虐待や独居世帯の方に生じた問題を早期に発見したり、要援護者を継続的に支援し見守っていくためには、高齢者の家族や親戚、近隣者、民生委員、社会福祉協議会、居宅介護支援事業者、介護サービス提供事業者、医療機関、行政の障害者福祉や児童家庭福祉に関する部署、生活困窮者自立支援事業、認知症初期集中支援チーム、生活支援コーディネーターなど、関連する相談機関などとも連携し、包括的なケアシステムを構築していくことが求められている。

民生委員

社会福祉協議会

生活困窮者自立支援事業

認知症初期集中支援チーム

生活支援コーディネーター

高齢者に対するチームアプローチの例

1人暮らしの高齢者。配偶者が亡くなった後、自宅内にゴミや薬が散乱している、突然近隣者宅を訪れて意味不明な発言を繰り返すなど、認知症状と思われる言動が出現。近隣者からの相談を受けた区長が民生委員とともに地域包括支援センターへ相談に来所される。

↓

区長、民生委員とともに地域包括支援センターの社会福祉士、保健師が訪問。本人から、子どもはおらず甥が市内に住んでいること、以前はA病院（B医師）に定期的に通っていたことを傾聴。薬や通帳、金銭などの管理、さらには亡くなった配偶者の遺産に関する手続きなども行われていないことを確認。

↓

市役所に設置された認知症初期集中支援チーム担当の保健師にも介入を依頼。地域ケア会議を開催することとし、本人、甥、民生委員、近隣者、B医師、認知症初期集中支援チーム保健師、認知症専門医に参加を依頼。本人の希望や課題、必要と思われる支援について情報を共有、今後の支援方法や見

守りなどの役割分担について協議を実施。

↓

地域包括支援センターとしては、本人の金銭管理や契約手続き、遺産などの手続きを円滑に進めるために、成年後見制度の申し立てや弁護士への相談を提案。甥の申し立て手続きなどを支援することとなった。
また、地域ケア会議で明らかになった「地域住民の認知症に関する理解が不十分である」といった地域課題に対し、民生委員、区長、B医師にも協力を仰ぎ地域住民を対象とした認知症サポーター養成講座を開催した。

消費者被害

　細かいことであるが、関係機関からの紹介で相談を受けた場合、本人・家族などの了解を得た上で、紹介元の関係機関に相談結果を報告することも、ネットワーク構築に必要なポイントである。近年では、消費者被害や債務整理などに関する相談も増加しており、司法書士や弁護士などの専門職とも気軽に相談・連携ができるようネットワーク作りが重要である。

D. 実習生に求めること

　高齢者の尊厳保持には注意を要する。専門職としての知識や相談面接技術の前に、高齢者が幼少期にどのような教育やしつけを受けて育ったかといった時代背景までも踏まえたい。

　目上の人に接する時の言葉遣いや態度については、私たちより厳しい視点を持つ人が多い。地域包括支援センターなどは、高齢者やその家族の家に訪問する機会が多いが、挨拶はもちろん、脱いだ靴をどのように整えるかまで見られていることを意識してほしい。また、職員がどのような態度や心構えで高齢者・家族・関係機関などに接しているかを見て、社会福祉士としての姿勢・価値観を体現できるようにしたい。

　相談は介護保険以外のサービスや権利擁護にまで及ぶ。また、在宅サービスだけでなく、施設入所についての相談も多く、施設ごとの違いや空き状況などについても質問を受けることがある。

　相談機関単独で解決できない問題も多く、地域包括支援センター運営協議会や地域ケア会議などを活用し、地域全体で解決を図るためのキーマン的な役割が求められる。特に、地域ケア会議においては、個別課題の解決のみではなく、地域の課題把握、課題解決に向けた関係機関の連絡調整・役割分担の明確化、必要な地域資源の開発、さらには政策形成につなげることなども求められる。つまり、コミュニティ・ソーシャルワークの技法・視点も求められるのである。高齢者に関する相談機関ではあるが、制度の枠組みを超える総合相談の仕事であるという視点で事前学習を行いたい。

支援につなげるために必要なこと——先輩からの一言

私は地域包括支援センターへ実習に行き、権利擁護や更新ケースの担当者会議、住宅改修や消費者被害ケースなどの自宅訪問、さらにアウトリーチにも同行させていただいたことで、さまざまなご利用者のニーズや支援方法を学ぶことができた。地域にはさまざまな問題を抱えている高齢者の方がいるため、その方の生活状況などを理解して、ご本人に合ったサービスへ繋げることが大切だとわかった。

私が実習で行った地域は、特に高齢者の多い地域であり支援が必要であると考えられる方が多く存在するが、自ら支援を求めようとしない方もいる。訪問同行をした際、自宅で１人暮らしをしていて食事をきちんととれていない方や、服薬管理をご自身ですることが難しい方などの家を訪問した。しかしその方々は、「見に来なくても大丈夫。他人のお世話にはならないよ。」などと言っていた。実際支援ケースのほとんどが自分でできていると思っている方に必要なサービスを導入していく形になる。そのような場合には、ご本人に受け入れてもらえるような信頼関係を作り時間をかけて関わっていくこと、そしてご本人が支援を必要とするタイミングにサポートを導入していくことが大切であると学んだ。地域包括支援センターは地域の身近な相談窓口であり、自ら地域に出向いて活動することのできる機関であるため、積極的に地域住民と関わって、高齢者の方のニーズを把握して支援していく必要があると感じた。

私がこの実習を通して感じたことは、コミュニケーションの大切さである。社会福祉士は、利用者との直接的な関わりだけではなく、周囲の環境や人々との関係、生活状況などに着目して調整する役割を担っていることがわかった。その上で、関係するさまざまな人と信頼関係を構築することは必要不可欠である。たとえば対利用者であったら、こちらが同じ目線でゆっくり話すと相手も安心して話すことができる環境を作ることができ、またご利用者と積極的に話をすることで体調など日々の変化に気づくこともある。そして利用者のニーズを把握するためには、相手のことを尊重し、受容や共感、傾聴から相手のことを理解し信頼関係を築くことが大切だと感じた。ご利用者だけでなく、ご家族や他の専門職と関わるときであっても同様で、相手の立場を理解することはとても大切である。実習では、相手との距離感や話をするときの態度を意識して、信頼関係を構築していってほしいと考える。

地域包括支援センター

6. 障害者支援施設での実習 1（居住型施設）

A. 障害者支援施設とは

　本節で紹介するのは、主に「居住型施設」と呼ばれる障害者支援施設における実習である。障害者支援施設は、従来の障害福祉サービスの体系では、障害種別により3障害それぞれの各法、身体障害者福祉法、知的障害者福祉法、精神保健福祉法に基づいて定められていた。しかし、2006（平成18）年4月の障害者自立支援法施行に伴い、障害種別ごとに分立した既存施設に代わって、機能に着目した新しい施設・事業体系が創設された。

　障害者自立支援法は、その後、2度の改正を経て2013（平成25）年4月から障害者総合支援法と改称されたが、そのシステムの基本は障害者自立支援法をほとんど継承しており、枠組みは変えていない。

　現在、居住型施設としては、障害者総合支援法に定められている障害者支援施設がある。この障害者支援施設は通所の施設でもある。その他には居住型施設として、独立行政法人国立重度知的障害者総合施設のぞみの園がある。

　障害者自立支援法以降は、入所支援を受ける人たちを障害程度区分4以上、50歳を超えた人については区分3でも可能とした。したがって、入所者には重度障害者あるいは高齢の障害者が多く予想される。

施設入所支援（障害者総合支援法5条11項）
その施設に入所する障害者につき、主として夜間において、入浴、排せつ又は食事の介護その他の厚生労働省令で定める便宜を供与することをいう。

共同生活援助（グループホーム）（障害者総合支援法5条15項）
地域において共同生活を営むのに支障のない障害者につき、主として夜間において、共同生活を営むべき住居において相談その他の日常生活上の援助を行うことをいう。

福祉ホーム（障害者総合支援法5条26項）
現に住居を求めている障害者につき、低額な料金で、居室その他の設備を利用させるとともに、日常生活に必要な便宜を供与する施設をいう。

B. 支援・活動の具体例

　障害者総合支援法では、障害福祉サービスの中に居住系サービスとして施設入所支援、共同生活援助（グループホーム）、福祉ホーム事業を規定しており、そのうちの施設入所支援が居住型施設の中で行われているサービスである。その内容は「その施設に入所する障害者につき、主として夜間において、入浴、排せつ又は食事の介護その他の厚生労働省令で定める便宜を供与することをいう」とされている。

　居住型の障害者支援施設における主な業務は、生活にかかわる支援を行う業務、日中の活動にかかわる業務の2つに大別できる。

[1] 生活にかかわる支援を行う業務

　居住型施設では、施設の中で障害のある人たちが規則正しい生活、活動と休養のバランスの取れた生活、望ましい生活習慣が習得できるよう、1日の流れに沿って支援を行っている。現在では、利用者への支援は、利用者一人ひとりに適切な働きかけとなるよう、個別支援計画に基づき行っている。

　支援の具体的な例を以下に挙げる。

①身辺介助支援

　排泄、生理、入浴、食事、身だしなみ、移動

②生活支援

　寝具の調整管理、掃除、洗濯、衣類の整理、衣類の調整、環境整備

③健康への配慮

　バイタルサイン、体重の変化、状態の観察、緊急時の対応、夜間の対応、水分の補給、受診の引率

④相談支援

　個別ニーズの把握、対人関係の調整と援助、地域生活者のニーズ

⑤資源としての施設・地域との連携

　地域および関係各機関との連携、各種制度とサービスの理解、施設機能と役割の理解

⑥個別支援計画組織化活動

　各会議への参加、組織内連携調整、支援計画の立案、支援計画の実施と評価、支援の過程

[2] 日中の活動にかかわる業務

　共同生活介護（ケアホーム）、共同生活援助（グループホーム）、福祉ホーム事業以外の施設入所支援サービスを利用している利用者は、通常、日中も同じ施設内で行われている日中活動に参加している。日中活動にかかわる業務では、施設職員は入所利用者の日中活動の支援を行う。利用者一人ひとりの要望や希望に沿って製品作りや生産活動、また、創作的なゆとりある活動に参加できる機会を可能な限り提供できるよう支援している。

C. チームアプローチと地域社会との関係

　現在の居住型施設は、地域において孤立した存在ではなく、地域の社会資源として地域の人たち、行政機関など関係機関に対して開かれた存在となっている。たとえば、①地域で生活する人たちへの支援として、日中活

動の場の提供、②地域で生活する障害のある人たちの保護者（親族・後見人など）の支援・相談の受け入れ、③家族による障害のある人の支援が困難となった場合の緊急時の受け入れ先、④共同生活援助（グループホーム）移行後、何らかの理由でグループホームを退去したい場合の一時的な居住の場として活用されている。

　上記の場合、居住型施設に所属する社会福祉士は、その知識および経験をもって居住型施設の利用を希望する障害のある人の支援会議に出席し、当該利用者に必要と思われる支援について、地域の関係機関、専門職と連携し、協議を行う。

　この他、地域のボランティアを積極的に受け入れたり、地域の人との交流の場として文化祭などを通じた啓発活動を行ったりしている。

D. 実習生に求めること

[1]「居住の場」における利用者（障害者）の生活状況の把握

　居住型施設は利用者（障害者）のみなさんの家である。まず第1に、利用者（障害者）が、日常生活ではどのようなタイムスケジュールで過ごしているのか把握し、次に、利用者一人ひとりがどのような人間関係の中で生活しているのか、その人らしい生活とはどういうことなのかを具体的に理解する。障害特性による行動や特徴は必ず記録し、実習担当者に後で確認しておくとよい。

[2] 職員の業務の概要の把握

　居住型施設では、さまざまな職種と業種があるばかりではなく、ほとんどの施設が職員の勤務を24時間交代制とし、9時〜17時の勤務とは限らない。また、職員の業務は行事などのあるときには、担当する業務内容が異なる場合もある。業務は職員全員によって分担されているが、当然、有機的連携によって成り立っている。実習生は、どのような業務があるのか、関係性はどうなっているのかを学ぶ必要がある。

[3] 施設と地域との関係の把握

　現在、居住型施設は、四季折々のさまざまな年間行事を通しての地域社会との交流や、地域の社会資源としての立場から入退所時の市町村福祉事務所とのかかわり、さらに利用者の地域医療との関係構築などを担っている。これらについても理解しておかなければならない。また、実習施設の地域の特性や社会資源について、事前学習で調べておくことも大切である。

コラム　実習を通して感じたこと─先輩からの一言

（実習前）新鮮な気持ちで事前学習をすること、そして実習前に目標設定をすることが不可欠であると考える。事前学習はすればするほど、実習先や障害者支援施設について関心と疑問を持つことが増えると考えるからである。先輩等に様子を聞いてみても良いかもしれない。これまでの授業やボランティア経験、事前学習等を通して疑問に感じていたことや実際の現場を経験している職員に質問してみたいことを事前に書き出してみるとよいのではないかと思う。そうはいっても、実際に現場をみて感じることは何よりも大切であると考える。

（実習中）初めてのことや慣れない環境では不安も多くあると思うが、前向きに取り組む姿勢を心掛けることが特に大切ではないかと考える。1日の流れ、利用者一人ひとりの特性、職員の業務内容等学ぶことは数多くある。職員は毎日忙しく支援にあたっているかもしれない。その様子をみて学ぶことはもちろん、実習全体や1日の中で自分は何を学びたいのかを明確にしておくことによって、自ずと自分の行動が見えてくるのではないかと思う。最初は施設の雰囲気に慣れることで精一杯かもしれないが、徐々に質問事項も増えてくるだろう。多くのことを短期間で吸収するため、疑問に感じたこと、そのとき学んだことや感じたことはこまめにメモを取っておくことをお勧めする。

（実習後）実習後に学んだことやそれに対して自分が考えたことを振り返る時間をぜひ作ってほしいと思う。友人と情報共有や感じたことを共有し合うこともおもしろいかもしれない。そうすることで学んだことを整理することができ、さらに学びたい気持ちが大きくなるのではないかと考える。実習先で出会った利用者は現在施設で生活を送っているが、家族や施設職員をはじめ、関係機関や地域、医療等多くの環境がその方を支えている。実習後には障害者支援施設での支援の他にも、それを支える制度や障害福祉の枠組み等、学習の範囲を広げてみることにより理解が深まるのではないかと考える。そのことによって、結果的に障害者支援施設での実習の理解も深まっていくのではないかと考える。実習と真剣に向き合うことは大きな財産となり、今後の自分への向き合い方や将来について考える上での貴重な経験になるため、ぜひ準備の段階から振り返りまでを大切にしてほしい。

7. 障害者支援施設での実習2(通所・就労型施設)

A. 障害者支援施設（通所・就労型施設）とは

通所・就労型施設
障害者の施設は、形態では入所型と通所型に分かれ、またその施設で行われている支援の内容によって居住型、就労型などに分かれる。

　本節では、通所・就労型施設での実習について学ぶ。まず、通所型の施設とは、在宅で生活しながら、施設に通うことによって生活自立能力を維持・増進させるための専門的サービスを受けることができる施設である。そして就労型の施設とは、一般就職が困難な障害者を対象に、必要な訓練を行い、かつ職業を与え、自活させることを目的に設置されている施設である。

就労移行支援（障害者総合支援法5条14項）

就労継続支援（障害者総合支援法5条15項）

　障害者自立支援法（2013〔平成25〕年4月1日より障害者総合支援法に改正）において「福祉から雇用へ」の方向性が打ち出され、就労を軸にした施設体系の見直しや国によるチャレンジ雇用の取組みが始まり、就労に関係するサービスとして就労移行支援と就労継続支援の2種類が設定された。就労移行支援とは、「就労を希望する障害者につき、厚生労働省令で定める期間にわたり、生産活動その他の活動の機会の提供を通じて、就労に必要な知識及び能力の向上のために必要な訓練その他の厚生労働省令で定める便宜を供与することをいう。」とされ、就労継続支援とは、「通常の事業所に雇用されることが困難な障害者につき、就労の機会を提供するとともに、生産活動その他の活動の機会の提供を通じて、その知識及び能力の向上のために必要な訓練その他の厚生労働省令で定める便宜を供与することをいう。」とされている。

B. 支援・活動の具体例

　2005（平成17）年、障害者自立支援法が定められた際のポイントの1つに、障害者の就労支援の抜本的な強化がある。その理由は、養護学校を卒業した者の半数以上（約55％）が福祉施設を利用しているが、そのうち就職のために施設を退所した者は、年間1%に満たない状況であったからである。障害者が地域で自立して生活していく上で、就労できる環境を整備することは大変重要なことであり、実習では、以上の視点から施設利用者の支援の実践を学ぶことが大切である。

　では次に、就労についての具体的な支援の例を挙げてみる。

〈就労移行支援事業の取り組みから見る支援〉

①職業支援

　作業を通じて、具体的な作業スキルの獲得を支援する。

②生活活動支援

　就労を目指すにあたり、作業スキルだけでなく社会生活の技能の習得、たとえば挨拶や返事、言葉遣い、そして働くことの意味や事業所で守るべきこと、自分の気持ちを他人にどう伝え、他人の気持ちをいかに理解するか、健康管理などを支援する。

③就労移行支援

　一般企業就労に向けて必要な知識や能力をはぐくみ、職場体験、現場実習などを経験し、雇用に結びつける支援を行う。

④アフターケア

　就職を継続するための支援として、就職をした利用者への精神面の支援を行う。アフターケアは、職場との不適応による離職をある程度未然に防ぐことや、離職する場合でも精神的ダメージを軽減する効果があるといわれている。

　表8-7-1は、ある通所・就労型施設の1日の流れである。

表8-7-1　通所・就労型施設の1日の流れ

時　間	内　容	備　　考
8:30	受入	家族などの送り、電車およびバスを利用など
9:30	作業開始	到着者より随時作業開始（受託作業） ●ホッチキス作業、尿取りポリマーの充填作業 ●荷物の提げ手作業
	作業終了	●ボールペン組立作業
12:00	昼食・休憩	食事（給食センターより配食）
13:00	作業開始	午前と同じ作業 片づけ、清掃、「連絡帳」への記録（保護者への報告および連絡事項）
15:30	作業終了 帰宅	「連絡帳」への記録（保護者への報告および連絡事項）
16:00		
16:30		家族などの迎え、電車およびバスを利用等

C. チームアプローチと地域社会との関係

通所・就労型施設は障害者の社会参加や自立生活の拠点となる施設であり、地域社会との繋がりなしに事業や支援を進めることはできない。特に就労移行支援は、生活および就労のための指導をする職員と、一般企業に出向き障害者の就労を斡旋する職員、地域の社会資源である障害者就業支援センターなどの職員とのチームアプローチである。

D. 実習生に求めること

[1] 利用者の生活と作業場面の把握

通所施設には、在宅あるいはグループホームなどから利用者が通ってくるが、利用者の生活がどのような生活であるのかということが支援に大きくかかわってくる。そのため利用者の生活の状況を把握することが支援のためには大切である。また同様に、就労のための作業場面での行動特徴や、それに対応する職員の支援がどのようなものなのかを確認することも大切である。特に就労に向けては、知識・技能の獲得もさることながら、就職や開業後の人間関係形成の観点から対人技能の獲得も重要とされているので、利用者の人間関係や対人技能についても把握しておく必要がある。

[2] 通所・就労型施設の支援目標と支援技術の理解

現在では、利用者一人ひとりが個別支援計画に基づき目標を立てて支援を受けている。利用者の支援は、具体的な就労の支援目標に沿って行われているので、その目標と支援技術がどのように行われるのかを理解しておく。

[3] 利用者の就労と生活に関する意識についての理解

障害者の就労は、前述のように未だ難しい状況であるが、作業の程度に応じて工賃を支払う就労型施設の場合、利用者本人にとってそこは働く場である。このような視点も障害者の就労を考える上では必要である。

[4] 職員の業務の概要の把握

通所・就労型施設では、職員の業務は施設外にも存在する。施設内の事務から始まり、作業の種目・受注の拡大、就労先の開拓など施設外の業務までが有機的に結びついている。障害者の施設といえば、生活指導と考えがちだが、就労のための業務もきちんと把握する必要がある。

「目を向ける」ということ——先輩からの一言

　就労支援施設の実習に行くと、戸惑うことがいくつかあると思う。施設の行う作業によりけりだが、個別支援と言いながら、あるときには作業に追われ、目が行き届いていないのではないかと感じてしまう場面に出くわすかも知れない。支援というより、一緒に働いているだけのような錯覚に襲われることもあるだろう。

　また、就労支援とは「居場所」を支援することであると同時に、「働く」を支援したり、「社会生活上の必要なスキルを身に付ける」を支援したりと、社会的な規範を伝えていくという側面がある。そうした部分で、果たして支援なのか、指導なのか、教育なのかといったことが見え難く、個別支援とは何かますます悩んでしまうかもしれない。

　実習生には、座学の中で得た知識と、そのような現場の実際とのギャップを、まずは大切にして欲しいと思う。そこで感じたギャップは、実際に福祉の現場で働くことになったときに、ソーシャルワーカーとして忘れてはならない原則として財産になるだろう。

　ただ、その上で、ギャップを批判的に捉えるだけではなく、その背景に何があるのか、環境や人、制度などさまざまなことに目を向けて、広い視野を持って実習に臨むことをお願いしたい。それが、最終的には一人ひとりの「本人のための支援」に繋がると私は思っている。

　これは、私の相談支援という職種の立場からより強く意識することであるが、ソーシャルワーカーは常に本人を主体としながらも、本人を取り巻く環境や人との接点に介入していかなくてはならない。そのためには、利用者のことをよく知ろうとする姿勢が非常に大切だ。

　利用者を知るというのは、利用者を取り巻くすべてのことになるべく目を向けていくということである。広い視野で、その人その人の「生きてきた歴史」、「人間関係」、そして「今、生きている環境」に細やかに寄り添わなければ、見えてこないことは沢山ある。

　しかし、ついコミュニケーションをしている気になって、「目を向ける」ことができなくなることがある。これが、前述した「支援なのだろうか」という思いに、支援者が至る要因だと私は思っている。

　コミュニケーションとは双方向性の知覚・感情・思考の伝達手段である。双方向性になる瞬間は、作業場面の何気ない行動、言葉掛けの中などにも当然ある。そうした隠れた支援に目を向けられれば、就労支援施設での実習は、非常にやりがいのある実習になることだろう。

8. 障害者施設での実習3（相談機関）

A. 障害者施設（相談機関）とは

[1] 障害児・者への相談支援の法的根拠

障害児・者への相談支援は、障害者総合支援法（2013〔平成25〕年）における「基本相談支援」「計画相談支援」「地域相談支援」、および、児童福祉法における「児童相談所における障害相談」「障害児相談支援」を中心に実施されている。加えて、身体障害者福祉法、知的障害者福祉法、精神障害者保健福祉法、発達障害者支援法、障害者虐待防止法、障害者差別解消法等によっても障害児・者への相談支援は取り組まれている。また、社会福祉法に基づき、福祉事務所あるいは社会福祉協議会においても相談援助が行われている。

[2] 障害者への相談支援の体系

相談支援は、障害当事者のあるいは家族からの相談を受け、情報提供および助言など福祉サービスの利用を支援する。加えて、地域の相談機関として、関係機関や専門機関との連携や調整、権利擁護のための支援、社会資源の改善および開発、地域への障害理解の啓発等も求められている。そのために市町村における障害者協議会の開催や基幹相談支援センターの設置等が地域生活支援事業として規定されている。

相談支援の体系を図8-8-1にまとめた。一般的な相談である「基本相談支援」は地域生活支援事業として取り組まれている。サービス利用等計画

> **障害者協議会**
> 当事者や家族の参加も図り、関連する多職種・多業種が参加して、定期的に協議会を開催し、相談業務の課題や、社会資源や福祉サービスにかかる連絡調整などについて検討する。

> **基幹相談支援センター**
> 地域の障害者相談支援業務の中核的役割を担う機関として、総合相談・専門相談、地域移行・地域定着、権利擁護・虐待防止、地域の関係機関のネットワーク化に努める。

図8-8-1 障害者相談支援の体系

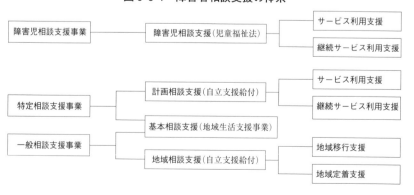

やモニタリングに関連する「計画相談支援」と、施設入所者等の地域移行や障害者の地域での生活を支援する「地域相談支援」は自立支援給付として実施されている。また「障害児相談支援事業」によって、障害児通所支援を適切に利用するための計画がたてられている。

B. 具体的な相談支援の内容

[1] 地域で生活する障害者への相談支援の内容

　障害者への相談支援とは、障害者の自立と社会参加の促進を図ることを目的に、生活に関連する心理社会的な問題に対して、相談に応じ支援していくことである。地域生活の中でニーズは多様であり、また複雑で重層的なことが多い。時に当事者も意識していないニーズが潜んでいることもある。アセスメントを丁寧に実施し、ニーズを的確に把握することが重要といえる。支援に際しては、当事者のエンパワメントをいかに引き出していくのか、環境をどのように調整していくのかなどがポイントとなる。

[2] 障害者総合支援法による相談支援事業の内容

(1) 相談支援事業（地域生活支援事業による）

①「基本相談支援」
- 福祉サービスの利用援助・社会資源を活用するための支援
- 社会生活力を高めるための支援・ピアカウンセリングに関する業務
- 専門機関の紹介に関する業務・権利擁護のために必要な援助

②成年後見制度の利用支援

③住居入居等の支援

④市町村の協議会の開催

⑤基幹相談支援センターの設置

(2)「計画相談支援」（自立支援給付による）

　障害者総合支援法の自立支援給付を受けるためには「計画相談支援」が必要となった。計画相談支援には「サービス利用支援」と「継続サービス利用支援」がある。2012（平成24）年度より、申請の前にサービス等利用計画案を作成することになった。またサービス提供事業者はサービス等利用計画と連動して個別支援計画を作成し、その後も支援に際し連携して一定期間ごとにモニタリング作業や計画の見直しを行うことになっている。

(3) 地域相談支援事業（自立支援給付による）

　施設入所者や精神科病院入院者への地域移行に関する支援サービスである「地域相談支援」には、「地域移行支援」と「地域定着支援」がある。

権利擁護
福祉サービスの利用や利用料の支払い・金銭管理等、本人が日常生活を営む上で自分の判断で適切に行うことが困難な者に対し、日常生活自立支援事業を実施する。

成年後見制度の利用支援
成年後見制度が有効と認められる者に対し、制度の利用を支援する事業。成年後見制度の申し立て経費（登記手数料、鑑定費用等）や後見人等の報酬について助成が行われる。

住居入居等の支援
一般住宅への入居を希望しているが保証人がいないなどの困難のある障害者に対し、入居に必要な調整や支援を行う。

サービス利用支援
障害者の意向や心身の状況および環境を考慮し、福祉サービス等を適切に利用できるようサービス等利用計画を作成する。

継続サービス利用支援
モニタリング作業を実施したり、計画に基づくサービスが確保されるように連絡調整を図る。

地域移行支援
障害者施設等に入所している障害者に対して、住居の確保や地域における生活に移行するための活動に関する相談、同行支援等を行う。

地域定着支援
居宅において単身または家族支援の受けられない障害者に対して、常時の連絡体制を確保し、障害の特性に起因して生じた緊急の事態等に、相談・緊急訪問・緊急対応等を行う。

C. チームアプローチと地域社会との関係

［1］事例

　緑内障により視機能が低下した 63 歳の単身男性。眼科医からの紹介。経済的な問題も発現（年金収入は 9 万円で家賃 5 万円の公団居住）。妻葬儀の借金を抱え生活苦のため引っ越しを希望するが、高齢単身男性で視覚障害もあるため転居先は見つからない。団地内で弁当とパンを購入して食べ、1 日の大半を居室内で横になって過ごしている。

［2］主な支援内容

①家庭訪問と相談支援契約

②身体障害者手帳の申請（視覚障害による 1 級認定）

③サービス等利用計画案の作成と申請（障害区分 4 級認定）

④福祉事務所に相談

　生活保護ワーカーに視覚障害のため、転居後の 1 人暮らしは困難であることを説明。限度額を超えていたが住宅扶助支給の認可。

⑤サービス等利用計画の作成および実施

　同行援護・居宅介護（介護給付）、歩行訓練、日常生活訓練の視覚障害者リハビリテーションの導入（訓練等給付）、盲人用安全つえ（補装具給付）、盲人用時計（日常生活用具給付）、眼科通院（自立支援医療給付）。

⑥自立支援費は低所得者への負担軽減措置の適用

⑦継続サービス利用計画の作成および実施

　サービス提供事業者を含む担当者間の連絡会議の開催

⑧基幹相談支援センターや市町村の協議会に出席

［3］チームアプローチおよびサポートネットワークによる　　生活支援

　本事例におけるチームアプローチは、医療、リハビリテーション、行政の生活保護・障害者福祉ワーカーが連携して取り組み、その支援にあたった。その際に社会福祉士である相談支援専門員が主に連絡・調整して支援会議を設定し、各専門性を生かすことやチーム内の合意形成や役割調整などにも努めた。

　地域社会との関係は、友人・近隣住民による声がけと手助け、民生委員の家庭訪問、盲人会によるピアカウンセリングとカラオケ会への参加、セルフ・ヘルプ・グループである中途視覚障害者友の会への参加、ガイドヘルプ・ボランティア団体による外出支援などの対応が行われた。これらの

歩行訓練
視覚障害者への歩行訓練は、地図的操作と環境認知を意味するオリエンテーションと、白杖操作技術と身体行動であるモビリティから成り立っている。

盲人用安全つえ
主に白杖のことである。白杖の機能は、シンボル・安全確保・情報提供がある。道路交通法 14 条に視覚障害者の白杖携行が規定されている。

当事者を囲むサポートネットワークにより、日々の生活が充実し、外出も増え、生き生きとした地域生活を送っている。

D. 実習生に求めること

　障害者への相談援助は、障害当事者の立場に立って実施される。そのために、ノーマライゼーション、エンパワメント、自立生活、人権尊重などの障害者福祉の理念を十分に理解しておく必要がある。相談機関での実習ということは、困難や葛藤の中にある障害者と接するということを念頭に置いておかなければならない。

　障害者相談機関実習への事前学習としては、以下の内容が求められる。

①**障害者へ向き合う姿勢**（基本的な障害者理念の理解と自分自身の障害に対する価値観や障害者への意識を認識する）

②**障害の理解**（一人ひとりの障害の状況を把握し、障害による特性を理解した上で、コミュニケーションを図り援助関係を形成する）

③**障害者福祉サービスの知識**（障害者総合支援法による体系を理解する）

④**障害者ケアマネジメントの知識**（アセスメント、ケアプランの作成と実施、モニタリングなどの一連のプロセス）

⑤**障害者ソーシャルワークの知識**（中途障害、障害受容、家族支援など）

⑥**障害に関連する専門施設・機関の基本的な情報**

⑦**実習地域の特徴と社会資源の情報などの収集**

　実習を通して障害者の生活や人生から学ぶ機会を得られることは貴重な体験といえる。いかに学習を重ね実習に臨んでも、現実の人間の存在感には圧倒される。しかしその経験の中から、障害の有無にかかわらず、いま・ここに生きている「人間」の喜びや苦しみ、優しさや温かさ、強さや脆さを感じて欲しい。そしてそれをありのままに誠実に受け止めることが、社会福祉を志す者の第一歩と考える。

＊相談援助と相談支援の用語が文中で混在しているが、根拠法の関係から用語を統一することは困難であり、内容的に実習に比重を置いている所では相談援助を、障害者への相談業務に関連する所では相談支援を用いている。

参考文献
- 藤園秀信他編『相談支援専門員ハンドブック 2008』日総研出版，2007.
- 坂本洋一『図説よくわかる障害者総合支援法（第2版）』中央法規出版，2017.
- 山崎順子・六波羅詩朗編『地域でささえる障害者の相談支援』中央法規出版，2006.
- 小澤温編『相談支援専門員のためのストレングスモデルに基づく障害者ケアマネジメントマニュアル』中央法規出版，2015.

ノーマライゼーション
normalization
障害者や高齢者など社会的に不利を負う人びとを包含するのが通常の社会であり、そのあるがままの姿で他の人びとと同等の権利を享受できるようにするという考え方・方法である。

エンパワメント
empowerment
本来の力を出しきれない状況に追いやられた人びとが、そこから脱して力を獲得していく過程。日本では1980年代から注目された。障害者ケアマネジメント検討会（1996〔平成8〕年）は「社会的に不利な状況に置かれた人びとの自己実現を目指し、サービス利用者が自分の能力や長所に気づき、自分に自信が持てるようになり、ニーズを満たすために主体的に取り組めるようになることを目指す」とした。

自立生活
自立生活とは自分の生活設計を自分で立て、自分で管理し、自ら責任をとっていく生活である。生計費が年金や生活保護であっても、介助者に着替えや食事を手伝ってもらっても、自己決定に基づく生活であれば自立生活といえる。この考え方は1960〜70年代にアメリカで発生した重度障害者が介護者を使って地域での生活を試みた自立生活運動から生まれた。1972（昭和47）年に障害者が中心になって地域生活に必要なサービスを提供する自立生活センターがバークレー市に誕生した。

コラム 実りある実習のために─先輩からの一言

相談支援事業所

　現在私が所属している部署は「相談支援事業所」と位置づけられ、障害の種別を問わず、本人・家族などからのさまざまな相談に応じ、安心した生活が営めるよう、福祉サービスや社会資源などの情報提供や助言を行う機関である。以前は同法人内の障害者支援施設において支援相談員として勤務しており、主に施設の入所者や短期入所の利用者の支援に携わっていた。実習生ならではの視点や考え方に触れることは、とても新鮮であり、つい日々の業務に追われがちな私に初心を思い返させてくれる機会でもあった。

　障害者（児）の支援は、対象者の年齢も幅広く、また障害種別もさまざまであり、加えてニーズも介護や余暇活動、仕事に関するものなど多岐に渡る。中には高齢の両親や祖父母が本人の介護をしており、家族全体を捉えた支援を考えなければならないことも少なくない。こういった状況の中で、支援に携わる者としては、まずは本人のことを「よく知る」「よくみる」ことが重要である。相手の言葉や口調、ちょっとした仕草や周囲の環境など些細なことにも関心を持ち、その人全体を理解しようとする意識を持つことが必要と感じている。私が実習生だった頃、実習課題として個別支援計画を立てる機会があったが、思うように進まずに行き詰まっていた。その際、実習指導者から「表面的に見えることだけでなく、裏側もみるようにすることが大事。『隠れた訴え』に気づこうとする意識を持つように」という言葉をもらった。それまで本人のことばかりに気が向いており、関わる周囲の人びとの意見や環境にあまり意識が向いていなかったことに気づくことができた。

　一方向からではなく、あらゆる角度から多面的に捉えることでより本人のことが見えるようになり、支援の幅が広がる。人と人、人と環境を繋ぐこと、そして、そこから支援の「輪」を作ることがソーシャルワーカーの役割である。私たちソーシャルワーカーは専門性を持って、さまざまな生活課題と向き合い、生活の質を高めるために取り組んでいる。実習はその過程を体験的に学ぶ機会である。限られた期間ではあるが、多くのことに疑問や関心を持ち、「人」としての「気持ち」や「想い」に寄り添うということについて考える実習にして欲しい。

9. 児童福祉施設での実習

A. 児童福祉施設とは

　児童福祉法に定められる施設には助産施設、乳児院、母子生活支援施設、保育所、児童厚生施設、児童養護施設、知的障害児施設、福祉型障害児入所施設、医療型障害児入所施設、福祉型児童発達支援センター、医療型児童発達支援センター、情緒障害児短期治療施設、児童自立支援施設、児童家庭支援センターがある。本項ではその中でも入所型の施設で最も施設数や利用者数の多い、児童養護施設における実習について記述する。

　児童養護施設とは児童福祉法 41 条によって定められた社会福祉施設であり、2014（平成 26）年現在、全国に 601 ヵ所の施設があり、3 万 3,000 人以上の児童が入所している。対象となるのはおおむね 2 歳から 18 歳（場合によっては 20 歳）までの児童で、保護者のいない、あるいは家庭での養育が不適切な児童を入所させ援助を提供し、併せてその自立を支援するのが主な役割である。

　入所理由の大半は、保護者や身近な大人から虐待を受けて入所するケースである。虐待が主たる要因で入所していないケースでも、その後の聞き取りなどで虐待が判明するケースも多く、実態としては児童養護施設に入所している児童のうち約 8 割程度は何らかの虐待を受けていたと思われる。被虐待児童はその後大きな後遺症を持つことが多く、こうした児童に対しては施設での生活を基盤とした心理的ケアが重要となる。

児童養護施設

B. 支援・活動の具体例

[1] 生活の支援

　児童養護施設の最も重要な支援は、施設で生活する子ども達へ安心安全な日常生活を提供し、子どもの成長と発達を支えることである。そのためには子どもが育つのに適切な生活環境が用意され、さまざまな経験と教育の機会が与えられていること、情緒的な人間関係に包まれて育まれていることがまず重要である。そうした中から子ども達自身は被虐待経験などによるダメージから回復し、自尊感情を高め、自己実現へと向かうのである。

自己実現
「こうなりたい」という目標に向け努力すること。自分自身の将来像を描けること。

［2］家族再統合に向けた支援

　2013（平成25）年に厚生労働省が行った全国調査によれば、児童養護施設で生活する子どものうち、81.7％に両親またはどちらかの親がいる。親がいながらも子どもが施設で生活しなければならない、その理由として最も多いのが、子どもが暴力をふるわれたり、必要な世話をしてもらえないなどの虐待である。前述の調査の結果でも4割弱が虐待やネグレクトを理由に措置されており、約6割に被虐待経験があるとされているが、現場の実感としてはもう少し多いかと感じる。

　しかし、このように親から虐待を受けて施設で生活することになった子ども達は、18歳の満年齢までを施設で過ごすわけではない。大半の子ども達は親のもとに戻り、家族として再出発するのである。当然、そのためには受け入れる家族が変わらなければならない。

　ただし、虐待は特別な人物や特別な環境によって起きるわけではない。人生はさまざまなことが起きる。時にそれは家族にとって思いもかけない衝撃を与える。貧困、孤立、疾病、障害や地域の問題などの要因によって家族機能に歪みが生じ、それが大きくなってきたときに、家族の中で最も弱い存在である子どもが虐待を受けるリスクが非常に高くなる。

　つまり、虐待が発生しないようにするためには、こうした家族の抱える問題一つひとつを解決していくことが必要なのである。しかしながら、家族の力だけで多くの問題を解決していくということは非常に困難であり、児童相談所をはじめとする、さまざまな機関による支援がなければ課題解決はなしえない。

　児童養護施設におけるソーシャルワークは、こうした家族に対する支援を関係諸機関と連携しつつ提供し、一度は別々の生活となった家族が、新たな再生の道を歩むための助けとなることを目標とする。

家庭支援専門相談員（ファミリーソーシャルワーカー）

　全国の児童養護施設と乳児院には家庭支援専門相談員（ファミリーソーシャルワーカー、以下FSW）が配置されており、こうした家族の再出発に向けた支援の中心となっている。具体的には施設内で支援方針の策定や評価の中心となり、家族への面接を行ったり、関係機関との協議や連携の窓口となるのが役割である。

　一方で、どうしても家族との生活が望めない子ども達も存在する。保護者が死亡していたり、重い疾病や障害がある場合、または非常に重篤な虐待（性虐待はその主たるもの）を受けている場合などである。このとき、私達は子どもの里親委託や養子縁組を推進し、新たな家族が形成されるように支援する。なぜなら、子どもの年齢が高く自立を間近に控えている場合は、施設で高校卒業（場合によっては20歳）まで生活し、そこから進

学や就職していくことも多いが、基本的に子どもは家族や家庭の中で育まれることが望ましいからである。

C. チームアプローチと地域社会との関係

チームアプローチ

　子どもが施設から家族のもとへ帰るためには、家族の問題が解決していなければならないし、家族の力量が子どもを施設に預ける前に比べて向上していなければ、虐待などの問題が再発するおそれがあるため、帰すことが難しい。しかし家族の力量を向上させると簡単に言うが、実際には非常に困難なことも多い。たとえば「収入の低い就労のため、経済的な課題がある」からといって、「すぐに収入の高い仕事に変わってもらう」ということは現実的な支援方針とは言えないし、児童養護施設が支援できる課題でもない。

　2004（平成16）年度の児童福祉法改正により、市町村は「要保護児童対策地域協議会」を開催できるようになった。これは虐待を受けた子ども達やその家族に対して、地域の福祉・教育・保健医療・警察・その他の各専門機関が参加し、協力して支援を協議する場である。地域の各専門機関がバラバラに支援を提供するのではなく、家族の課題を把握し、支援目標を共有し、同じ目標に向かってそれぞれの専門分野で役割分担を行うことで、家族機能の向上を図り、虐待などの発生を予防することができる。

要保護児童対策地域協議会

　先ほどの「収入の低い家庭」に対しては、切迫した状況であれば福祉事務所によって生活保護が受けられるように支援を行えるし、場合によっては公営住宅に優先的に入居できるような仕組みのある市町村もあるかもしれない。

　こうした課題は特別な家族だけに発生するわけではないということに注意しておかなければならない。ひとり親家庭、低所得世帯、疾病や障害のある親や子ども、家族内の不和、周囲に悩みを相談できる人がいない…こうした課題はそれほど特別な事象ではないが、それでもこれらが積みあがっていくことで家族内での課題が深刻化・重度化して、子どもが虐待を受けるなどの不適切な状況になることが現実として起きている。

　ならば、こうした課題を一つひとつ解決していけばいい。民生委員に相談相手になってもらう、親自身の病気について、保健師に相談して病院を紹介してもらう、子どものことで児童養護施設や児童相談所で悩みを話す、役所のひとり親家庭の窓口で経済的な優遇措置の申請方法を聞く……。そもそも家庭内の問題を家族だけで解決することは困難である。できないことは助けてもらえばいい。そのようにして子ども達の家庭復帰は実現に向

かうのである。

この場合に重要なのは、先ほど述べたように各支援機関同士の連携である。目標を共有し、意思の疎通と円滑なコミュニケーション、支援の役割分担、情報の共有といった点が重要となる。

D. 実習生に求めること

児童養護施設は生活施設のため、職員は子どもの発達段階に応じた養育や生活支援に必要なスキルを身に着ける必要がある。施設で生活しているからといって、標準的な家庭であれば得られるスキルや経験が施設で得られないということは本来あってはならないのではないか。それはぜいたくな品物を買い与えたり、豪華な食事をするということではなく、ひな祭りや七五三など、ごく普通の年中行事をしたり、一緒に夕飯の買い物に行ったり、たまには映画を見に行ったり、そうしたごく当たり前の生活の営みが子ども達の育みに必要なのである。実習生にはぜひ、施設の子だからという視点ではなく、1人の子どもとして見てあげて欲しい。

ケアワークではなく、自分はソーシャルワークについて学びたいのだ、という実習生もいるかもしれないが、それは間違いである。

児童養護施設のソーシャルワーカーが取り扱うのは子どもの養育についての課題である。生活場面における子どもの養育経験なくして、どうして育児を語れようか、保護者に共感できようか。

児童養護施設で生活する児童のうち知的障害や ADHD などの「障害等あり」とされるのは 28.5％ である。その親が虐待行為をしてしまったのは、その子の特性に適した養育方法がわからなかったということも考えられる。生活面や学習面などのアセスメントを十分に行い、どういった部分に養育上の困難性があるのかを身を持って理解することが重要である。

実際にケアワーク実習をしてみると「思っていたほど自分がうまく子どもと関われない」ことに気づくだろう。そして1日の実習の終わりにぐったりと疲れ切ってしまうこともあるかもしれない。一方でソーシャルワーカーとしては、保護者に対して 24 時間、365 日、家庭という密室の中で適切な方法で子どもと接することを求めるのである。保護者に共感しエンパワメントすることや、子どもの思いを知りアドボカシーするために生活を共にすることは非常に大切な支援である。

何よりも子どもと共に過ごす時間には喜びがあり発見がある。時に反抗的であるなど悩まされることもあるかと思うが、楽しみながら自分自身を成長させていってほしいと思う。

実習生から職員の立場へ―先輩からの一言

　私は、児童養護施設で23日間の相談援助実習を行った。その経験を踏まえ、児童養護施設で実習する上での心構えを述べたい。

　まず、児童養護施設で実習をする人なら誰もが経験するともいえるのが子どもたちの「試し行動」である。これは、子ども一人ひとりが、自分をどの程度受け止めてくれるのか、この人は安心できる人なのか等を見極めるために、意図的に相手を困らせるような行動をとることを言う。その「試し行動」は子ども一人ひとりによって表現が異なる。思えば、筆者も実習生の時、叩く等の乱暴な試し行動をする子どもに悩まされた。実習生は、その行動に、当初は戸惑いや不安、時には苛立ちや悲しみを覚えることもあるかもしれない。

　しかし、子どもの立場に立って考えてほしい。まったく見知らぬ学生が実習生という立場で目の前に現れ、短期間であれ共に生活をすることになるのである。特に関係形成の導入の時期においては、実習生ばかりではなく、子どもたちも「不安」なのである。

　このような「不安」と「不安」が絡み合う中で、一人ひとりの子どもに合った対応ができるように理解を深められるよう取り組むことが大切となる。また、子どもたちの「試し行動」が度を越しているような場合には、実習生の立場でやさしく論すだけではなく、援助者として、時には毅然とした態度で「いけないことはいけない」「その行為を受けて、どういう気持ちになったのか」をはっきりと伝える必要がある。子どもは、真剣に大人が向き合えば必ず応えてくれるものである。子ども自身を尊重し、先入観を持たず、まずは子ども一人ひとりのありのままを受け止めることが必要となる。そして、性格や個性を探り、知り、そして、さまざまな反応に気づく、そのような関わりが求められるのではなかろうか。

　私は今、実習がきっかけとなり児童養護施設で勤務している。子どもたちは、何気ない日常の中で1日1日小さな成長を遂げている。現在、幼児を担当しているが、言葉数が増えたり、着替えが一人でできるようになったり、休み明けに出会う子どもたちの少しばかりの変化が、私のやりがい、幸せともなっている。

　実習は今まで座学で学んできた知識や経験を実際の現場で試すことのできる貴重な機会である。わからないことがあればすぐに質問する等、失敗を恐れずに目標を持って、常に主体的に取り組んでほしい。

10. 児童相談所での実習

A. 児童相談所とは

［1］目的

　児童相談所は、市町村と適切な役割分担・連携を図りつつ、子どもに関する家庭その他からの相談に応じ、子どもが有する問題または子どもの真のニーズ、子どもの置かれた環境の状況などを的確に捉え、個々の子どもや家庭に最も効果的な援助を行い、もって子どもの福祉を図るとともに、その権利を擁護することを目的とする行政機関である。すべての子どもが心身ともに健やかに育ち、その持てる力を最大限に発揮することができるよう子どもおよびその家庭などを援助するため、常に子どもの最善の利益を考慮し、援助活動を展開していくことが必要である。

［2］設置

　児童相談所は、その任務、性格に鑑み、都道府県（指定都市を含む）に設置義務が課されている。また、2004（平成16）年児童福祉法改正法により、2006（平成18）年4月からは、中核市程度の人口規模（30万人以上）を有する市を念頭に、政令で指定する市（児童相談所設置市）も、児童相談所を設置することができることとされた。さらに、2016（平成28）年児童福祉法改正により、2017（平成29）年4月より政令で定める特別区も児童相談所を設置することが可能となった。

［3］機能・役割

（1）市町村援助機能

　市町村による児童家庭相談への対応について、市町村相互間の連絡調整、市町村に対する情報の提供その他必要な援助を行う。

（2）相談機能

　子どもに関する家庭その他からの相談のうち、専門的な知識および技術を必要とするものについて、必要に応じて子どもの家庭、地域状況、生活歴や発達、性格、行動などについて専門的な角度から総合的に調査、診断、判定（総合診断）し、それに基づいて援助指針を定め、自らまたは関係機関などを活用し一貫した子どもの援助を行う。

子どもの最善の利益
国連の子どもの権利条約では、その3条に「児童に関するすべての措置をとるに当たっては、公的若しくは私的な社会福祉施設、裁判所、行政当局又は立法機関のいずれによって行われるものであっても、児童の最善の利益が主として考慮されるものとする」と規定している。

(3) 一時保護機能

必要に応じて子どもを家庭から離して一時保護する。

(4) 措置機能

子どもまたはその保護者を児童福祉司、児童委員（主任児童委員を含む）、児童家庭支援センターなどに指導させ、または子どもを児童福祉施設、指定医療機関に入所させ、または里親に委託する。

その他、児童相談所は地域の必要に応じ、子どもや家庭に対する相談援助活動の総合的企画およびその実施を行う機関として、家庭、地域における児童養育を支援する活動を積極的に展開するとともに、地域における各機関が相互の役割や業務の内容などについて正しく理解し、子どもや家庭の問題に対し共通の認識のもとに一体的な援助活動が行えるよう、市町村とともに関係機関のネットワーク化を推進する。

[4] 近年の動向

2015（平成27）年度中に児童相談所が対応した相談件数は43万9,200件である。これを相談の種類別にみると、「障害相談」が18万5,283件（相談件数の42.2％）と最も多く、次いで「養護相談」が16万2,119件（同36.9％）、「育成相談」が4万9,978件（同11.4％）となっている。また、2015（平成27）年度中の「児童虐待相談の対応件数」は10万3,286件で、前年度に比べ1万4,355件（前年度比16.1％）増加している。これを相談種別にみると、「心理的虐待」が4万8,700件と最も多く、次いで「身体的虐待」が2万8,621件となっている。また、主な虐待者別にみると「実母」が50.8％と最も多く、次いで「実父」36.3％となっている。さらに、被虐待者の年齢別にみると「小学生」が3万5,800件、「3歳〜学齢前」が2万3,735件、「0〜3歳未満」が2万324件となっている。

増加の一途をたどる相談件数だが、これは児童福祉に対する意識が高まっていることの裏返しと捉えることもできる。現在受理している相談を氷山の一角と捉え、今後も相談ニーズを掘り起こすとともに、それに適切に対応するための施設や人員の拡充、そして深刻化を防ぐ早期発見・早期対応・予防が課題である。

児童虐待
児童虐待への対応は、児童相談所及び市町村にその役割が課されているが、専門的な相談・支援体制を有する機関としての児童相談所の役割は大きい。

B. 支援・活動の具体例

[1] 連絡調整

児童家庭支援について、効果的な援助の実施を図るには、地域における

要保護児童
保護者のない児童又は保護者による監護が不適当であると認められる児童。

緊急保護
子どもの行動が自己または他人の生命、身体、財産に危害を及ぼしもしくはそのおそれがある場合や一定の重大事件に係る触法少年等も実施される。

行動観察
適切かつ具体的な援助指針を定めるために、一時保護による十分な行動観察、生活指導等を行う必要がある場合に行われる。

短期入所指導
短期間の心理療法、カウンセリング、生活指導等が有効であると判断される場合であって、地理的に遠隔又は子供の性格、環境等の条件により、他の方法による援助が困難又は不適当であると判断される場合に行われる。

親権喪失宣告
児童福祉法33条の6では「児童又は児童以外の満20歳に満たない者（次条及び第33条の8において「児童等」という。）の親権者が、その親権を濫用し、又は著しく不行跡であるときは、民法（明治29年法律第89号）第834条の規定による親権喪失の宣告の請求は、同条に定める者のほか、児童相談所長も、これを行うことができる」と規定されている。

未成年後見人
「未成年者に対して親権を行う者がないとき、又は親権を行う者が管理権を有しないとき」（民法838条）、家庭裁判所は、15歳以上の未成年被後見人、未成年被後見人の親族、その他の利害関係人による申立により、未成年後見人を選任する。

関係機関がネットワークを形成し、相互に役割分担しながら一体となって援助活動を行うことが重要である。児童相談所は、児童福祉の中核的専門機関として、市町村における要保護児童対策地域協議会の設置や運営を支援するなど、関係機関などの連携に基づく地域援助活動の展開に向けて、市町村とともに中心的な役割を果たす。

［2］相談

従来は、あらゆる児童家庭相談について児童相談所が対応することとされてきたが、近年、児童虐待相談などの急増により、緊急かつより高度な専門的対応が求められる一方で、育児不安などを背景に、身近な子育て相談ニーズも増大しており、こうした幅広い相談すべてを児童相談所のみが受けとめることは必ずしも効率的ではなく、市町村をはじめ多様な機関によるきめ細やかな対応が求められている。こうした状況を踏まえ、児童相談所の体制強化が図られ、弁護士の配置、児童心理司・保健師等の配置、主任児童福祉司の配置、児童福祉司の配置標準の見直し等が行われている。

［3］判定・診断

子どもおよびその家庭につき、必要な調査並びに医学的、心理学的、教育学的、社会学的および精神保健上の判定を行う。

［4］指導・措置

子どもおよびその保護者につき、上記の調査または判定に基づいて必要な指導を行う。また、必要に応じて子どもを児童福祉施設、指定医療機関に入所、または里親に委託する。

［5］一時保護

児童福祉の立場から、生命や福祉を損なうおそれがある場合や健全な育成が妨げられている場合などに、児童を一時保護し児童の「安全・安心・安定」を図る。棄児（きじ）、迷子、虐待などによる「緊急保護」、支援方法を定めるための「行動観察」、短期間の心理的治療や生活指導を行う「短期入所指導」の3つの役割がある。

［6］民法上の権限

親権者の親権喪失および親権停止の請求、未成年後見人選任および解任の請求を家庭裁判所に対して行うことができる。

C. チームアプローチと地域社会との関係

[1] チームアプローチ

　児童相談所の主な職種は、「相談・指導部門」として相談員と児童福祉司、「診断・判定部門」として児童心理司、「一時保護部門」として児童指導員である。1つの事例に対して、それぞれの職種がそれぞれの専門性を活かしてアプローチし、原則として週1回定例的に開催される援助方針会議にて最も効果的な援助指針について多角的・重層的に検討を行う。援助の決定に当たっては、特別な場合を除き、子どもや保護者の意向を尊重するとともに、子どもの最善の利益の確保に努める。

[2] 地域社会との関係

　子どもや家庭をめぐる問題は複雑・多様化しており、問題が深刻化する前の早期発見・早期対応、子どもや家庭に対するきめ細かな支援が重要となっている。そのためには、児童相談所の有する機能などの他、福祉事務所、知的障害者更生相談所、身体障害者更生相談所、児童福祉施設、児童委員、児童家庭支援センターなど福祉分野の機関のみならず、保健所、精神保健福祉センター、市町村保健センター、家庭裁判所、学校、教育委員会、警察、病院、人権擁護委員、民間団体など種々の分野の機関とも連携を図るとともに、各機関とのネットワークを構築して、その活用を図ることが必要である。

　地域ネットワークの中核である市町村の「要保護児童対策地域協議会」においては、多数の関係機関の円滑な連携・協力を確保するために、①運営の中核となって関係機関相互の連携や役割分担の調整を行う機関を明確にするなどの責任体制を明確化し、②関係機関からの円滑な情報の提供を図るための個人情報保護の要請と関係機関における情報共有の関係を明確化することを趣旨としている。要保護児童対策地域協議会をもとに地域での見守り力を強化することが重要である。

　近年、子育て世代包括支援センターの法定化、市町村における支援拠点の整備、要保護児童対策地域協議会調整機関への専門職配置および研修義務付け、児童相談所設置自治体の拡大等、地域における体制強化が図られている。

児童福祉司
児童福祉司の役割としては、①子ども、保護者等から子どもの福祉に関する相談に応じること、②必要な調査、社会診断を行うこと、③子ども、保護者、関係者などに必要な支援・指導を行うこと、④子ども、保護者などの関係調整（家族療法など）を行うことなどがある。

児童心理司
児童心理司の役割としては、①子ども、保護者などの相談に応じ、診断面接、心理検査、観察などによって子ども、保護者などに対し心理診断を行うこと、②子ども、保護者、関係者等に心理療法、カウンセリング、助言指導等の指導を行うことなどがある。

児童指導員
児童指導員の役割としては、①一時保護している子どもの生活指導、学習指導、行動観察、行動診断、緊急時の対応等一時保護業務全般に関すること、②児童福祉司や児童心理司などと連携して子どもや保護者等への指導を行うことなどがある。

要保護児童対策地域協議会
要保護児童対策地域協議会は、児童福祉法25条の2において「地方公共団体は、単独で又は共同して、要保護児童の適切な保護を図るため、関係機関、関係団体及び児童の福祉に関連する職務に従事する者その他の関係者（以下「関係機関等」という。）により構成される要保護児童対策地域協議会（以下「協議会」という。）を置くよう努めなければならない」と規定されている。

D. 実習生に求めること

［1］ 守秘義務

　実習中に知りえた情報は決して児童相談所以外に漏らさないということが最も重要である。児童相談所は子どもを守る最後の砦として一時保護や親子分離といった強力な行政権限が与えられた行政機関であり、その判断は、これを誤れば、子どもの命を奪うことにもつながりかねない極めて重大なものである。つまり、扱っている個人情報は極めて重大な意味を持つのである。

［2］ 高い倫理意識と意欲

　児童福祉に関する相談業務に携わる職員には、子どもの健全育成、子どもの権利擁護をその役割として、要保護児童やその保護者などに対して、援助に必要な専門的態度、知識技術をもって対応し、一定の効果を上げることが期待されている。その援助の実際にふれる以上、実習生の立場であっても高い倫理意識と意欲が求められる。

［3］ 受容的態度

　ここでいう受容とは、子どもやその保護者に対してのものだけではない。子どもを取り巻く現実的な環境の受容、そしてそれに直面したときの自己の受容を含むものである。児童家庭相談の内容は実に多様性を極めており、中には、自らの経験や想像の範囲を超えるものがあることも少なくない。どのような事例であろうとまず受容した上で、毅然として援助をしていくことも、児童相談所職員の専門性に含まれる。

［4］ 子どもの最善の利益

　チームアプローチや各種関係機関との連携など多角的・重層的な援助を検討、もしくは行っていると、しばしば「本当に大切なもの」が見失われることがある。本当に大切なものとは、もちろん子どもの最善の利益である。連携をとることや子どもやその保護者の意見を尊重することばかりに気をとられるのではなく、中長期的な子どもの最善の利益を冷静に見つめる視点が必要である。

※本節の作成に際しては、横須賀市児童相談所・中村圭輔氏よりご協力をいただいた。
　ここに記して感謝したい。

児童相談所実習において大切なこと——先輩からの一言

　実習中にいただいた助言で、今でも常に意識している言葉は「そうぞうせい」である。相談援助にあたる専門職は、専門性や価値・倫理だけでなく、「想像性」と「創造性」を持って支援にあたる必要があり、子どもを対象とする場合、それらはより重要になる。

　児童相談所での実習内容は、児童相談所内での多職種からの講義、処遇会議・カンファレンスの陪席や、児童福祉司の外出同行などである。児童福祉施設などに入所処遇となっている児童の面接の他、虐待通報をした保育園や小学校での聞き取り、通報された親との面接、虐待をした親や、在宅で重度障害児を養育している家庭への継続訪問、子ども家庭支援センターでの育児プログラムなど、さまざまな現場に足を運ぶ。直接ケースに触れる機会も多い。

　いずれの場面でも言えることは、（子どもでも親でも）相手は非常に警戒あるいは緊張しているということである。その場面に立ち会うことを認められるには、実習生であっても専門職としての倫理や姿勢を意識し、専門職の実習生として立ち会う意味を考える必要がある。また、「何か問題がある」という先入観で接すると、目の前にいる対象者を歪めて捉えたり、相手に余計な緊張を与えるおそれがある。したがって、まずは相手が安心して相談できる場面をつくることが重要であり、受容的な態度や支援する立場であることを示しながら、柔軟かつ冷静にケースを見つめることが大切である。

　また、子どもの視線や些細な言動・行動などからはさまざまなサインやヒントが発せられていることが多いので、アンテナを張ってよく「みる」ということも重要である。それらに気づき、その真意や家庭の状況を想像し、真のニーズを確かめることによって、その後の生活や処遇はより具体的にイメージされ、支援が創造されるのである。

　子どもや家庭を取り巻く環境に潜在する問題が多様化している今日、相談の入り口となる児童相談所には、複雑な相談ケースが寄せられる。そこで出会う対象者やその支援体制を理解するためには、事前学習として、児童福祉施設の概況、児童・障害・社会保障などに関する法制度はもちろん、発達心理や、精神保健など幅広い関連知識が必要である。それらを習得したうえで、対象者や支援者、支援の実際を正しく理解し、「自分だったらどのように支援するか」ということを考えながらかかわれば、実習の意義はより深まるはずである。

11. 婦人・寡婦の福祉施設での実習

A. 婦人保護施設とは

[1] 法的根拠および目的

婦人保護施設は、1956（昭和31）年制定の「売春防止法」を根拠法とした日本で唯一女性のみを対象とした公的施設である。同法第4章「保護更生」に婦人保護事業が規定され、婦人保護施設は、婦人保護事業の3本柱の1つとしてその役割を担う。売春防止法に続き、現在はさらに2001（平成13）年「配偶者からの暴力の防止及び被害者の保護等に関する法律（DV防止法）」、2005（平成17）年「人身取引対策行動計画」、2012（平成24）年「ストーカー規制法」に基づく支援も行う。都道府県による任意設置であり、2017（平成29）年現在、全国に47ヵ所設置されている。

売春防止法は「売春を行うおそれのある女子（要保護女子）」を「保護更生」させることを目的とする。しかし、現在は対象者が拡大され、暴力や性暴力被害、家庭環境の破綻（虐待やDV等による家族関係不和）や居所の喪失、疾病や障害（知的・精神）、貧困問題、アディクション等、様々な課題が複合的に重なり社会生活を営むことが困難な女性への「保護及び自立支援」が主たる目的となっている。他法・他施策の対象とならないあらゆる女性を受け入れており、入所期限の規定はない。

[2] 現状と課題

時代の流れとともに女性の抱える困難や支援ニーズ、社会的価値観は大きく変容してきた。婦人保護施設では多様で複雑な問題を抱える女性を受け入れており、支援者には多くの知識や高い技術を含む専門性が必要となる。また、施設には利用者を守る保護機能と、一方で利用者の地域生活移行を支援する2つの異なる機能を有し、保護機能を保ちながらのソーシャルアクションが求められている。

しかし、制定60年を迎えた売春防止法は、長きにわたり対象者の拡大が行われるのみで抜本的改正はなされていない。女性の人権や権利擁護の視点が欠落していると同時に、制度政策、施設設備、支援体制等は不十分なままであり、規定されている機能と現状には大きな乖離が生じている。現行での支援はすでに限界を迎えていると言える。

売春防止法
国家が売春を認めていた公娼制度を廃止し、売春防止を目的に制定された法律。これにより婦人保護事業が確立。

婦人保護事業の3本柱
婦人相談所・婦人相談員・婦人保護施設の3機能を指す。

配偶者からの暴力の防止および被害者の保護等に関する法律（DV防止法）

人身取引対策行動計画

ストーカー規制法

アディクション
Addiction
嗜癖。

ソーシャルアクション
社会福祉制度やサービスの新設・改善を目的とし、行政機関やその他関係機関への働きかけを行うこと。ソーシャルワークにおける支援方法の一つ。

B. 支援・活動の具体例

[1] 支援の流れ

　婦人保護施設入所のための相談窓口は福祉事務所である。福祉事務所経由で婦人相談所に保護となり、本人の状況から婦人保護施設での支援が相当と判断された場合に、婦人相談所（都道府県）の措置により入所となる。

[2] 支援内容

　施設では、安心・安全な生活を送る中でさまざまな問題解決や被害からの回復を目指し、一人ひとりに合った自立に向けての準備を行う。その際、利用者の主体性や個別性を重視し、その人のもつ力や課題を十分考慮しながら支援を行う。支援内容は、以下の通り多岐にわたる。

- 日常生活支援（衣食住の提供・生活リズムの安定・ADL 獲得…）
- 健康支援（通院・服薬管理・栄養支援・性の支援…）
- 就労および就学支援（施設内作業・求職活動支援・復学支援…）
- 金銭管理支援（債務整理・金銭管理・年金や保険手続き・税申告…）
- 家族・人間関係調整（家族親族等への連絡や関係調整・母子交流調整、離婚手続き・加害者追及対策…）
- 関係機関・各種制度利用（法律相談・犯罪被害者支援・障害者施策、生活保護申請…）

　女性のみを対象とする施設として性的搾取や性暴力を含めた暴力被害者支援、リプロダクティブヘルス・ライツの意識の啓発も行う。また、入所中の支援に留まらず、地域生活移行支援や退所者自立生活援助事業によるアフターケア等、切れ目のない支援も行い、婦人保護施設特有の機能と言える。以下では、事例を通じて婦人保護施設の支援について述べていく。

> **事例** 婦人保護施設における多様な支援

　氏名：Ａさん（32 歳）

　家族：長男（11 歳）・長女（10 歳）　＊児童養護施設入所中

　障害：軽度知的障害（療育手帳 4 度）

　通院：精神科・内科・婦人科

　入所理由：夫からの暴力・心身の不安定による養育困難・経済的困窮

(1) 生活歴・入所に至る背景

　Ａが 5 歳のときに父が交通事故で他界。8 歳のときに母が内縁の夫Ｂと知り合い同居生活が始まると、母はＢとともに身体的・心理的虐待を行

生活保護
婦人保護施設において、就労が困難であったり、年金等の受給がなく収入の確保ができない場合、生活保護の医療扶助のみ受けることが可能。

リプロダクティブヘルス・ライツ
女性が身体的・精神的・社会的な健康を維持し、子どもを産むかどうか、いつ、どれくらいの間隔で出産するかなどについて選択し、自ら決定する権利。1994 年の国連会議にて国際的承認を受けた考え方。

地域生活移行支援
施設生活から地域生活に移行するための、生活スキル取得のための支援。

退所者自立生活援助事業
施設退所者が、地域社会で安定した自立生活を継続できるよう支援するアフターケア事業。

児童養護施設
児童福祉法を根拠法とする児童福祉施設。さまざまな理由により家庭での養育が困難な場合、児童相談所の判断により入所が決定する。婦人保護施設では、児童養護施設出身者の利用が増えている。

うようになった。さらにAが中学に入ると、BがAの布団に忍び込み身体を触るという行為がたびたび行われるようになり、Aが高校生になるまで続いた。

家に居場所はなく、高校を中退し、家出をして飲食店で働いた。20歳のときに客として知り合った男性と同棲して間もなく妊娠。長男の出産を機に結婚し、翌年には長女を出産した。夫は当初は優しかったが、次第に働かなくなり、長女の出産を境にAへの暴力が始まった。育児にも非協力的で、ギャンブルに生活費をつぎ込むようになったことから、Aが夜間、性風俗で働くことで何とか生活を維持してきた。しかし、Aはパニック症状を起こして心身ともに不安定となり、やがて養育困難となる。ある日、夫に激しい暴力を振るわれ、Aは警察に相談、子ども達は児童相談所の一時保護を経て児童養護施設へ入所となる。Aも福祉事務所へと繋がり、まずは本人の身体の回復とともに心の安定を図ることが必要であるとの理由から婦人保護施設入所となった。Aは夫との離婚を希望している。

(2) 入所後の生活と支援

職員がていねいにインテークを行い、Aの生活歴や現在の状況を整理。その後、Aと担当職員で支援目標である個別支援計画を作成した。まずは自身の心身を安定させ生活基盤を整えていくことを第一とし、施設内就労に取り組みながら外勤を目指すこととなった。

①健康支援（医療・栄養）

暴力被害による後遺症から、不眠、悪夢、食欲の低下等がみられ、精神科と内科の受診を勧める。医師に自身の状態をうまく伝えられないため、支援員が同行し代弁することで医師と連携し、継続的な受診と服薬管理、健康回復ための支援を行った。施設内でも、支援員・栄養士・看護師とで健康状態の共有を行い、健康面をサポートした。

②健康支援（性）

Aには入所当初性感染症があり、婦人科にて治療を行う。しかし、本人は性感染症の自覚や身体に関する知識が乏しく、施設看護師が知識を伝えることで理解を促していった。その中でAは、性風俗経験が自分の健康を脅かすものであることを認識していった。

③就労支援

就労意欲はあるものの就職しても続かず、生活場面でも金銭管理や読み書きにつまずく様子が見られたことから、療育手帳の取得についてAと話し合う。当初は手帳取得に抵抗があったため、メリット・デメリットを説明し、時間をかけて検討を行った。その後本人の意思で取得に至り、障害者雇用に繋がる。現在は職場の上司、ハローワーク職員や施設担当者で

児童相談所
児童福祉法に基づく児童福祉の専門機関。相談業務の他、一時保護、判定等さまざまな機能をもつ。

施設内就労
婦人保護施設では、就労が困難、またはステップが必要な利用者のために、施設内に作業室を保有している。生活費の支給がないため、施設内就労で収入を得ることになる。

療育手帳
知的障害者（児）の保護および自立更生の援助を図るとともに知的障害者（児）に対する社会の理解と協力を深めるため交付される手帳。各種福祉サービスを受けるために必要となるもの。

障害者雇用
就労が困難な障害者の就労促進のために作られた制度。企業には一定割合の障害者を雇用することが義務づけられている。

連携・協力しながらAの就労継続を支援している。

④心理的支援

　少しずつ職員との信頼関係が構築されてきた中で、Aより性被害の体験が語られるようになる。加害者のBに「誰にも言うな」と脅され誰にも助けを求めることができなかったが、施設にて安心した生活を取り戻し、信頼できる支援者を得たことで初めて話すことができた。それには実に2年の月日を要した。その後も、本人の希望で定期的な心理面接を行っている。

⑤母子関係調整

　子への愛情はあるが、本人の精神状態や養育への不安があり、交流内容については児童相談所・児童養護施設とも相談をし、時に担当職員も同行しながら交流を進めている。

⑥離婚手続き

　Aは夫との離婚を希望し、法テラスに相談。弁護士を通じて離婚が成立した。難しい法制度の説明や書類提出があり、必要に応じて担当職員が同行して進めた。

法テラス
日本司法支援センター。国が設立した法的問題解決のための総合案内所。

（3）その後の経過

　就労が安定するようになり、地域生活を考えていく段階となった。Aの自立への不安は大きかったが、ステップハウスでの単身生活の練習や、退所後の支援制度（退所者自立生活援助事業）について伝えると、少しずつ退所を前向きに考えられるようになる。

ステップハウス
退所後の自立生活支援の一環として、施設の近隣のアパート等を利用し、地域生活に近いかたちで生活体験を行う場。

C. チームアプローチと地域社会との関係

　婦人保護施設の対象者や支援内容は多岐にわたり、その支援において、専門職や関係機関との連携は不可欠である。利用者のもつ課題を多角的に捉えて支援目標を立て、より有効な形でのチームアプローチを目指していくことになるが、支援には大きく、施設内におけるものと、施設外の関係機関等によるものの2つがある。

　婦人保護施設の職員構成は、施設長、事務、支援員、心理治療職員、看護師、栄養士・調理員である。事例に挙げたように、施設内での利用者支援は支援員のみで行うのではなく、各専門職の専門性や機能を発揮しながら行うチームアプローチを取り入れている。長期的・継続的支援が可能な施設だからこそ見えてくるものや、アプローチのしやすさ等があり、婦人保護施設の大きな特徴と言える。

　他方、関係機関によるチームアプローチでは、施設が関係機関や外部資

源とともに利用者支援に向けて協働する。必要に応じて同行支援や関係者でのカンファレンス等も実施する。Aの場合、医療関係者、就労支援関係者、子の関係機関などがこれにあたり、さらに、退所後の生活も見据え、福祉事務所障害福祉課担当や地域の保健師によるフォロー、精神科での心理的ケアの導入なども検討していくことになる。

個々の状況により、関わる専門職・機関やアプローチ方法は異なるため、本人とチームとで必要性や役割を吟味しながら支援を行う。チームでアプローチをすることで、複合的かつ個別性の高い課題への支援も可能となる。

婦人保護施設は施設数が極めて少なく、また、施設の性質上、施設理解を得るための活動が積極的に行われてこなかったという歴史的背景から、福祉や医療関係者、地域からの理解はまだまだ浅い。施設や施設利用者の理解を広く地域社会に発信していくアドボケイト機能もわれわれ支援者には求められている。

アドボケイト
advocate
代弁者。さまざまな理由により権利表明ができない状況にある人に代わって、その権利を代弁すること。

D. 実習生に求めること

婦人保護施設を利用する女性は特別な女性ではなく、誰もが利用者になり得ると、多くの実習生が感じていく。利用者の抱える問題は本人だけの問題ではなく、家族環境やひいては社会の問題である。利用者の「背景」にも目を向け、社会的な問題として女性問題があることを念頭に置きながら実習に臨んでいただきたい。

過酷な境遇におかれてきた利用者と出会い、利用者の抱える生きにくさや社会の現実を目の当たりにすると、実習生自身大きな衝撃を受け、実習への自信をなくしてしまうことも起こり得る。しかし、自分の感情や傾向と向き合うことは、利用者と向き合う上で必要な作業となる。施設における支援を学びながら自己覚知も深めていけるといい。

また、多くの知識や高い技術さえあれば良い支援ができる、ということではない。支援者は、専門職であるとともに生活の一部をともにする生活者であり、利用者を尊重し寄り添っていく姿勢が求められる。利用者の様子や支援者の姿勢から、その様子についてもぜひ学んでいただきたい。

婦人保護施設の根拠法が売春防止法であることに照らしながら、制度の見直しや地域社会への働きかけの必要性、支援者の想いや葛藤、利用者の置かれている現状等への理解を深めることも重要な視点である。実習中、観察・行動・考察を積極的に行いながら、施設や支援者の役割、必要なソーシャルスキルやアプローチなど、多くの実りを得ていっていただきたい。

コラム 婦人保護施設の実習で学んだこと―先輩からの一言

　婦人保護施設で実習を行ったことは、私の福祉に対する考え方を大きく変えた。利用者や支援者と関わることで、施設の機能や役割という知識以上のものを得ることができた。

　実習前は、婦人保護施設というなじみのない名前に、どのような場所で実習を行うのか不安だった。しかし、いざ実習が始まると、心配は無用であると知った。

　オリエンテーションで、この施設の根拠法が売春防止法であることを学び、児童福祉法を根拠法にもつ母子生活支援施設とは存在意義が異なる施設であることを知った。婦人保護施設には、さまざまな入所背景を持つ利用者がいた。その中には、国籍のない人や、誕生日の不明な人もいた。想像を絶する現実に戸惑うばかりであった。しかし、実習を行う中で気づいたことは、入所理由はさまざまであるが、周りの援助により、一女性として普通に生活しているということであった。

　支援者は、日々変化する利用者のニーズにいち早く気づき、支援に繋げていた。また、施設の中で大切な存在であると利用者に感じてもらえるよう常に働きかけを行っていた。

　限られた実習期間の中で、利用者と早く信頼関係を築かなければと焦ってしまうことがある。そんなとき、こちらから話しかけるばかりではなく、利用者が話したいと思うまで待つことで、利用者の本音が聞きだせるかもしれない。さらに、利用者の立場だったらどう思うかを意識することで、その後の関わり方に変化が生じる。そうすることが、利用者の新たな一面を知るきっかけになると思う。

　実習生にしか感じることができないことがたくさんあると思う。この感覚を大切にし、支援者の援助を行う上で意識していることや、関わり方などをよく観察する。この積み重ねを行うことが実習で大切なことだと思う。

　実習は、机上では学べない知識が得られる貴重な機会である。利用者と同じ作業をし、たくさん会話をして、施設の現状について学んで欲しい。そして、そのことは将来必ず役立つことになると思う。

12. 医療機関での実習

A. 医療機関とは

医療法
昭和23年法律第205号。

　医療機関とは医療法に規定する病院および診療所である。ゆえに医療機関は、社会福祉士が相談援助実習を行う機関としては、介護保険法・社会福祉法などの社会福祉による法定根拠を持たず、介護老人福祉施設、地域包括支援センターなどの社会福祉機関における実習とは異なる側面を持つ実習となる。

　具体的に言えば、医療機関の対象者は病気が原因で来院した患者・家族である。また医療機関に従事する職員のほとんどは医療職種による専門家であり、社会福祉をバックボーンに持つ専門職は医療機関においては少数集団である。ゆえに医療機関は、生活問題を取り扱う社会福祉の機関とは異なり、病気を治すことを目的とした場所であることを理解しなければならない。

　また医療機関は、度重なる医療法改正により機能分化がなされている。患者の病気の発症とその回復過程や後遺障害の程度によって、受診・入院する医療機関が異なるのである[1][2]。

高度急性期病院

急性期病院

回復期病院

慢性期病院

診療所

医療機関

　高度急性期病院は、その医療機関でしか治療できない高度な専門技術を要する場合に受診・入院するのが一般的である。急性期病院は患者が緊急を要する症状の際に、救急に受診し必要に応じて入院する。回復期病院は、急性期での検査・手術・投薬の治療は終了したが、発症が原因で後遺障害が残り、その残存機能の回復を目的とした患者が入院の対象となる。慢性期病院は病気の発症、あるいは老化のため常時介護が必要な患者で、自宅での介護が困難な患者が入院対象となる。診療所は常時在宅で療養・介護が必要な患者が受診・入院・訪問診療の対象となる。この他に癌、感染症、緩和ケア、小児、療育、難病、透析など特定の疾患や分野に特化した医療機関がある。

医療ソーシャルワーカー
MSW: Medical Social
Worker

　以上のような各医療機関に医療ソーシャルワーカー（以下、MSW）が従事している。MSW は、それぞれの機関の持つ組織の特徴の中で、患者や家族の抱える生活の問題とその解決方法について、相談支援や連絡調整などの業務を通して、社会福祉的な立場からの支援を行っている。個別のケースから患者や家族の問題解決方法を教わることが第1だが、現場では、

MSW の所属する各医療機関のニーズ、地域のニーズとそれを取り巻く社会制度や政策について個別にアセスメントし、介入方法を検討することが求められる[3]。

アセスメント
assessment
事前評価。

B. 支援・活動の具体例

MSW の支援・活動の範囲は従事する組織や地域によっても異なる。また病気によって生じる患者や家族の生活問題や、それに対する MSW の介入方法も多岐にわたり、すべてを本節で解説することは困難である。そのため MSW が担う典型的な例について、下記に解説することにする。

[1] MSW の業務範囲

医療機関におけるソーシャルワーク業務は「医療ソーシャルワーカー業務指針」（以下、業務指針）とソーシャルワーカーの倫理綱領に沿う業務の遂行が望ましい。

業務指針では、MSW の業務の範囲は、

①経済的問題の解決、調整援助

②療養中の心理的・社会的問題の解決、調整援助

③受診・受療援助

④退院（社会復帰）援助

⑤地域活動

としている[4]。

医療ソーシャルワーカー
業務指針

ソーシャルワーカーの倫
理綱領
➡ p.17 第 2 章参照。

[2] 医療機関ごとの業務の違い

大学病院や救急指定病院では、患者が安心して急性期の治療に専念できる環境が必須である。そのためにまず、経済的不安の解決が患者と医療機関双方に対して求められる。患者が救急搬送され、何らかの理由で医療費の支払いが困難なとき、あるいは病気が原因で就労できずに生活費の捻出が困難な場合の支援である。

また治療上や病名告知などによって生じる不安に対して、心理的問題解決の支援を求められる場合もある。さらに昨今では患者・家族の権利意識が向上しており、医療不信や苦情などに対する介入も重要な仕事である。単身・高齢者世帯の増加や家族・親族関係の希薄化により、病院に救急搬送された患者の身元保証人が不在というケースもしばしば起こる[5]。患者の家族機能の代替や権利擁護を社会的にどう保障していくかは、今後の課題である。

ADL: Activities of Daily
Living
日常生活動作

転院支援

退院支援

受診・受療援助

復職・就労支援

そして患者が急性期の治療を終え、医学的には退院可能だが後遺障害によってADLが低下し、要介護状態になった場合のリハビリテーションや長期療養目的の転院や、在宅で家族が介護するために支援体制を構築する自宅への退院支援も、MSWが業務の中心を担っている。

回復期リハビリテーション病棟、地域包括ケア病棟を有する病院では、急性期病院のMSWや患者の家族からの入院相談という受診・受療援助によって、患者が安心して入院できるよう支援するところから始まる。時にはリハビリテーション中の患者・家族の心理的負担の軽減を図り、地域社会で安心して生活できるように、介護体制やリハビリテーションの継続、復職・就労支援も行う。

療養病床を有する病院では、急性期病院のMSWや家族、地域の福祉機関からの入院相談に始まり、ADLや認知機能の低下した高齢者が、安心して療養生活を送ることができるように、患者・家族の心理的問題や時にはターミナルケアの支援も行う。

かかりつけ医、訪問診療を担う医療機関のMSWは、在宅で療養生活を継続している患者や家族の支援を主な業務としている。中でも、認知症が進行したりADLが低下した高齢者を、地域の医療・福祉機関がいかに役割分担し支援体制構築を図るかは、大きな課題となっている。ケースカンファレンスや勉強会などの地域での活動や、社会資源創出のソーシャルアクションも重要な役割の1つである。またケアマネジャーは地域の介護保険サービス機関との連絡調整業務も担っている[6]。

C. チームアプローチと地域社会との関係

[1] 連携によるニーズの発見と支援

MSWがケースに出会うのは、急性期病院の場合、医師が患者や家族の社会福祉的ニーズを発見し、MSWへ依頼する場合が多い。また看護師や受付の事務職員などが、患者や家族から医療費相談を受けたり、家族や身元保証人の不在や、虐待・DVの疑いに気づき、MSWへ連絡することもある。

病院内におけるニーズ―ソーシャルワーク支援を必要とする患者や家族―を見逃さないためには、まずMSWが病院職員との信頼関係を構築する必要がある[7]。そしてMSWが、どのように医療チームに貢献できるか、社会福祉の立場から患者やその家族を支援できるのか、その専門性について常に発信することが重要である。

さらに生活保護患者や住所不定患者が病院へ救急搬送された場合は、福祉事務所から介入の依頼が来る。あるいは認知症を抱えながら単身生活を

送る高齢者の場合は、地域包括支援センターやケアマネジャーから介入依頼や今後の方向性についての相談が来ることもある。また特定妊婦、養育困難、児童虐待やDVなどの問題を持つケースでは、保健所や児童相談所、子ども家庭支援センターから介入が依頼される。そのため院内のみならず、地域社会に対しても普段から信頼関係構築と専門性の発信が重要である。院内の各専門職の職能や問題解決方法、地域社会の関係機関の機能とそこに従事する職員のケースへの対処方法を教わることに普段から努めておくと、互いに連携をとり易いだろう[8]。

　上記に加え、患者やその家族から直接相談を受けたMSWは、まず患者あるいは家族と面接を行う。面接では、信頼関係を構築し、リソースについて情報収集を行い、精神的負担を和らげながら、患者・家族の問題解決方法・強み・ネットワークなどをアセスメントする[9]。そして援助方法をプランニングし、介入する。介入の際には、治療方針を決定する医師に対して、退院計画の提案や患者・家族の考え方や、家族・地域社会との繋がり方について情報提供を行う[10]。またケースの方向性についてカンファレンスを開く場合もある。

カンファレンス

[2]　退院と退院後の連携による支援

　退院支援は、患者や家族と医療機関の職員だけでは解決できない問題を抱えていることが多い。たとえば住所不定患者の当面の医療費・生活費の工面や宿泊場所の確保は、福祉事務所との連携が必要となる。難病を抱え人工呼吸器や胃瘻といった医療依存が高く、介護量も多い小児患者の在宅療養体制を構築する場合は、訪問診療医や訪問看護ステーション、保健所、障害者総合支援法によるサービス提供機関への橋渡しと連携が不可欠である。さらに認知症患者や家族関係が複雑な高齢者の在宅支援では、行政の高齢者福祉を担う機関や地域包括支援センター、ケアマネジャーとの連携が必要となる。回復期リハビリテーション病棟を有する病院では、患者が社会生活を営む上で必要な補装具の作成や、住宅改修業者とそれを決定する行政とのかかわり、就労支援の場合は、生活訓練や相談機関、勤務先（復学の場合は学校）との連携が必要になる。難病や透析などの慢性疾患を抱える患者や家族を地域社会で支援する際は、患者会や家族会との連携が必要となるだけでなく、会の育成自体にMSWがかかわることも稀ではない。

D. 実習生に求めること

　医療機関で実習する際は、患者とその家族はもちろん、前述した医師、

看護師、病院職員、地域関係機関の職員や、患者が居住する住まいの家主や、知人・友人など、さまざまな人とかかわる。まずは社会人として、MSW の専門家の卵として、一人ひとりに誠実な対応を心がけることが必要である。具体的には挨拶・言葉づかいなどの礼儀作法、面接に同席しているときの表情や態度への気配りである。

　残念ながら筆者の経験では、実習生の礼儀作法が未熟なため、実習の本題に入れなかったこともあった。実習に出る前に自身の表情やしぐさ、癖などを点検することをお勧めする。学校の指導者や家族、友人同士で確認しあってもよいと思う。

　心を柔軟にすることも重要である。医療機関では一般には経験できない場面に遭遇することが多い。生死にかかわる場面や、患者とその家族の生き方と強み、医療従事者の発言やものの見方・考え方、地域社会のあり方に触れるのは貴重な経験となるだろう。

　その際、自分自身の考え方や大事にしていることに気づくことも大切だが、それ以上に、患者やその家族が持つ強みやネットワークといったよい部分を発見する目を養い、そして自身が目指す MSW 像について具体的に思い描いてほしい。

注)

(1) 田中千枝子「地域に貢献できるソーシャルワーカー」『医療社会福祉研究』16 巻，日本医療社会福祉学会，2008，p.71.

(2) 露木信介・鉾丸俊一「病院と地域の連携について」社団法人日本医療社会事業協会『医療と福祉』No.79，2006，p.21.

(3) 大谷昭・笹岡眞弓「アセスメント・介入」『医療ソーシャルワーク実践 50 例』川島書店，1999，pp.85–90.

(4) 厚生労働省保健局長通知「医療ソーシャルワーカー業務指針」平成 14 年 11 月 29 日健康発第 1129001 号.

(5) 鉾丸俊一「地域型・急性期・小規模病院のソーシャルワークについて考える」社団法人東京都医療社会事業協会『医療ソーシャルワーク』54 号，萌文社，2004，pp.10–20.

(6) 鉾丸俊一「認知症高齢者の地域支援とは― MSW の立場から医療・福祉機関の連携を考える」社団法人東京都医療社会事業協会『医療ソーシャルワーク』54 号，萌文社，2004，pp.4–6.

(7) 前掲書 (5).

(8) 田中千枝子「チームワークとシステムづくり」『医療ソーシャルワーク実践 50 例』川島書店，1999，pp.149–152.

(9) 菱川愛「ソーシャルワーク援助とソリューション・フォーカスト・アプローチの援用」社団法人東京都医療社会事業協会『医療ソーシャルワーク』53 号，萌文社，2004，pp.5–12.

(10) ピンカス，A. & ミナハン，A. 著／岡村重夫・小松源助監修訳「ソーシャル・ワーク実践のモデル」スペクト，H. & ヴィッケリー，A. 編『社会福祉実践方法の統合化』ミネルヴァ書房，1980，p.91.

コラム　支援とは想像することから始まる―先輩からの一言

　実習では「質問ある？」と問いかけられることが多い。疑問を抱くためには、自分が実際にMSWとして働くところを想像する必要がある。

　医療機関において医療ソーシャルワーカー（MSW）の仕事は、患者さんや患者さんを取り巻く環境における困り事や潜在的な問題についてアセスメントし、支援の糸口を見つけることから始まる。そこには生活課題と医療的な問題が深く結びついてくるケースが多い。医療管理という視点も必要になってくるのだ。病気になり病院にかかったことで福祉へと繋がっていくのが医療福祉の特徴であると思う。実習を通してMSWは福祉の入り口の社会資源となると理解したが、自分には社会資源になるための知識が圧倒的に足りないと痛感した。実習中は疑問に思ったら調べるという習慣を身に付けるべきである。

　実習期間中は毎日が新しいことを覚える日々である。わからなかったりうまくできなかったりして落ち込むこともあるだろう。しかし、わからなくて当たり前であり、うまくできる必要などないのである。実習生という立場を思う存分に生かし、患者さんにとって自分がどのような存在となれるのかについての意識をぜひ持っていただきたい。

　MSWが多職種カンファレンスを行うときは、話の組み立てを考えながら、課題となっている事柄についての支援内容を詰めていく。検討・共有すべき論点は何であるのかを想像しながら同席するのが望ましい。

　実習では、患者さんとお話をする機会もあるだろう。その際には自分が実習生であり、どのような目的で話をしにきたのかを伝えることが必要だ。その一言がなければ不信感を抱かれる方もいる。また、患者さんからお話を聞き取るのではなく、お話を聞かせていただくという意識を常に持つべきである。目の前にいる患者さんはどのような人生を歩んできたのだろうか、入院前と退院後で変化するものはなんだろうかとたくさん想像してほしい。想像することから、その人を知り、自分に今できることが初めて見えてくるだろう。

　最後に私が実習中に感じたことは、MSWとは患者さんやご家族の生きる力を引き出し、その人らしい生活の実現や決断をするための支援を行っていく職種であるということである。それは私の理想のMSW像にもなっている。実習を、自分の価値観について磨きをかけるきっかけとできるよう取り組んでいただきたい。

13. 生活保護施設での実習

A. 生活保護施設とは

生活保護施設

　生活保護施設とは、生活保護法に基づき設置される救護施設、更生施設、医療保護施設、授産施設、宿所提供施設の5つの施設の総称である。居宅において一定水準の生活を営むことが困難な要保護者を入所または通所させて、保護を行うことを目的としている。事業の公共性から設置主体は都道府県、市町村、社会福祉法人および日本赤十字社に限られ、また施設の設備・運営基準は厚生労働大臣の定める基準以上のものでなければならず、都道府県知事が指揮監督機関となり、入所依頼は福祉事務所が行う。入所にあたって実施機関から保護の委託を受けたときは正当な理由なくしてこれを拒んではならないこと、また処遇では、人種、信条、社会的身分などにより、差別的、優先的な取り扱いをしてはならないこと、利用者に対して宗教上の行為、祝典、儀式、行事に参加することを強要してはならないことなどが保護施設の義務として定められている。

　近年は利用者が地域生活へ移行するための事業が制度化されていることから、「終の棲家」としての趣から地域生活支援、生活訓練といった中間施設的な役割が期待されるようになった。

　保護施設には社会福祉士の設置基準としての規定はないが、生活保護法の目的でもある自立の助長については今後、社会福祉士としての知識、技術が支援の上で必要となっていくと考えられる。

B. 支援・活動の具体例

　生活保護法では生活保護施設は、「要保護者を入所させ、生活扶助を行う」となっている。福祉事務所からの依頼で行われている「措置」制度であることから福祉事務所との連絡、調整は不可欠な業務である。本節では、生活保護施設の中でも救護施設についての紹介をしていきたいと思う。生活保護法に基づく救護施設は、身体や精神に障害があって経済的な問題を抱えた人が生活する施設である。

　救護施設の入所利用者の約9割が、身体障害・知的障害・精神障害、およびそれらの重複障害を有しているが、わが国の障害者施策は、障害別の

法体系となっていたため、利用者の状況は、①障害三法の適用を受けない者、②障害三法の対象者であってもさまざまな事情により専門施設を利用できない者、③多様な障害のある者、④精神科病院の退院者、その他ホームレス状態にある者、アルコール・薬物依存者、DVなどの暴力被害者、高齢や長期入院といったさまざまな理由から生活能力が低下した者など、制度の隙間にいる人が対象となっている。そのため、利用者各々にあった援助、環境を整備することで生活のしづらさを解決し、各種の社会資源を利用、開拓することなど、救護施設の役割として総合的な福祉サービスの提供、地域におけるセーフティネットの構築が求められている。主な活動内容としては（1）生活支援、（2）生活相談・援助、（3）地域生活支援が挙げられる。

障害三法
身体障害者福祉法、知的障害者福祉法、精神保健福祉法の三法。

[1] 生活支援

　自立への働きかけやコミュニケーション、観察を基本にした食事、入浴、排泄、着脱など日常生活に支障のある場合に、その人にあった介助や身の回りの支援が必要となる。実習ではその人が安心、安全に自分らしく生活していける介助・支援とは、どういうことかを常に考えながら援助していくことが重要となる。

[2] 生活相談・援助

　生活相談・援助は利用者の主体性が大切であり、希望を持った生活を送れるような働きかけが必要となる。施設の利用者は何らかの形で自立した生活を求めている。自立には施設内での「自立」と、居宅にて自活生活を送る「自立」が挙げられる。施設生活では指導・訓練といった「教え、導く」働きかけが強くなる傾向がみられがちだが、利用者中心の発想をもち、生活相談・援助に取り組んでいく姿勢を学ぶことが実習のポイントとなる。

[3] 地域生活支援

　制度を利用したものとしては、保護施設通所事業、居宅生活訓練事業など地域生活移行にかかわる支援が挙げられる。また、一部の施設では独自の方法で地域移行を実践している施設もある。これらの事業を行う際には、事業の内容を熟知した上で行うことが重要である。地域移行の支援の内容としては、調理、服薬管理、金銭管理、通院、公共機関の利用、マナーの習得といった社会生活技能の支援が中心となる。

　地域で生活する上での社会資源、地域住民、ボランティアとのかかわりについて、その実際を実習期間中に体験して欲しい。

保護施設通所事業

居宅生活訓練事業

［4］その他

作業支援

余暇活動支援

　機能維持・向上のための機能訓練や生産活動を目的とした作業支援、クラブ活動、レクリエーション、旅行などの余暇活動支援など、各施設が地域の特性や独自の特色を取り入れた活動を行っている。実習の中で今まで学んできたレクリエーション知識などを職員と相談し、実践してみてもらいたい。

C. チームアプローチと地域社会との関係

　保護施設では、栄養士、看護師、寮母（介護福祉士、社会福祉士、精神保健福祉士、社会福祉主事）、事務員がそれぞれに連携を取りながら、その人にあった個別支援計画に基づき支援にあたっている。またボランティアの受け入れをはじめ、地域住民との交流、相談活動、配食サービス、集会室などのスペース提供、福祉機器などの貸し出しサービスといったさまざまなサービスを各施設が工夫して行っている。

（1）入所

民生委員

　入所については実施機関である福祉事務所を通して行われるが、本人自らが実施機関に申し出るケースの他に、家族、民生委員や病院、他の社会福祉施設から相談を受け、入所が申し込まれるケースがある。その際は福祉事務所の担当者と連絡調整を図り、各種手続きを行うことが必要となる。

（2）施設生活

ボランティア・コーディ
ネーター

　前項で述べた通り、各施設が工夫をこらし、さまざまなサービスを行っている。健康面については医療機関との連携が重要となり、余暇活動にはボランティアの存在が欠かせない。そのため、保護施設で働く福祉職には、ボランティア・コーディネーターとしての役割も求められる。

　また、家族関係が稀薄になっている利用者も多いので、家族との連絡調整も重要である。

（3）地域生活移行

　制度上では保護施設通所事業、居宅生活訓練事業、一時入所事業などを利用して支援を行う他、施設ごとに独自の取り組みを行っている。

　地域移行に際しては、アパートの確保や地域住民の理解が不可欠である。そういった意味からも不動産業者、民生委員の協力、社会福祉協議会で行っている各種サービスの利用といった調整が必要である。

（4）退所

　主な退所理由としては居宅生活、入院、他法施設への移行、死亡などが挙げられる。施設利用中に利用者が亡くなった場合は遺族、福祉事務所と

十分に協議することが重要である。特に利用者の所有していた遺留品については、実施機関立ち会いのもとにその指示に従って処理を行う。

D. 実習生に求めること

　保護施設は生活保護法に基づいて設置されていることから、まずはこの法律の目的である日本国憲法25条に規定する理念を把握しておくことが必要である。また、障害のある人が多く利用しているので、ノーマライゼーションの考えを十分に考慮して望んで欲しい。

　身体介護から地域生活移行支援と幅広い業務が求められることから、実習の前には実際に施設を訪問して、どのような取り組みを行っている施設なのかを予め把握しておくことが重要である。同じ保護施設といっても、立地場所、利用者の年齢、障害別の割合、施設方針によって取り組み方はさまざまで一つひとつの施設に違った特徴がある。また、介護保険法や障害者総合支援法適用施設とは制度上の違いがあることは十分に理解しておきたい。

　施設によっては夜勤業務や変則勤務、身体介護が主な業務になることもあるので、実習を行う際はその点もしっかり実習指導者に確認をとっておく必要がある。

　事前学習として、生活保護の目的および原理・原則については最低限押さえるとともに、近年の社会問題ともなっている生活保護費の不正受給、貧困ビジネスなどの情報には関心を持って、何がどのようにその人の生活に影響をおよぼしているのか、その問題点や社会的な課題は何なのかなど、自分自身で疑問や課題を整理しておいて欲しい。

日本国憲法25条
第1項　すべて国民は、健康で文化的な最低限度の生活を営む権利を有する。
第2項　国は、すべての生活部面について、社会福祉、社会保障及び公衆衛生の向上及び増進に努めなければならない。

ノーマライゼーション

救護施設「H園」での17日間──先輩からの一言

　私にとって、H園で実習させて頂いた17日間の経験は、その後の学びにとても大きな影響を及ぼすこととなった。

　当時、介護福祉士資格の取得を目指し、実習に臨んだ私であったが、H園での実習は、それまでに経験した特別養護老人ホーム等での実習とは全く異なるものであった。

　H園は生活困窮の状態にある障害者、主に知的・精神に障害のある方々を受け入れ、社会復帰を目指すことを目的とした施設である。故に、ここでの支援は身体的な介助を中心としたものではなく、社会復帰に必要な知識と経験を培うとともに、入所者個々のニーズを引き出し、自己実現に向けた支援を行うことが求められるものであった。

　しかし、入所者の多くはコミュニケーションを図ることすら困難で、中には視線も合わせず、話しかけても横を向いてしまう方もいらっしゃった。そこで、ケース記録や職員の方の話を参考に情報を集め、入所者の状況を理解することに努めた。そんな中、私は、1人の入所者の支援計画を考えることとなった。

　この支援計画では、入所者の趣味を充実させ、生活に張りを持っていただくことを目標とした。初めは口数の少ない方だったが、常にコミュニケーションをとることを心掛け、観察し、アセスメントを行うことで、しだいに口数も増え、生活課題やニーズを把握するまでに至った。こうして計画を作成し、支援を展開していく過程で、自然と笑顔もこぼれ、入所者自ら話しかけてくれるようにもなっていった。こうしたことから、ある程度の信頼関係を築くことができたのではないかと考え、私自身のやりがい、支えにもなっていった。

　今回の実習を通し、障害の有無、程度にかかわらず、長い時間をかけて向き合うことで、信頼関係を形成することが可能であることを学んだ。また、身体的な介助を必要としている方だけではなく、広く福祉を必要としている方々がいるということを改めて実感した。

　17日間と短い時間ではあったが、私にとっては学びの多い、とても貴重な時間となった。こうした経験から、現在、介護福祉士資格を取得した後、社会福祉士の資格取得に向け学んでいる。今日があるのは、H園で過ごした実習があったからこそだと考える。

第9章 実習記録ノートの活用方法

1

実習記録ノート作成に困惑する実習生は少なくない。
その困惑の原因を究明しながら、
実習記録に何が必要かを学ぶ。

2

実習記録ノートを記述するに当たっての
基本的な技法について、
例文を交えて解説する。

3

読みやすい実習記録ノートのための
7つのコツを学ぶ。

4

具体的な実習記録ノートの例文を見ながら、
よい実習記録ノートとは何かを考える。

1. 実習記録ノートとは

［1］はじめに

　相談援助実習が始まると、実習記録ノートの作成に思いのほか時間を取られることとなる。実習では、どんな実習プログラムが用意されているのか、利用者と問題なくかかわることができるだろうかといった点に目が向きがちだが、ひとたび実習が始まると、実習記録ノートの作成に頭を悩ませる実習生が多い。

　これらの原因は、多くの実習生が、実習記録ノートに「何を」「どのように」書いてよいのかわからないからである。もちろん実習前には、実習記録ノートの書き方については指導を受けてきているはずだが、実習が始まり、記録ノートに向き合うと、はたと困ってしまうのである。

［2］困惑の原因

　困惑する最も大きな原因は、実習記録ノートの正しい目的が理解できていないからだといえる。実習記録ノートを作成する目的が明確であれば、「何を」「どのように」書くかは自ずと明らかになるといえよう。まずは、実習記録ノートの目的を明確にする必要がある。

目的を明確にする

　また、実習記録ノートの作成には、ソーシャルワーカーが普段行っている記録とは異なるいくつかの条件が課せられている。これも実習生を悩ませる原因となっている。

時間的制約

　その条件の1つが時間的制約である。実習生は、基本的にはその日の実習終了後にノート作成を始め、翌日の実習開始前には完成させていなければならない。毎日の実習で気力も体力も使い果たし、実習記録ノートをつける体力が残っていないというのが本根だろう。

　2つ目の条件は、実習記録ノートが、実習先の指導者と所属する養成機関の指導教員の2人に確認を受けなければならないという点である。実習生は、この2人を納得させるだけの充実したノートを作成しなければならない。

実習記録ノートは公文書

　3つ目に筆記用具の問題がある。実習生の多くは普段、鉛筆やシャープペンシルといった修正が容易な筆記用具を使用している。しかし実習記録ノートは公文書であるため、基本的にはボールペンなどを使用するように指導される。実習生はこの時点で、実習記録ノートに文字を記すことに臆

してしまうことも少なくない。

これらの課題を乗り越え、"簡単に"とは言えないまでも、見通しを持って実習記録ノートに取り組むためには、どのような点に留意すべきなのか。以下、具体的に述べていきたい。

2. 実習記録ノートの目的

前項で述べたように、実習記録ノートを作成する目的を理解すれば、「何を」「どのように」書けばよいかが自ずとわかる。

まず、実習記録ノートは、誰が読むのかを考えてみよう。第一に、実習を行っている自分自身の学びの記録のために書くものである。そして、第二に実習を行う施設や事業所の実習指導者と、実習生が所属する養成施設の教員に見せ、実習生がどのような実習を実施し、何を学んだかを伝えるためのものである。双方とも実習をよりよいものへと導く指導者（スーパーバイジー）である。

誰が読むかを理解した上で、「何のために書くのか」という目的について考えてみたい。

このことは、相談援助実習の意義と深く結びついている。相談援助実習の目的とは、「相談援助に係る知識と技術について具体的かつ実際的に理解し実践的な技術などを体得する」[1]ことである。つまり、養成施設で習得した知識や技術を実習施設で実践し、座学を実学とする過程が実習である。

相談援助実習では、この目的を達成するために実習計画を立て、毎日の実習目標を定める。終了後は、実習記録ノートを作成し、実習指導者に提出する。実習指導者は実習記録ノートをもとにコメントや助言という形でスーパーバイズを行う。実習中に直接指導される場合もあるが、多くは実習記録ノートを介した指導であることが多い。

実習記録ノートを介した指導を重要視するのは、実習時間中は、実習指導者が現場の状況に応じて指導することがほとんどだからである。これに対して、実習記録ノートを介した指導は、実習生が感じたこと、考えたことを発端にして行われる。実習指導者は、実習中に感想を尋ねる場合などを除き、実習記録ノートを通じて初めて、実習生の感じたこと、考えたことを知るのである。

また実習指導者は、常に実習生の傍らで指導できるわけではない。つま

誰が読むのか

何のために書くのか

実習計画

り実習指導者は、実習生の行動や経験をすべて把握しているわけではないのである。そのため実習記録ノートには、日々の実習内容を実習指導者に報告するという役割もある。

つまり実習記録ノートの目的は、その日の実習内容の簡潔な報告と、実習生自身が感じたこと、学んだこと、疑問点を記述し、実習指導者から適切な指導を受けるための資料とすることなのである。よって、実習生が適切な指導を受けるには、実習から何を学び、感じ、疑問に思ったか、そしてそれら全体の考察を記述することが重要となる。

3. 実習記録ノートの内容

[1] 実習目的を基準に取捨選択する

実習記録ノートの内容は、養成施設（大学や専門学校）ごとに決められている。しかしながら、おおむね下記のような内容で構成されている。

①基本的事項（実習年月日、天候、実習生氏名、実習場所）
②その日の実習目的
③実習内容（時程）
④現場実習の内容、感じたこと
⑤実習内容に対する疑問点、考察、まとめ
⑥次回の目標
⑦実習指導者への質問事項
⑧実習指導者のコメント

特に注意したいのは、③と④の違いである。③では、どのような実習体験を行ったのかを時間軸に沿って、包括的に記述する。④は、③を通して何を感じ、学び、疑問に思ったかという内容を記述するのである。

気づきや学び 　さて実習では多くの気づきや学びがある。「感じ、学び、疑問に思ったこと」は多岐にわたるはずである。しかし、紙幅は限られている。実習記録ノートは、限られた紙幅に、限られた時間で作成しなければならない。

その日の実習目的 　そこで記述する内容を取捨選択する必要が生じる。どの話題を選ぶかの基準は、「②その日の実習目的」である。この実習目的は、一日一日の実習の目的を実習生自身が設定するものである。しかし、実習内容と無関係

に実習生が設定するものではなく、その日に計画されている実習内容を考えながら実習生が設定する。実習指導者が何を意図してその日の実習計画を立てているかを考えながら、その中で自分自身が実習全体のテーマに沿って、その日一日をどのように位置づけるかを決めていく。具体的には、実習指導者から、「今日は利用者とコミュニケーションを図ってください」という課題が与えられたとすると、その中で実習生自身が何を学ぼうとするかを、その日の実習目的として自らが設定する。「利用者とコミュニケーションを図る」こと自体は目的ではない。そのことを通して何を学ぶのかが実習の目的となるのである。

前節で述べたように、実習は、まず実習目的があり、それに基づいて実習が実施される。そして、その結果が実習記録ノートに記述され、実習記録ノートをもとに実習指導者が指導を行うのである。したがって最も重要なことは、実習内容や実習生の気づき、学びが目的に沿っていたかを、実習指導者が判断できる内容でなければならないということである。

それが実習記録ノートに記述されるべき第一の内容である。

[2] 目的以外の学びはメモとして残す

実習目的以外にも、実習生は、実習で多くのことを感じ、学び、疑問を抱える。これらも大切な成果であり、ノートに記述するに値する内容である。紙幅に余裕があれば、実習の目的に対応した事柄の次に記述したい。書き切れない学びや疑問は、提出用とは別の記録ノートを準備し、メモしておくとよいだろう。そして実習記録ノートの紙幅に余裕ができたときに改めて記述するのである。

4. 記述方法

[1] ソーシャルワーカーが用いる記述法

ソーシャルワーカーが記録をとる際の記述方法には、「叙述体」「要約体」「説明体」などがある。

「叙述体」は利用者との間に起こった出来事や会話の内容を物語のように書いていく手法である。客観的事実や会話の内容、起こったことをそのまま記録する必要があるときに用いられる方法である。ありのままの事実を伝えるのに適しており、書き手の感情や解釈を含めにくく、記録の解釈

叙述体

圧縮叙述体

過程記述体

要約体

説明体

は読み手に委ねられる。叙述体は、いくつかの種類に分かれている。「圧縮叙述体」はソーシャルワークの過程を端的に記述するのに適している。「過程記述体」は利用者とソーシャルワーカーとの関係過程をメインに記述する場合に用いられる。

　叙述体は文章が冗漫になることが多く、必要以上に時間がかかることが多かった。そこで「要約体」が開発された。要約体はただ叙述体を要約したものではない。事実の価値や関連性をソーシャルワーカーが抽出して記述するスタイルである。叙述体と比較すると短時間に短い分量で記録することが可能であるが、適切な記録がつけられるようになるには経験が必要となる。要約体も、目的によって「事実要約」「事前評価要約」「定期的要約」「事後評価要約」「移管要約」「終結要約」などに分けられる。

　「説明体」は客観的事実にとどまらず、ソーシャルワーカーの解釈も加えてゆく方法である。この技法を適切に使用するには多くの経験と研鑽が必要である。

叙述体を用いた例

　本日は午前 8 時 45 分にセンターに到着。着替えや準備を行った後、9 時より朝の職員ミーティングに参加した。ミーティングでは、利用者の E さん、F さん、G さんが欠席であること、先月に他市から引っ越してきた D さんが本日から施設を利用すること、本日は班に分かれて来週行われる七夕会の飾りづくりを行う旨の連絡がなされた。最後に昨日の利用者の様子が報告された。B 君と C さんにトラブルがあったという。9 時 15 分、利用者のバスが到着する。私の担当する A さんが、元気に挨拶してくれた。ホールへ向かう途中、A さんがトイレへ立ち寄った。私はトイレの外で A さんを待ちながら、他の利用者と挨拶を交わした。ホールへ移動後、9 時 20 分より朝の会が始まる。司会担当の職員が今日の予定、欠席者などを利用者に伝える。朝の会は 9 時 30 分に終了し、班に分かれてレクリエーションを行った。私が担当したつくし班では、来週に迫った七夕会の飾りを作った。

要約体を用いた例

8：45　センターに到着。着替え、準備。
9：00　職員朝のミーティング。利用者の出欠、新規利用者の紹介、日課の
　　　　説明、昨日の利用者の様子など。
9：15　利用者の出迎え。
9：20　利用者朝の会。日課の説明、欠席者の報告、新規利用者の紹介。
9：30　班に分かれてレクリエーション。つくし班にて七夕の飾りづくり。

[2] 実習生に適した記録法

ここまではソーシャルワーカーがよく使用する記録方法を見てきたが、実習生はどのような記録方法を採るべきであろうか。

再び、実習記録ノートの目的に立ち返って検討しよう。

まず主な読み手は実習指導者である。目的は実習による学びを振り返ることである。そのためには事実の記述が必要である。事実は大きく2種類に分けられる。利用者やそれをとりまく環境（利用者側の事実）と、実習生がどのような行動や働きかけを行ったのか（実習生側の事実）である。また「実習生側の事実」によって、「利用者側の事実」がどのように変化したのかも重要な事実となる。まずこれらの事実を記述する。

利用者側の事実

実習生側の事実

そしてそれらをもとにした実習生の考察が次に重要な内容となる。この事実と考察の2点が、実習記録ノートに不可欠な内容である。

しかしながら実際には、どちらかが欠けていたり（考察が欠けている場合が多い）、ポイントがずれている実習記録ノートが多い。ポイントのずれは、取捨選択の失敗が原因となって起こる。そのような際には、先述したように、まず目的に沿った事実と考察、次にそれ以外の気づきと考察を記述するという手順を再確認しよう。

さて、これらのことから、実習生に望ましい記録方法は、圧縮叙述体であると言える。

圧縮叙述体を用いた例

就業時間前に到着し、朝の職員ミーティングに参加。出欠状況、新規利用者の紹介、日課の説明、昨日の利用者の様子などの報告を聞く。その後、利用者を出迎えホールに移動。利用者の朝の会では出欠の確認、新規利用者の紹介、日課の説明が行われる。その後、各班に分かれてレクリエーションを行う。私はつくし班に入り、七夕会の飾りづくりを行った。

注）実習内容のみを記述した例であり，実習生の考察は記述していない．

5. 記述に当たっての具体的な留意点

[1] 読み手の立場に立って記述する

前述の通り、実習記録ノートは特定の他人に見せるものである。そのため、以下の2点について特に注意したい。

①できるだけ丁寧で読みやすい文字を書くことを心がける
②読み手が理解できる文章を心がける

　書き手は往々にして、自分が「当たり前だ」と思っている情報を省略しがちである。実習指導者だけでなく、誰が読んでもわかるように、利用者や彼らを取り巻く環境といった周辺情報についても欠落がないように心がけよう。この作業は、ソーシャルワークの基本である他者理解や受容の価値を養うことにもつながる。

［2］主語（主部）と述語（述部）を対応させる

　［1］にもかかわることであるが、述語（述部）が主語（主部）を受けていないことが往々にしてある。これは、文章の前半と後半で別のことを述べたり、1つの文章で2つのことを述べてしまうなどの原因となり、読み手を混乱させることとなる。文章を読み返し、主部と述部が対応しているかを確認しながら、書き進めることが大切である。

読み返しながら書き進める

［3］文章はできるだけ短くする

　文章が長くなると、［2］のようなことが起こりがちになるため文章の主旨がわからなくなることが多い。特に事例を記述する場合、どうしても1つの文章が長くなりがちである。できるだけ文章を区切るように心がけたい。こうした配慮を積み重ねることで、書き手の意思が伝わりやすくなる。

［4］誤字・脱字に注意する

　誤字・脱字は厳禁である。特に専門用語を使用する場合は、誤字によって別の意味になってしまうなど、その間違い一つで実習の成果を疑われることにもなりかねない。漢字だけでなくカタカナの表記や英語の綴りにも気をつけたい。単純な誤字・脱字を防ぐために、辞書を引く習慣をつけよう。最近ではスマートフォンで漢字表記を確認する実習生が見受けられる。しかしながら実習先によっては、スマートフォンの使用が注意の対象となる場合があるので、小型の辞書を用意しておこう。

辞書を引く習慣をつける

［5］文調を統一。話し言葉は使わない

　文体には「である調」と「ですます調」がある。指定がない場合はどちらを使用してもよい。ただしどちらかに統一することが求められる。ちなみに「である調」は文章が短く、厳格で硬いイメージとなる。「ですます調」は文章が長く、やわらかなイメージになるという傾向がある。

また、話し言葉（「だから」、「それで」、「〜しちゃいました」、「〜なんだなと思った」、など）は使用してはいけない。ただし利用者とのやり取りをそのまま記入する場合など必要性がある場合は例外である。

［6］秘密保持（プライバシー）には十分配慮する

実習記録ノートはプライバシーの塊である。置き忘れたりしないよう、管理には十二分に配慮したい。利用者の氏名や所在地といった個人情報は、すべてイニシャルで記述したほうがよいだろう。実際の記入方法については、あらかじめ実習指導者と相談しておく必要がある。

個人情報はイニシャルで記述

実習記録ノートの記述例

● 例 A （適切でない例）

> 「今日の実習の目的」担当利用者の方と信頼関係を確立する方法を検討する
>
> 　今日は実習 4 日目で、つくし班の A ちゃん（知的障害、22 歳）ともかなり会話ができるようになってきた。施設の看護師さんより A ちゃんの障害についての医学的な説明を受け、さらに理解できるようになった。A ちゃんは産まれたときからこのような大変な障害を持っていて、とてもかわいそうだと思った。また A ちゃん家は母子家庭であり、3 年前に両親は離婚されたそうである。
>
> 　今日は A ちゃんと 1 日行動をともにした。朝、送迎バスから出てきた A ちゃんは、僕をみかけると「おはよう」と大きな声で挨拶をしてきてくれて、とてもうれしかった。
>
> 　その後、A ちゃんと七夕の飾りづくりを行った。
>
> 　飾りづくりを一緒にやりながら、A ちゃんは色んな話をしてくれた。B 君と C ちゃんはとても仲が悪く、その理由は B 君が C ちゃんをいつもたたいたりという暴力を振るうことが原因だということだ。確かに見ていると、B 君は C ちゃんによくちょっかいを出しており、手が出そうだなというときには、僕も「だめだよ」と注意をした。B 君はしかめっ面をしていた。
>
> 　飾りづくりでは、折り紙を切ってわっかのチェーンを作った。A ちゃんはなんとかはさみで折り紙を切ることができ、それにのりを付けて、もうひとつの輪につける作業は少し難しそうだった。僕も手伝って、何とか完成させることができた。
>
> 　手作業が難しいのは、障害のためなのかどうなのかよくわからなかったが、やはり 1 つの目標を決めてそれを達成するということは、大切なことであるし、本人にとっても重要なことではないだろうか？　その日のプログラムを明確にすることで、その日にやることの目当てができ、それに基づいて作業を行い達成させることは、今後 A ちゃんが就労支援施設や一般事業所で働くためにも重要な準備訓練となるのではないだろうか？
>
> 　今日は、障害を持つ人のライフステージと、それに基づいたセンターの役割について貴重な考察を行うことができた。

● 例 B（適切な例）

> 「今日の実習の目的」担当利用者の方と信頼関係を確立する方法を検討する
>
> 　今日は午前中に看護師さんより担当利用者の A さんの障害についての概略的な説明を受けた。A さんは認知能力に障害があり、言葉による説明では理解することが難しいが、図や絵などで示すと認知しやすいとのことであった。実際の対応には障害の科学的理解が重要だと思った。
> 　その後、利用者の方が到着し、出迎えを行った。A さんは私を見つけると「田中さん、おはよう」と元気に挨拶してくれた。実習 4 日目にして私の顔と名前を覚えてくれたようである。
> 　その後ホールにおいて、全員で七夕の飾りづくりを行った。私は信頼関係を築くために、できるだけ A さんに声をかけながら作業を行った。作業中に声をかけても大丈夫かと心配したが、職員の方も声をかけながら作業を促しておられたので、私もそれに従った。最初のうちは私の問いかけに「うん」「ううん」という返事しかなかったが、だんだんと A さんの方から話しかけてくれるようになってきた。A さんのお話は一緒にセンターに通っているお友達の話が多く、友人関係に関心を持っているのだと感じた。話の中で A さんはセンターを利用するまでの経過や家族のことなどを話してくれた。また A さんも私に、大学のことや趣味のことなどを尋ねてきた。私の家族や住んでいる場所のことも聞かれ、どのように答えてよいかとまどったが、正直に答えた。これらの会話の中で、徐々に私の問いかけに答えてくれるようになり、ある程度の信頼関係が築けたように思う。面接室での面接とは異なり、どこまで質問してよいのか、どこまで自分の話をしてよいのか、基準がよくわからなかった。センターでの人間関係と、友人としての人間関係の違いについて考えさせられた。
> 　センターの役割と日課のあり方についても考えさせられる場面があったが、それについては別の機会に検討したい。

［7］筆記用具の選択

　実習記録ノートは基本的に黒のボールペンを使用する。水性ペンは水濡れに弱いので止めたほうがよい。先述したように、実習生は修正できない筆記用具の使用に慣れていないことが多い。実習前の授業などで練習をしておくとよい。間違えた場合の修正方法については、事前に実習指導者と相談しておこう。

実習目的に沿った記録　　　　例 A と例 B は、同じ実習内容を行った際の実習記録ノートの例である。2 つの実習記録ノートの最も異なる点は、「実習目的に沿った記録となっているか否か」である。この日の実習目的は「担当利用者の方との信頼関係を確立する方法を検討する」である。したがって、実習記録ノートには、この目的に照らしてどのような内容を実施し、その結果がどうであったかということを記述しなければならない。例 B では信頼関係を構築するために実施したコミュニケーション過程が詳細に記述されているが、例 A

176

ではそれがない。むしろ日課のあり方という別の課題の記述が中心になってしまっている。もちろんそれも重要な課題ではあるが、その日の目的とは対応していない。

また例Bでは、コミュニケーション過程だけでなく、結果、考察も記述されているが、例Aにはない。

細かな部分では、例Aで利用者を「Aちゃん」と記述している点である。「利用者A」は事例からもわかるように成人であるから「Aさん」と記述する。また利用者や実習先でお世話になる職員に対しては敬語を使って記述する。さらに自身を「僕」と記述しているのも適切ではない。実習記録ノートでは「私」とするのが正しいであろう。

次に例Aでは利用者の障害について「かわいそうだと思った」という感想を記述しているが、専門分野を学ぶ実習生の感想としては稚拙である。また、朝挨拶されて「うれしかった」とあり、実習生の素直な感想としては好感が持てるが、そこに留まっていてはいけない。挨拶をされたことは信頼関係において重要であり、そのことから相手との距離を確認するなどの専門的な視点の記述が必要となるのである。また、B君とCさんの関係の記述は第三者からの主観的な情報に頼っていることに留意する必要がある。さらに「何とか完成させることができた」の経過については、もう少し詳細な記述が必要であろう。また「障害のためかどうかはわからない」は、不明であるなら特に記述する必要はなく、実習指導者に確認した後に記述する方が適切である。

専門的な視点の記述

最後に、例Aでは利用者の家庭が母子家庭であること、また両親が離婚したことを記述しているが、この日の実習記録ノートの内容としては必然性がない。このような個人のプライバシーに関する情報は慎重に扱い、必要がなければ記述しない。

注)
(1) 厚生労働省「相談援助実習のねらい」『社会福祉士教育カリキュラム』2007.

参考文献
- ●岡村重夫『ケース・ワーク記録法―その原則と応用』誠信書房, 1965.
- ●Kagle, J. D., *Social Work Records*, second edition, 1991.（ケーグル, J. D. 著／久保紘章・佐藤豊道監訳『ソーシャルワーク記録』相川書房, 2006）.
- ●久保紘章編『社会福祉援助技術演習』社会福祉士・介護福祉士養成講座, 相川書房, 1996.
- ●岡本榮一・小田兼三・竹内一夫・中嶋充洋・宮崎昭夫『福祉実習ハンドブック（改訂）』中央法規出版, 1999.
- ●大泉溥『生活実践の記録をつくる―リポートの書き方・読み方・とらえ方』寄宿舎教育研究会, 1999.
- ●大泉溥『実践記録論への展開―障害者福祉実践論の立場から』三学出版, 2005.

- 岩間文雄編『ソーシャルワーク記録の研究と実際』相川書房，2006.
- 副田あけみ・小嶋章吾編『ソーシャルワーク記録―理論と技法』誠信書房，2006.
- 北星学園大学社会福祉学部『社会福祉実習実施要項2007年度版』北星学園大学，2007.
- 法政大学現代福祉学部『法政大学現代福祉学部ソーシャルワーク実習―実習の手引き』法政大学，2008.

ジェネリックポイント

私の大学のソーシャルワーク実習記録ノートは、表面にその日の実習内容や事実、利用者への働きかけの内容等を書く欄があり、裏面に考察や疑問点を書く欄があるというような形式となっています。表面はなんとか書けるのですが、裏面の「考察」という部分は何を書いてよいのかわかりません。教えてください。

実習記録ノートにおける考察は、主に実習中にあったことに対する自分なりの理由や意味、改善方法など、考えた内容となります。実習中にあった事実（対象者の言動や職員の対応など）に対して、実習後に振り返って、その理由や意味等を考えます。つまり、「なぜ～だったのか」「～という対応にはどういう意味があったのか」というようなことです。また実習でうまくいかなかったり、失敗してしまったと思うようなことがあれば、「なぜそうなってしまったのか」を考え、「どうすればよかったか」という改善策も検討します。また実習中に疑問に思った点も実習の学びとして大変重要なポイントとなりますので、言葉の意味等の知識的なことは別として、実践のあり方に対する疑問や対象者の置かれている環境等に疑問がある場合などは率直に記述し、自分なりに「なぜなのか」ということを広い視野で検討し、その結果を記述してみてください。

理解を深めるための参考文献

- 八木亜紀子『相談援助職の記録の書き方―短時間で適切な内容を表現するテクニック』中央法規出版，2012.
  実習記録に必要とされる内容や使用するべき語句のほか、実際の記録の添削例なども示され、限られた時間で的確な記録を残す具体的な手法や、実践的な書き方についての記述がある。
- 杉本浩章・田中和彦・中島玲子『ソーシャルワーク実習ノート―実習生必携』みらい，2011.
  ソーシャルワーク実習を行う実習生の計画書、日誌、報告書作成に関するワークシートを掲載しており、実習前に実施すると良い訓練になる。

第10章 実習におけるスーパービジョン

1

実習におけるスーパービジョンの関係性

実習のスーパービジョンにおける関係性としては、
4つの関係性が考えられる。

①実習生と実習担当教員の関係性

②実習生と実習機関における実習指導者との関係性

③実習担当教員と実習指導者との関係性

④実習生と同じ教育機関で実習に行く仲間たちとの関係性

2

実習指導教員の実習巡回時のスーパービジョン

①実習生の適応状況の確認

②実習生の問題等の把握

③実習課題や実習計画の「上方修正」や「課題追加」

3

帰校日におけるスーパービジョン

①ピアスーパービジョンによる情報収集

②中間時点のスーパービジョン

③実習機関とは異なる「場」でのスーパービジョン

4

実習終了後のスーパービジョンとエバリュエーション

①ピアスーパービジョン

②実習終了後のスーパービジョン

③エバリュエーション

1. 実習におけるスーパービジョンの関係性

スーパービジョン

社会福祉実習におけるスーパービジョンは、基本的には、学生・実習先・実習担当教員という3者から構成される。またこれに加え、実習に臨んだ学生同士のピアスーパービジョンも含まれる。

すなわち、実習におけるスーパービジョンは、1対1のキャッチボールではなく、下記のような関係性から構成されるといえる（図10-1-1）。

図10-1-1　実習におけるスーパービジョンの関係性

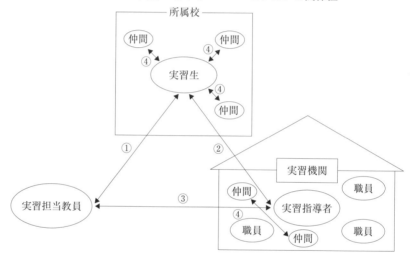

①の関係性：実習生と実習担当教員
②の関係性：実習生と実習機関における実習指導者
③の関係性：実習担当教員と実習指導者
④の関係性：実習生と同じ教育機関で実習に行く仲間たち

①実習生と実習担当教員との関係

実習生と実習担当教員とは、実習に臨む前段階から、学内において実習目標や実習計画をともに作成する。よって、実習担当教員は、実習生が実習目標や実習計画を作成した背景とプロセスを熟知している。また実習において、この実習担当教員と実習生との関係性は、スーパービジョン時はもとより、実習準備段階から実習終了後まで継続する最も長期にわたる関係性になるといえる。

よって、両者間の相互理解は実習において必要不可欠であり、実習生も質問や疑問、さらには不安点を積極的に実習担当教員に相談すべきである

といえよう。

②実習生と実習機関における実習指導者

実習生と実習機関における実習指導者との関係性については、実習開始前では、実習開始前に学生が赴く事前訪問のみといえる。

実習生と実習指導者との関係性は実習開始後、本格的に形成される。だからこそ、互いを理解するのに極めて短期間で信頼関係を形成しなければならない。

やはり互いに理解するには最低でも数日から1週間は必要となるであろう。しかしながら、社会福祉現場の実習指導者は日々の業務に追われるため、実習生に十分な注意を払うことができないこともあり得る。そのような場合、実習生は、「実習指導者から何も声をかけてもらえない」などと受身の態度で臨むのではなく、自ら疑問点や質問を積極的に実習指導者に質問していく姿勢が求められる。

③実習指導者と実習担当教員

実習指導者と実習担当教員との関係性は、実習前の実習に関するスケジュールや実習巡回の日程といった打ち合わせを電話などで行うことから始まることが多い。

そして、実際直接会うのは巡回指導の際となる。数十分から長くて2〜3時間程度、学生の状況に関する情報を共有することとなる。

実習先としては、養成校における実習生の情報（たとえば学習態度や意欲など）を必要とすることが多々ある。その際は、学内における学生の生活やパーソナリティーなどの情報提供を行い、実習指導者あるいは実習機関の他の職員と学生とのスムーズな関係性の橋渡し役になることが求められよう。

④実習生と仲間たち

実習生と同じ実習生同士は、いわゆるピアという関係性となる。実習前、実習中、実習後を通して同じ仲間として貴重な存在となる。

実習前には、事前に立案する実習目標や実習計画に関しての情報交換ができる。また実習中は、帰校日などで相互に実習内容の情報交換を行い、相談などを行ういわゆるピアスーパービジョンの存在でもある。また、実習中はいつでも同じ「戦士」として、実習担当教員や実習指導者には相談できない実習に対する情報や悩みを相談しあう貴重な存在である。

近頃は、携帯電話やメールなどによりいつでもコミュニケーションが取れる。実習中、挫折しそうになったら、悩みなどを分かち合い支えあうことも重要ではないだろうか。

また実習機関で他校から来ている（同じ実習の）実習生も「ピア（仲

間)」として考えられる。実習中不明な点や悩みを相互に共有し支え合う貴重な存在となる。

2. 実習におけるスーパービジョンの種類とその内容

　実習におけるスーパービジョンについては、大きく分けて3種類がある。

　第1は、実習中にいわゆる実習担当教員が巡回指導という形で実習先を訪問し、実習生と面接しスーパービジョンを行う形である。

　第2は、実習期間中にいわゆる帰校日という形で学生が学校に数日間戻り、実習生がスーパービジョンを受ける形式である。

　第3は、実習終了後、学生が学校に戻り、スーパービジョンを受ける形である。

　ここでは各プロセスで行われるべき内容について述べてみたい。

[1] 実習担当教員による実習中の巡回指導時

　まず、実習中に初めて行われるスーパービジョンとして、巡回指導時のスーパービジョンが挙げられる。

　ここでは、実習担当教員が実習先を訪問し、実習担当教員・実習生・実習指導者との3者で、あるいは実習生と実習指導者との両者、と面接を行い、スーパービジョンを行う。前述した関係性でいうと、①・②・③という3者間による関係性の下で、スーパービジョンが行われる。

　その上で、実習担当教員は、実習生との個別のスーパービジョンを行う必要がある。

　この段階で最も重要な確認事項は次の点である。

（1）実習生が実習先に適応しているか
（2）実習生が実習に際して問題などを生じていないか
（3）実習開始前に学内で作成した実習目標や実習計画が適切に展開されているか

(1) 実習生の適応状況の確認

　第1に、実習生が実習先に適応しているか否かについて、実習担当教員は確認する必要がある。体調や健康管理についても確認する。また、実習

指導者との関係がスムーズに行われているかについても確認する必要がある。

(2) 実習指導者より実習内容の確認

第2に、実習担当教員は実習生の実習態度や実習内容について実習機関の実習指導者に確認する必要がある。出勤状況はもちろんのこと、遅刻などについても確認する。

また、実習態度や実習内容についても、実習機関側からの視点として実習指導者に確認する必要がある。よく生じるのは、実習生が一生懸命日々の実習を実践していても、実習機関あるいは実習指導者からの要望との間に誤差が生じるケースである。そのような際は、実習担当教員は、実習先の実習指導者からの要望を的確に把握し、実習生に伝達する必要がある。

(3) 実習目標や実習計画の展開状況の確認

第3に、実習担当教員は実習生の実習目標や実習計画の展開状況を確認することである。

実習開始前に学内において、詳細な情報把握を行い綿密に実習目標や実習計画を作成する。しかしながら、現実の実習場面に遭遇すると状況が大きく異なり変化することもあり得る。その際は、この実習巡回の際、実習担当教員が実習生とともに、実習先の状況を把握理解した上で、実習目標や実習計画の「軌道修正」や「課題追加」等を行う必要がある。

現在、社会福祉士の現場実習においても最低1週間に1度の巡回指導が義務づけられている。そのため、前述した（1）〜（3）に関しては、第1回では実習生の実習先への適応などを重視するが、その後は主として実習目標や実習計画の展開に関するスーパービジョンが中心となる。

巡回指導時には単に実習生の状況把握だけではなく、実習展開状況に対するより詳細なスーパービジョンが重要視される。

[2] 実習期間中の帰校日

実習期間中の中間地点におけるスーパービジョンとして、帰校日が挙げられる。これは、実習生が所属校に戻り、実習担当教員の下でスーパービジョンを受ける機会である。通常、同時に他の実習機関に実習に行っている実習生たちも帰校するため、この機会は、実習担当教員との1対1のスーパービジョンだけではなく、実習生とその他の仲間とのピアスーパービジョンも可能である。

(1) ピアスーパービジョンやグループスーパービジョン

帰校日は、実習生同士が仲間として相互に情報を公開し、ピア（仲間）同士でスーパービジョンを行える貴重な場である。

ここでは、実習展開の状況を相互に情報交換し合い、自分の実習展開の問題点について「同じ目線」で確認しあうことができる。また、実習展開がスムーズに行われていない場合なども含め、相互に意見交換を行うことにより具体的にピア（仲間）として助言しあえる重要な場である。実習担当教員からのスーパービジョンでは理解し得ないことも、仲間同士ゆえ相互に理解でき、また率直な意見交換が行える。

(2) 実習担当教員とのスーパービジョン

帰校日における実習担当教員とのスーパービジョンは、実習担当教員と実習生の1対1で行われる。

帰校日と実習先で行われる巡回指導の相違は、「場」の点が挙げられる。すなわち、実習機関の実習指導者やその他の職員の目があるため、正直に話しにくい点もあり得る。しかしながら、帰校日のスーパービジョンは、所属校で行われる。よって、巡回指導時には話せなかった事項についても、実習担当教員に相談することができる。実習生は、この機会を十分に活かし、実習担当教員に忌憚なく相談し、帰校日以降の実習をよりよい実習が行われるように進めるべきである。

［3］実習終了後のスーパービジョン

実習がすべて終了すると、実習後のスーパービジョンとなる。

この際も、実習生同士のピアスーパービジョンやグループスーパービジョンとともに、実習担当教員とのスーパービジョンが行われる。

具体的には、次の内容となってこよう。

(1) ピアスーパービジョンやグループスーパービジョン

帰校日と同様、実習終了後も、実習生同士が仲間として相互に情報を公開し、ピア（仲間）同士でスーパービジョンを行える。

ここでは、実習を終了したものとして相互に情報交換し合い、自分の実習展開の問題点について「同じ目線」で確認しあうことができる。また、実習展開がスムーズに行われなかった場合なども含め、相互に意見交換を行うことにより具体的にピア（仲間）として助言しあえる重要な場である。実習担当教員からのスーパービジョンでは理解し得ないことも仲間同士ゆえ相互に理解でき、また率直な意見交換が行える。

(2) 実習担当教員とのスーパービジョン

エバリュエーション
evaluation
評価。

この際のスーパービジョンは、いわゆる評価（エバリュエーション）とも結びついてくる。

実習終了後、実習担当教員とのスーパービジョンを通し、実習生自らが実習課題や目標の到達度について振り返る必要がある。

その上で、実習目標の達成度についてその内容を実習担当教員とともに分析する必要がある。実習とは、実習目標が達成できたことが必ずしもよい実習だったとはいえない。実習を通して得られた知識や技術の確認を行い、その後に向けて必要とされる学習課題を十分に確認されてこそ、よい実習だったといえよう。

[4] 実習のエバリュエーション

実習終了後、実習に対するエバリュエーションを実習担当教員と行うこととなる。これは、実習先から学生の実習に対する評価（成績）が所属校の実習担当教員側に送付されてくる。それをもとに、実習を振り返り、実習に対するエバリュエーションを実習担当教員・学生とで行い、実習に対する評価を行うプロセスである。

通常、このエバリュエーションにおいては、情報開示・アカウンタビリティーの視点から、実習担当教員は実習機関から送付されてきた成績を実習生に開示する。その上で、実習担当教員は、評価に対する実習生の意見・考えなど（自己評価を含む）を十分に受け入れ、実習に対する評価を行う。

よって、実習生は実習先から送付されてきた評価（成績）のみが、実習の評価であるとは考えてはいけない。またエバリュエーションの際は、実習生は率直に実習時における問題や実習先の実習指導者との関係性などを実習担当教員に情報提供したほうがよいと思われる。その上で、実習担当教員は、実習先の実習指導者と実習生からの両者の評価を総合した上で、実習に対する評価を行わなければならない。

3. スーパービジョンにおいて実習生に求められる姿勢

実習において、実習生側から「実習先の実習指導者がスーパービジョンの時間をとってくれない」と不満を訴えることがある。

スーパービジョンとは、本来、対面式で必要十分な時間をとって実習生が直面している問題について相談に乗りアドバイスを行う機会といえる。

しかしながら、現場の職員は日々の業務に追われ非常に多忙である。そのような際は、どのようにすればよいのだろうか？

そのような際は、実習記録（ノート）を十分に活用し、自分が遭遇している問題や課題について、実習指導者に伝えコミュニケーションを深める

ことは十分可能である。

実習におけるスーパービジョンとは、複数の関係性により形成され得る。

実習開始時は、実習先の実習指導者と十分な関係性が形成されなくとも、実習が継続されていく中で密な関係性が築かれていくことが多い。

ことに、養成校が大学や通信教育の場であると、養成校側の実習担当教員との関係性よりも実習先の実習指導者との関係性とのほうが強まることも多くある。

前述したさまざまな関係性を利用し、よりよい実習の構築に向けてスーパービジョンを消極的ではなく積極的に受けとめる必要があると思う。

参考文献
- Royse, D., *A Guide for Social Work Students*, Longman, 1993.
- Shulman, L., *Teaching the Helping Skills: A Field Instructor's Guide*, CSWE, 1993.

ジェネリックポイント

相談援助実習で、実習機関から送付されてきた評価が、5段階の「2」でした。同じ時期に行ったその他の学生は、ほとんど3以上でした。友人たちの評価（成績）を聞いて、大変落ち込んでしまいました。私は、無遅刻無欠席で、また実習中は、実習指導者はもとより実習機関の職員の方々から日々ほめられていただけに大変ショックです。自分のどこが悪かったのでしょうか？

実習の評価結果というのは、本当に難しいものです。「難しい」というのは、実習評価は先方の指導者や実習機関の基準によって一律ではないからです。同じ学生がＡの実習機関では5段階評価の"5"の評価をもらっていたにもかかわらず、次のＢという実習機関では"2"だったという例を聞いたこともあります。また、同じ実習機関に同時期に2人の学生が実習に臨み、実習担当教員側からすると2人の間にはほとんど大差がないにもかかわらず、評価結果に大きな差がついてくることもあります。

さらには、巡回指導時には「とても優秀な学生さんですね。」と大変ほめられていたにもかかわらず、戻ってきた評価結果が平均以下、ということもありました。これには、実習担当教員であった私自身も大変ショックでした。これらのことからもわかるように、実習評価の基準は一律ではなく、実習機関あるいは同じ実習先でも指導者により大きな違いが生じることがあります。よって、実習評価を絶対的なものとして理解しないほうがいいかと思います。

重要なことは、実習で「何を学んだか」を明らかにすると同時に、「現時点の自分に必要とされている点」を得点としてではなく、アドバイスとして受け止めることが重要かと思います。

理解を深めるための参考文献
- 塩村公子『ソーシャルワーク・スーパービジョンの諸相―重層的な理解』中央法規出版，2000．
- 福山和女編『ソーシャルワークのスーパービジョン―人の理解の探求』ミネルヴァ書房，2005．

実習担当教員は実習生を理解しているのか？

　社会福祉援助実習において、実習担当教員は、基軸となる存在である。すなわち、実習担当教員は実習生にとって大変重要な存在である。
　しかしながら、果たして実習担当教員は実習生を十分理解できているのだろうか？　少なくとも、私自身は「NO」すなわち理解できていない。
　ある実習生が実習先でなかなか適応できなかった。通常より数回、巡回指導を追加し、実習課題の軌道修正や、実習先における態度や行動などについてアドバイスを行った。しかしながら、私の指導はなかなかうまくいかなかった。4週間目に入り、実習機関の実習指導者と話していく際、驚かされた。私が全く把握していなかった実習生の生育歴や現在の家庭における生活状況、さらには現在抱えている悩みまで、すべて実習指導者は把握し、理解していた。その上で、実習生の行動や態度を評価していた。そしてその実習生は実習期間を全うし、反省会でも自分の問題点や限界性を明確にした上で、実習で学んだことを明らかにした。
　この実習担当をとおして、私が気づかされたことは、自分自身が全くこの実習生を理解できていなかったことである。考えてみると、専門学校などは別として、多くの4年制大学では学生と接する時間というのは極めて限られている。高等学校までは、毎日何らかの形で担当教員と接する。また職員室に行けば、いつでも教員はいる。よって、学生が教員を必要とするときはいつでも接触することができる。しかしながら、大学の場合は、たとえゼミを担当していても、毎日会うことはない。
　前述した例の場合、4週間の連続した実習でかつ小規模な実習機関だった。よって、実習生と実習指導者は必然的に毎日、少なくとも8時間は接触する。その日々の連続の中で、実習指導者は短期間に私以上に実習生を理解した。
　大学の教員というと、それだけで「大学の先生がこういったんだから」と思いがちである。私自身学生時代そうだった。しかし前述したように少なくとも私は、実習生を十分に理解できていない。
　学生のみなさんは、スーパービジョンを受けた際、実習担当教員が言ったことを絶対的なものとして受け止めるのではなく、あくまでもひとつのアドバイスとして認識してよいのではないだろうか。

第11章 自己評価と実習報告

1

相談援助実習における評価の視点について理解する。
実習生自らが実習における「気づき」と「成長」を見出し、
実習経験を深化させることの意義について理解を深める。
相談援助実習における「教える」「支える」「見とどける」の
スーパービジョンのプロセスについて理解を深める。

2

自己評価は、実習生個々人が自らの実習で体験した
利用者などとのかかわりを通して、その場面、場面での
気持ちや感情、対処行動などを振り返り、
実習の達成度と課題を意識化することを目的に実施される。
ここではジェネラリスト・ソーシャルワークの観点から
考察する意義について理解を深める。

3

実習報告書の意義と目的および、
実習体験からの「学び」について客観的に理解し、
専門職としてどのように深化させるか
についての考察を深める。

1. 実習評価と自己評価

A. 相談援助実習と評価

　実習生が実習前に立てた実習目標（テーマ）に沿った実習課題をどこまで達成し、社会福祉の実践現場で何を学んできたかを確認、評価することは実習指導において最も重要なこととなる。また、実習生が立てた実習課題が実際の実習の中でどの程度実現しえたのか、現場において適切な実習指導が行われたのかなどを養成機関が評価することも必要となる。さらに実習生がどのように実習と向き合い、それに対して教員がどのようにかかわったかという教員の実習生へのスーパービジョンの評価にもなろう。

　そのため、実習評価は、立場によって、①実習生自身による評価（自己評価）、②実習施設側の実習生への評価、③養成校教員の実習生への評価、そして、④実習生による養成校教員の指導に対する評価、さらに⑤大学などの養成機関と実習先との相互評価という側面がある。

　また、実習の評価を総体的に実施するためには、実習前、実習中、実習後というような実習指導のプロセスにおける形成的評価があり、それぞれの段階において実習生評価と教育評価を行うことが必要となる。特に実習生自身による評価を実習後のフィードバックの中で実施し、学びを体系化することが重要となる。

　実習の評価においては、実習生が自分や利用者と向き合う中で、実習生自身の「気づき」と「成長」を見出し、「言語化する・しない」といった表面的な現象のみに注意を奪われることなく、個々の実習生の内部で起こっている「熟成」に目を向け、それをその実習生なりの方法（やり方）で深めていけるよう、指導・支持していくことが重要となる[1]。そのため、各実習生が実習においての喜びや楽しみ、あるいは苦しみ、悩みなどへの対処方法やその場面での気持ち、感情をどのように専門職としての学びに昇華させていくかが問われてくる。実習における学びを深めるためには、養成機関の教員とのスーパービジョンなどの場が活用される。

　また、窪田暁子は、実習のスーパービジョンを「教える」「ささえる」「見とどける」という視点で捉えており（**図11-1-1**）、実習前、実習中、実習後のそれぞれの段階での実習生の成長を促すスーパービジョンのあり方を提唱している[2]。

スーパービジョン
supervision

実習評価

形成的評価
学習過程の中で、実習生がどの程度理解したかを時系列的に確認するための評価。

フィードバック
feed back

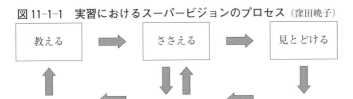

図11-1-1 実習におけるスーパービジョンのプロセス（窪田暁子）

出典）飛永高秀・井上修一・大藪元康・窪田暁子「社会福祉現場実習指導スーパービジョンの研究（その2）—個別指導の小集団化の取り組みとその効果」『中部学院大学・中部学院大学短期大学部研究紀要』8, 2007 より著者作成．

　相談援助実習における評価は、まさに窪田のいう「教える」「ささえる」「見とどける」という、実習生が主体的に実習体験をどのように生かしていくかにかかっていると言える。

B. 実習評価

[1] 実習生による自己評価

　実習の評価は前述したように大きく5つに分けることができるが、その中でも実習生の自己評価がその後の報告書の作成、報告会の開催などの内容に反映されるため、最も重要となる。

　実習の評価の中でも実習生の自己評価という側面が、実習生自身が自らの成長と学びを具体的に把握し、今後の実習の学びを深化させることができるものである。

<!-- 欄外：自己評価 -->

　自己評価は、実習生個々人が自らの実習で体験した利用者などとのかかわりを通して、その場面、場面での気持ちや感情、対処行動などを振り返り、実習の達成度と課題を意識化することを目的に実施される。これは前述した「ささえる」という視点において、実習生自らの振り返りの中で自らをささえるというセルフ・スーパービジョンにもつながる。さらに、その学びは後述する実習報告書の作成などにも活用される。

<!-- 欄外：実習の達成度と課題／「ささえる」 -->

　実習生自身の実習体験の評価は主観的なものであるため、必ずしも実習において学びを充分深めているかはわからない場合が多い。単に実習先の入所者や利用者とのコミュニケーションがうまくいき、仲良くなることができ楽しかった、ということもある。楽しかった体験を肯定的に受け止め、実習がうまくいったとする者も少なからずいる。

　そのため、実習生は実習においての喜びや楽しみ、あるいは苦しみ、悩みなどへの対処方法やそのときの気持ち、感情をどのように専門職としての学びとしていくかが問われてくる。すなわち、実習生は、実習における成功体験と失敗体験について主体的に向き合い、そこでの学びは何であっ

<!-- 欄外：成功体験と失敗体験 -->

たのかについて考察することにより、現場実践における自己について認識することが必要となる。考察の方法としては、大学などの養成機関の教員とのスーパービジョンなどの場が活用される。特に個別面接において、教員とともに実習中に実習指導者などから受けたスーパービジョンを踏まえ、自らの実習体験を素直に正直に振り返る中で、客観的に自己評価を行うことが必要となる。

客観的に自己評価を行う

上記のように実習生は、自らの実習体験における自己を見つめ直すことが重要となる。そこでは、実習先で感じた思いや感情を素直に吐露することが必要となる。実習生にとっては、実習における失敗体験や自らの否定的な感情、思いを振り返ることを避けたい気持ちがあるだろうが、その自らの否定的な体験と向き合い、乗り越える姿勢や取り組みは、実習生の強みともなる。そして、それが専門職養成においては非常に重要な体験ともなる。

さらに実習前の実習生の問題意識や学習の程度によって、実習の受け止め方や振り返りの内容も異なり、それが自己評価に直接的に影響を与える

表11-1-1　自己評価の項目

参考評価項目（自己評価）		評価
1	組織で働く際の基本的態度	・職員、利用者などに対して自ら挨拶ができたか。 ・適切な言葉遣いができたか。 ・実習先に適した服装、髪型など身だしなみができたか。 ・勤務時間など、決められた時間を守ることができたか。	
2	基礎知識	・実習先についての基礎的な学習ができていたか。 ・実習先の目的・組織・役割・機能を理解できたか。 ・実習先における各種職種の業務内容について理解できたか。 ・実習先にかかわる法制度や施策について理解できたか。 ・実習先と地域における社会資源との関係について理解できたか。	
3	援助職としての対応・態度・姿勢	・実習において主体的かつ意欲的に業務を遂行したか。 ・職員、利用者と基本的な人間関係（コミュニケーション）が円滑に図れたか。 ・利用者やその関係者などと援助関係を形成する能力が養えたか。 ・利用者の生活実態を把握し、そのニーズを理解できたか。 ・実習先で活用される援助技法を理解できたか。 ・利用者に対してアセスメントは適切に行えたか。 ・利用者の援助計画を立案し、実施できたか。 ・利用者やその関係者などの問題解決能力を高めるような援助の仕方を理解できたか。 ・記録において、利用者の行動と自分のかかわり、感想、考察、質問、疑問が適切に整理され記録されていたか。 ・実習指導者からの助言、指導を的確に捉え、それを言動に取り入れた実習内容が記録されていたか。 ・援助職としての倫理（人権尊重、プライバシー・個人情報の保護、守秘義務など）について適切に行えたか。 ・業務における責任は適切に遂行できたか。 ・実習生として「学ぶ姿勢」をもって、職員との協調性、チームワークなど役割遂行ができたか。	

こともある。そのため、実習生の自己評価は、実習テーマや課題の達成度、あるいは実習中の困難事例などへの対処方法、悩み苦しんだ体験、喜びなどの感動した体験をもとに、いかにして自らの実習を客観的に捉え、具体的な学びや成長を自らが確認できるかという点が重要となる。

表11-1-1は自己評価の際の評価項目の例である。実習期間中は、実習生であったとしても、実習施設という組織の中で業務を遂行する役割を担うということを忘れてはならない。そのためには、まず、組織で働くという基本的態度を身に付けておく必要がある。また、実習施設における基礎知識、さらに援助職として業務を遂行する際の適切な対応、態度、姿勢が必要となる。

実際の評価については、A（よくできた）、B（ふつう）、C（努力を要する）や、5〜1（よくできた〜まったくできなかった）などの評価をつけることとなる。これは、「できたか」「できなかったか」について評価するのではなく、自らの実習目標・課題の到達度を確認し、今後どのように学びを深めるかを明らかにするために活用されるものである。

実習目標・課題の到達度

なお評価項目は、各養成校によって異なる。

[2] 実習施設側の実習生への評価

実習施設側の評価は、実習終了後、実習生の実習での学びを総体的に評価したものであり、実習指導者が、評価するのが原則である。しかし、施設によっては、実習にかかわった職員の協議によって評価される場合などさまざまである。

国が示した相談援助実習の目的は表11-1-2に示す通りであり、実習生が実習指導者から学ぶべき事項も示されている。

すなわち、「実習指導者による指導内容」に示されている事項が実習における実習生評価の基準となってくる（表11-1-3）。

実習指導者による指導内容

表にある実習指導者による指導内容は、専門職としての知識や適性、スキルについての評価項目であるが、その前提として、実習生としての基本的な態度（挨拶、服装、言葉遣いなど）を身につけておく必要があるのは言うまでもない。

また、相談援助実習では、原則、実習指導者として認められた者が、直接的に実習指導にあたることとされているが、実習生一人ひとりにマンツーマンで付き添いながら指導を行うことは容易ではない。

特に特別養護老人ホームや児童養護施設など、介護福祉士や保育士が職員の中核を担っている場合も少なくないため、社会福祉士の相談援助実習について充分把握していないこともある。そのため、実習生は実習の枠組

193

みや具体的な実習プログラムなどについて、適切に職員に説明できるようにしておくことも必要となる。

表 11-1-2　相談援助実習の目的・ねらい

①相談援助にかかわる知識と技術について具体的かつ実際的に理解し、実践的な技術などを体得すること。
②社会福祉士として求められる資質、技能、倫理、自己に求められる課題把握など、総合的に対応できる能力を習得する。
③関連分野の専門職との連携のあり方およびその具体的内容を実践的に理解する。

表 11-1-3　実習指導者による指導内容

①利用者やその関係者、施設・事業者・機関・団体などの職員、地域住民やボランティアなどとの基本的なコミュニケーションや人との付き合い方などの円滑な人間関係の形成
②利用者理解とその需要の把握および支援計画の作成
③利用者やその関係者（家族・親族・友人など）との援助関係の形成
④利用者やその関係者（家族・親族・友人など）への権利擁護および支援（エンパワメントを含む）とその評価
⑤多職種連携をはじめとする支援におけるチームアプローチの実際
⑥社会福祉士としての職業倫理、施設・事業者・機関・団体などの職員の就業などに関する規定への理解と、組織の一員としての役割と責任への理解
⑦施設・事業者・機関・団体などの経営やサービスの管理運営の実際
⑧当該実習先が地域社会の中の施設・事業者・機関・団体などであることへの理解と、具体的な地域社会への働きかけとしてのアウトリーチ、ネットワーキング、社会資源の活用・調整・開発に関する理解

［3］養成校教員の実習生への評価

　相談援助実習は相談援助実習指導とリンクしているため、教員は実習先からの評価のみならず、実習前、実習中、実習後の実習生の学びの過程（成長過程）について、客観的に評価（形成的評価）することとなる。

　教員は、実習前に行われる事前学習や実習計画書の作成、実習中における巡回指導、実習後の個別スーパービジョンやクラスメンバーにおけるグループスーパービジョン、さらに実習報告書の作成、実習報告会の実施によって総合的に実習の評価を行う。

　大学などの養成機関においては、さまざまな評価方法がある。実習での学びを評価する種類としては、相対評価と絶対評価がある。指定科目においては、相談援助実習指導と相談援助実習の2科目からなり、実習施設からの評価は相対評価、実習生一人ひとりの学びの成長を評価するのが絶対評価である。

　相談援助実習指導では、実習における事前学習から実習終了後の事後学習までが評価対象となる。また、相談援助実習は指定されている180時間

グループスーパービジョン
group supervision

相対評価
一人ひとりの実習生が他の複数の実習生の中で、どのような位置づけになるかを実習施設側の基準に基づいて評価する方法。

絶対評価
一人ひとりの実習生が自らの実習目標や課題にどれだけ到達したかを評価する方法。

の相談援助実習の内容について評価されることとなる。

　教員の実習生の評価については、実習生自らの「気づき」と「成長」を相談援助実習指導の中で総体的に見ていくことが重視される。実習生は、社会福祉士の相談援助実習として、シラバスに示されているような内容について実習を行うが、実習生各々の実習に対する問題意識や動機、さらには事前学習の深め方などによって、その成長は異なってくる。

　そのため、実習施設からの相対評価と個別的にどのように実習生が成長できたかを絶対評価の中で検討し、実習生の成長を期待できるよう、そして、実習報告書の作成、実習報告会の開催など事後学習がスムーズに行えるような指導とかかわりを行う。

　教員は、単に相談援助実習の実習先の評価のみで実習生を評価はしない。大学などの養成機関での実習前の指導から実習後の報告書の作成、報告会の実施までトータルな視点で評価を行う。そのため、相談援助実習指導の講義が始まったときから、実習に対して主体的に取り組むことが必要となる。

[4] 実習生による教員の指導に対する評価

　実習の評価については、実習生の自己評価と施設側の実習評価が注目されるが、実習担当教員として適切に実習生指導にあたったかなど教育効果について、実習生が教員評価をすることも必要となってくる。特に近年では各養成機関において、授業評価や実習生による教員評価が実施されており、教育の受け手である実習生が、実習担当教員のかかわり方について、恣意的ではなく客観的に評価することも多い。すなわち、FD の観点からの評価となるのである。

　実習生は教員の実習前の事前学習、実習計画書の作成などに対する指導方法、実習に向かう際の不安や悩みへの対処方法など、そのかかわり方を評価する役割を担う。

　また、実習中の巡回指導時には、実習過程における利用者とのコミュニケーション、具体的な介護技術など援助技法について、その事例をもとに具体的な対応方法についての指導があったかなどについても振り返ってみることもできる。

　以上のような観点から、実習生が教員の授業評価、実習巡回時の対応、実習事後の振り返りについて指導が適切であったかといったことを客観的に評価することも、教員や養成校にとって非常に有効となる。

［5］大学などの養成機関と実習先との相互評価

　相談援助実習は、養成機関と実習施設との契約に基づき実施される。養成機関側が実習における事前学習や巡回指導、事後指導を適切に行ったか、また、実習施設側でも実習指導者が適切に実習時の指導を行ったのかについて双方がそれぞれを評価することも必要となる。すなわち、相談援助実習のシラバスに示されている実習内容が適切に反映されているかについて、客観的な評価をすることが求められる。また、相談援助実習においては、大学などの養成機関と実習先の実習指導者は実習にかかわる内容などについて協議し協力体制を築くこととなっているため、その具体的な結果が実習生の実習での学びの度合いとして現れてくる。そのため、養成機関と実習施設における評価内容や基準など、各実習生個々の学びをどのように捉えるかが重要となる。実習生は、実習テーマなどを考慮して実習プログラムが組まれているか、適切な助言、指導が実施されたか、さらに実習が円滑に進むように実習生への配慮などがなされていたかなど、大学などの養成機関の教員へ報告することも必要となる。

実習での学びの度合い

［6］指定科目としての評価

　前述した評価については、各実習生が実施した「相談援助実習」の具体的な内容についてであった。一方、「相談援助実習」、「相談援助実習指導」という社会福祉士の指定科目の評価についても検討する必要がある。

指定科目の評価

　大学等の養成校によって、科目評価の考え方や方法は異なるが、教員側の裁量によって、決定するところが少なくないだろう。しかし、相談援助実習・指導が、学生－実習指導者－教員という３者関係の中で進められるとするならば、前述の視点によるそれぞれの評価項目を考慮の上、総合的に判断し、科目評価とすることも必要となるのではなかろうか。

学生－実習指導者－教員
の３者関係

2. 実習での学びの体系化

A. ジェネラリスト・アプローチからの評価

　社会福祉士の相談援助実習は、実習先が多様であり、それぞれの実習先の特性によって実習内容やその到達点も異なってくる。実習体験が少ない実習生は、社会福祉士の資格取得のための相談援助実習ということは頭で

は理解していても、それと現場実践（現場の実態）とを結びつけることは難しい。なぜなら、その実習先が特別養護老人ホームや児童養護施設など対象や業務特性が限定されるため、どうしても特別養護老人ホームでの実習、児童養護施設での実習といったように、実習テーマの作成から実習の評価やその振り返りも、実習施設に限定して行うといった意識が強く働くためである。また、実際に実習先に行ってからの自らの行動や役割がわかりにくいため、多くの不安と悩みを持つ。

確かにそれぞれの実習施設についての学びを深めることも重要となるが、社会福祉士の実習という性格を考えるならば、個別実習先での現場実践のみならず、相談援助実習という幅広い側面における社会福祉士としての役割と機能についての理解が必要となる。すなわち、ジェネラリスト・アプローチからの評価の視点が必要となる。ジェネラリスト・アプローチとは、「あらゆる種類の問題・ニーズ、またあらゆる実践の場に対しても応用可能な、問題・ニーズを全体的に捉える視点と、多面的な援助内容を柔軟に計画・実施していける能力・融通性・創造力を持ったソーシャルワーカーを養成するための認識及び実践の枠組み」[3]として捉えることができる。

ジェネラリスト・アプローチ generalist approach

実習生は、各々の興味関心や問題意識によって実習先を選定する場合が少なくない。また養成機関によっては、実習施設の種別と数が限定されるため、機械的に実習配属を行うこともある。

相談援助実習が社会福祉士というジェネラリストを養成することを目的とするならば、実習施設・機関にかかわらず、ジェネラリストとしてのソーシャルワークの基礎、基盤、専門職としての価値と倫理に基づき、ミクロ－メゾ－マクロといった幅広い視点での振り返りを前提とした考察が必要となる。そして、それらを踏まえた上で、実習生個人が実習における学びを深化する必要がある。

ミクロ－メゾ－マクロの視点

そのため、実習生には、実習施設の分野に限らず、「社会福祉士」というジェネラリストの養成のための実習であるという認識が必要である。

B. クラスでの学びの広がりと共有化

それぞれの実習生の学びを具体化する作業は、相談援助実習指導や相談援助演習によって行われる。それぞれの講義、演習は20名以下の実習生と教員のクラスによって構成される。ここでは、実習生それぞれが異なる実習先での学びを社会福祉士実習として整理することが必要となる。

学びを具体化する作業

教員は個々の教育・現場経験による教授法に沿ったかたちで、実習生たちの学びをサポートし、指導する。

実習生は、自分が実習を行った施設においての経験は有しているが、他の施設での実習についてはなかなか想像できない。そのため、実習生一人ひとりの個別的な学びをクラスメンバーにおいて共有化することが求められる。そこでは、実習施設の異なる実習生が、社会福祉士としての相談援助実習において学んだことをジェネラリスト・アプローチの視点から一般化する作業が必要となる。すなわち、この作業は、養成機関における知識や技術などの理論的な学びと、相談援助実習での現場実践をつなげるものとなる。クラス内において各実習生が実習体験を語り、報告する中で、実習分野は異なったとしても、ソーシャルワーク実践における共通基盤や共通の援助視点などがクラスメンバーによって共有されることとなる。従前の実習先における評価のみならず、全体として社会福祉士実習を振り返り、総体的にソーシャルワークの実践を理解することが必要となる。

理論的な学び
現場実践

C. 実習先別の学びの評価

実習生は、それぞれの実習先から評価される立場となる。それは、社会福祉士の専門職教育としての相談援助実習の学びに対する評価となる。実習先が多様で実習内容も施設種別などにより大きく異なるため、個別の実習施設で必要とされる知識と技術が適切に実習場面の中で活用されたかが評価の基準となろう。実習生の評価は、それぞれの養成校などによって、個別的な評価表に基づいて行われることが多い。それには実習生という曖昧な立場であったとしても、施設などの職員組織の中で働くという社会人としての態度や行動についても言及されることは言うまでもない。

3. 実習報告

[1] 実習報告書

実習報告書

実習報告書を作成することは、実習生が実習を振り返る中で、実習の達成課題や実習状況を整理した上で、自らの実習の成果と課題を言語化することにより、実習での学びを客観化することが目的となる。

この実習報告書はある程度の制約のもとでまとめられる。それは、時間的・量的制約とともに、経験を文書化し、学びとして高め、実習先にいかにフィードバックできるかという点からも言える。

実習生の中には、短期間の実習で体験し、感じたこととして、時に実習先に対する批判や問題点の指摘をすることもある。しかし、実習報告書作成の目的に照らして考えると、実習生自らの実習体験を単なる批判や指摘にとどめることなく、現場実践への問題意識として醸成し、実習生自らの力で、いかに「学び」や「成長」に転化できるかということが重要となる。

実習報告書の作成は、自己を振り返るだけでなく、実践の捉え返し、意味づけ、学びを深めるとともに、実習施設や実習指導者へのフィードバックをもって完結する。

実践指導者へのフィードバック

各大学などの養成機関においては、20名以下のクラスにより相談援助実習指導が行われる。そこでは実習生相互の体験を他のメンバーとグループスーパービジョンを介して共有し、実習における学びを一般化することが必要となる。

さらに、それぞれの実習生個人の実習先での利用者への働きかけや振る舞い、実習日誌への記録の状況などを振り返り、問題解決や課題を顕在化させ、それを乗り越えるための方策について、実習担当教員との個別面接を充分行うなどして、検討することが求められる。

問題解決や課題を顕在化

このような、一連の流れの中で実践が記録化され、共有されることに事後学習の広がりと意味の深まりがある。それぞれの実習生の個人的な実習体験を個人の中だけで完結させず、クラスメンバーとのグループスーパービジョンにより、一個人的な体験を他のメンバーと共有し、それを一般化するところに、実習報告書や報告会の意義がある。

実習報告書の作成は、実習後における総括的な評価として、相談援助実習指導と相談援助実習においての学びが集約されたものである。この学びと成長について、「見とどける」という作業を通じて評価することが必要となる。

「見とどける」

また、実習報告書は、実習施設に送付されることも少なくない。養成機関側の責任として、現場での実習が実習生によって、どのように咀嚼され、学びとして身についているかを実習施設側に対して示すものとなる。そこでは、実習におけるプラス評価が主に記されているが、一方、マイナス評価の部分についても、今後の相談援助実習をよりよくするため、また、実習生の新鮮な感覚で現場を捉えた感想、ズレ、実習指導者への意見などについても養成機関と施設側との信頼関係のもとで改善していくなどの対応も必要となろう。そのため、実習生は実習担当教員との充分相談の上、実習におけるマイナス評価についても、実習先からの評価を恐れることなく記述することが今後必要となってくるであろう。これは、実習生のみならず現場職員へのスーパービジョンの機会ともなることが期待できる。

プラス評価

マイナス評価

［2］実習報告会

実習報告会

実習報告会は、多くの場合、上記の実習報告書の作成後に相談援助実習指導の総括として実施される。

実習報告会は事前の知識と価値に照らして、実践現場について理解したことを客観的にまとめると同時に、実習生が自分の価値観や実践技術など、

道具としての自己

道具としての自己を振り返る場でもある[4]。

実習報告会は、相談援助実習での学びを個別、あるいはグループスーパービジョンの中で深め、自らの実習に対する姿勢や考えはもとより、社会福祉にかかわる知識と技術を現場実践においてどのように活用するのかなど、実習での経験知を総合的に客観化する作業となる。すなわち、実習報告会は各実習生の学びと成長を示す機会となる。

実習報告会では、各実習生のテーマや課題に対する達成度、福祉サービス利用者との援助関係における悩み、そして、それを乗り越えるための手

自分の言葉で「語る」

法など実習生自らが自分の言葉で「語る」ことが重要となる。

実習報告書の内容だけではなく、実際の困難事例に直面した際の援助についての検討や、利用者などとのコミュニケーションの場面をロールプレイによって再現したり、実際に行ったレクリエーションを行ったりとさまざまである。自らの実習体験を客観化し、他者に実習での学びを伝えるためにも、報告におけるプレゼンテーションを考慮することが必要となる。さらに上記振り返りが次年度に実習へ行く者たちへのアドバイス、メッセージ、エールともなる。

［3］実習報告会の形式

実習報告会の形式は、各大学などの養成機関によりバラツキがある。また、クラス内での実習報告か、学年全体の実習報告であるかなど、参加メンバーの規模によっても異なってくる。そのため、実習報告の目的と規模によってその内容は必然的に異なる。

従前の実習報告会は、学年全体で児童養護施設や特別養護老人ホーム、あるいは児童分野、高齢者分野など実習施設・種別ごとに報告会を開催したり、実習種別に限定せず、他分野合同で報告会を開催するのが一般的であった。

しかし、前述したジェネラリスト・アプローチの視点からの報告会は、実習生個人の実習経験を単に個人的な学びとして発表するだけではなく、ソーシャルワークの実践基盤を軸として、対象分野に偏ることのない「学

「学び」と「成長」

び」と「成長」を一般化した形で発表することが必要となる。

そのため、相談援助実習指導における実習報告の目的と位置づけにより、

実習報告会の形式と持ち方は変わってくる。

　実習生は、実習先での個人的な学びについては、20 名以下のクラスの中で対象者や対象施設、現場実践の方法などについて、自身の経験をもとに事例を用いることなどによって深める必要がある。さらに、その個人的な学びを共有化し、実習分野を問わず幅広く福祉の実践現場を理解するために合同での報告会を開催する必要もある。

　そのため、相談援助実習ばかりではなく、相談援助演習などを通じて社会福祉実践の全体像を理解するよう、総体的に実習を評価することが必要である。

注)
(1)　松本すみ子「『実習グループスーパービジョン』におけるリンケージの概念の応用」『精神保健福祉』32（1），日本精神保健福祉士協会，2001，pp.13-17.
(2)　飛永高秀・井上修一・大藪元康・窪田暁子「社会福祉現場実習指導スーパービジョンの研究（その2）―個別指導の小集団化の取り組みとその効果」『中部学院大学・中部学院大学短期大学部研究紀要』8，2007，pp.111-115.
(3)　副田あけみ「ジェネラリスト・アプローチ」『ケースワーク―理論的アプローチと技法を中心に』川島書店，1998，p.136.
(4)　池田雅子「実習成果の整理と共有」『社会福祉援助技術現場実習指導・現場実習』ミネルヴァ書房，2002，p.171.

理解を深めるための参考文献
● 「幼稚園・保育所・福祉施設実習ガイドブック」編集委員会『ポイントで解説―幼稚園・保育所・福祉施設実習ガイドブック』みらい，2004.
　社会福祉士の実習について触れられてはいないが、児童福祉施設や障害児・者施設における実習などについて、わかりやすく記述されており、あわせて見てみるとより理解が深まると思われる。
● 本多勇・木下大生他『ソーシャルワーカーのジレンマ―6 人の社会福祉士の実践から』筒井書房，2009.
● 木下大生・後藤広史他『ソーシャルワーカーのジリツ―自立・自律・而立したワーカーを目指すソーシャルワーク実践』生活書院，2015.
● 後藤広史・木村淳也他『ソーシャルワーカーのソダチ―ソーシャルワーク教育・実践の未来のために』生活書院，2017.
　上記3冊は、社会福祉士の実習について触れられていないが、社会福祉士の有資格者である筆者らが、現場実践におけるソーシャルワーカーの悩みや不安等のジレンマ、ソーシャルワーカーとしての専門性、教育等について論じている。

ジェネリックポイント

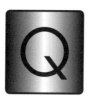

ジェネラリスト・ソーシャルワークの視点からの実習評価の意義とは何でしょうか。

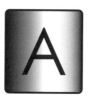

ジェネラリスト・アプローチとは、「あらゆる種類の問題・ニーズ、またあらゆる実践の場に対しても応用可能な、問題・ニーズを全体的に捉える視点と、多面的な援助内容を柔軟に計画・実施していける能力・融通性・創造力を持ったソーシャルワーカーを養成するための認識及び実践の枠組み」として捉えられます。

　実習においての評価は、個別実習先での現場実践を通して実施されることが多いですが、個別実習先での学びにとどまらず、社会福祉士として幅広く現場を捉え、その役割と機能について考察し、実習での学びを深めることが大切です。実習評価の際には、ジェネラリスト・ソーシャルワークの視点が活用できるでしょう。

第12章 事後学習

1

なぜ事後学習が必要なのか。
事後学習の位置づけを説明した上で、
実習の価値とは何かについて考え、
事後学習の意義を学ぶ。

2

事後学習の方法としてスーパービジョンがある。
スーパービジョンの具体的な方法を示し、
それぞれの学びの特徴について整理する。
実習の「体験」が「経験」として深化していくために
必要なそれぞれの有効的な活用について学ぶ。

3

「ソーシャルワーカーになる」とはどういうことなのだろうか。
ソーシャルワーカーになるためのプロセスを整理し、
事後学習から、卒後教育、新人教育の連続性について学ぶ。

4

「ソーシャルワーカーであり続ける」ために、
あくなき自己研鑽の必要性について理解を深める。
そのために必要な自分自身の意識と
必要な社会資源について整理し、
スーパービジョンの重要性について改めて理解する。

1. 事後学習の重要性

A. 事後学習はなぜ必要か

[1] 事後学習の位置づけ

実習とは、事前学習、配属実習、事後学習の3つのプログラムを経て完結される教育プログラムである。

事後学習とは、実習を終えたのちの、スーパービジョン、実習のまとめ（総括レポート）、実習評価、実習報告書、実習報告会などすべてのプロセスを含む。さらに、事後学習には機関におけるソーシャルワーク養成プログラムから、卒業後の実践と実践現場におけるソーシャルワーク現任者研修および教育へとつなげていく重要な役割および機能をもっている（図12-1-1）。

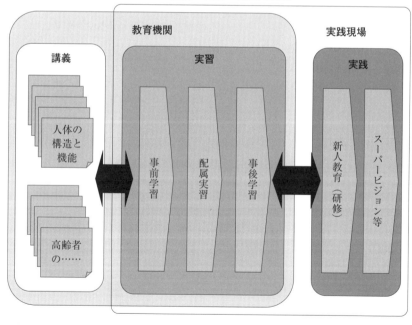

図12-1-1　講義・実習・実践の関係

[2] 事後学習の機能

実習生は往々にして実習を終えると、すべて終わったような気持ちになる。実習前から緊張感を高め、2週間ないしは4週間近い実習を駆け抜けるのだから当然のことでもある。しかしながら、そんな実習生に、これか

らが実習のもう1つの醍醐味であることを伝えて、早速に事後学習にとりかからなければならないのである。

なぜ、事後学習が必要なのだろうか。以下3点に整理される。事後学習が配属実習と同様に重要な意味を持つことを理解したい。また実習教育プログラムにおいては、事後学習が不可欠であることを実習生と共有した上で配属実習をスタートされることが望ましい。

(1) 体験の経験化

実習中は初めての「体験」の連続であり、日々の振り返りと実習記録ノートの作成の中で、「概念化」「仮説化」を行い続けるものの、限られた時間の中では未消化なものも多く残される。その残された未消化な課題について、事後学習では丁寧に取り上げていくことができる。

この「配属実習」での「体験」を単なる過去の出来事として終わらせるのではなく、ソーシャルワーカーになるための「学習」へと深めていかなければならい。そのために、まずは実習を振り返り、言語化することが必要であり、そのことによって「体験」が「経験」へと転換されていく（体験の経験化[1]）。

振り返り、言語化していく中で、これまで学んできた理論（知識、技術、価値、倫理）上の言葉と実践的な意味が「頭でわかる」レベルから、意味の理解が深まり「体でわかる」感覚を得ていくことが、事後学習の重要な機能である。

(2) 感覚的体験から意味的経験へ─1度で2度（何度も）味わう

楽しかった体験や辛かった体験は、実習生の極めて主観的な感覚である。初めての体験の中では常に揺り動かされている自分を感じながら、新たな自分と向き合う体験ともなる。事後学習では、①まずそれらの主観的な楽し（辛）かったという感覚から出発し、②その背景にある事実について具体的にそのときの状況を思い出し、言葉にしていく。どのような状況の中で実習生はそのとき何をしたのか、できたのか、またはしなかったのか、そして相手はどのような反応をしたのか、などを言語化する。その次に、③そのときどんな感情が動いたのかを再度振り返る。ただ単に楽し（辛）かっただけではなく、どんなふうに楽し（辛）かったのか、より具体的にそのときにうごめいた感情について語る。この作業がとても大事な部分であり、このことを材料に、その後の振り返りは展開されていく。より具体的に、自分の気持ちに正直に語ることによって実り多い振り返りとなる。そのあとは、④言語化された実習生の事実やうごめいた感情をもとに、その体験からどのようなことに気づいたのか、自分にとってどのような意味を持っていたのか、何に気づかせてくれたのかなどについて、教員や他の

実習記録ノートでの概念化と仮説化
➡ p.43 第4章参照。

学生たちから質問や確認、意見などを得る中で多面的に捉えるプロセスを経る[2]。失敗したと感じていた経験の中にも、必ずしも「だめ」なことばかりではなく自分なりに「頑張った」「工夫した」こともあることに気づく。自分が失敗したと感じた状況を客観視することで、振り返る力、自分自身と向き合っていく力を育てるとともに、自分について、利用者について、専門職について今まで見えなかったことが見えてくることがある[3]。「失敗」であれ、事後学習の中で多くの気づきと学びを得ることができればそれは実習としては「成功」といえる。「うまくいかなかった」と感じて帰ってくる実習生はより多くの学びを得て、変化していくものである。

　このように1つの経験で、配属実習中のライブ感に満ちた生々しい体験と、事後学習の中で振り返り得られた「気づき」「学び」の経験の2倍味わうことができるのである。さらに事後学習のグループスーパービジョンの中では他の施設などで実習した学生の経験を共有することによって、10倍にも20倍にも味わうことができる可能性を秘めているのである（図12-1-2）。

グループスーパービジョン

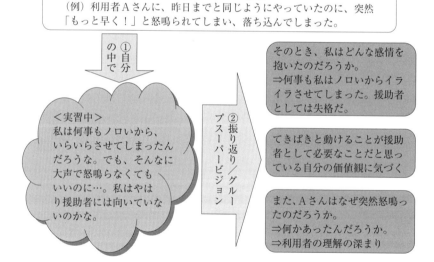

図12-1-2　振り返り／グループスーパービジョンの効果

(3) 自己覚知

　自己覚知については、相談援助演習でも中心的に取り上げられる。そのなかで、対人援助専門職として自らを見つめ、知ることは欠かせない作業であることを学ぶ。演習では具体的に意識化されていなかった自分や、新たな自分、これまでの自分の特性などさまざまな自分と向き合ってきたに違いない。これらの基礎工事のおかげで自らを見つめることに意識が向き、

自らを見つめる力がついてきているはずである。

　それらを土台として配属実習を行うことになる。利用者とのかかわりは、これまで気の合う友達の中にいる人間関係では直面することのできなかった自分自身の特徴や癖に改めて気づかされる。かかわることすら拒否されることもあれば、話しかけても反応がない場合もあり、そのような新たな人とのかかわりの中では自ずと自分自身と向き合うようになる。

　この作業はなかなか一筋縄ではいかない。自分を知るということは、鏡に映してみて初めて客観的に見えてくるものである。自分の中で考えている限りにおいては、自分なりの考え方が深まっていくこともあるが、自己イメージに対して固定観念をもち、偏った見方を強化してしまうこともある。つまり、自分を知るためには鏡の役割をもつ「相手」が必要になる。この「相手」となるのが、事後学習の中では実習担当教員であり、グループスーパービジョンをともに行う同級生（実習生）である。さまざまな鏡を通して新たな自分を発見し、多面的な自分に気づいていく。改めて自分自身の倫理観や価値観、障害者観、専門職としての適性などについて向き合い、深めていくことになる。

倫理観

価値観

障害者観

[3] 事後学習に効果的に取り組むための条件

　事後学習は、配属実習の経験にさらなる意味づけをしていく作業である。この事後学習に効果的に取り組むことによって、実習生は"ソーシャルワーカーになる"。事後学習にあたって、以下の点について心がけておくと効果的に取り組むことができる。

(1) 時間的保障（実習の時期の検討）

　実習を終えて帰ってくる学生たちの状況はさまざまである。疲れ果てて教育機関に「終わった」との報告もしないまま呆然と数日を過ごしている実習生もいれば、終わったにもかかわらず興奮状態と緊張感がとけず、1週間以上たっても「実習で失敗をしてしまった夢を見ている」という実習生もいる。どちらも緊張のあまりの反応であることでは共通しており、そのこととその後の事後学習の深まりには時間的関連性がみられる。このような場合は、まずはクールダウンをして混乱と緊張を解いていくことが必要となる。その上でなぜそんなに緊張したのか、どうしてそんなに疲れたのかなどを振り返り、言語化し、自分の感情を吟味していく。そのためには、集中し安心して向き合うことのできる空間的時間的な保障が必要である。感覚から経験へと転換していくプロセスに要する時間は、なくもがなの時間ではなく今後の彼らの成長に必要不可欠な時間である。「経験」へと転換されて初めて、実習中に未消化だった個々の専門的課題に取り組む

クールダウン

こととなる。

(2) 事後学習の必要性認知（事前学習の中で）

事後学習の必要性と機能について、事前学習の折に学生と共有しておくことにより、2つの効果がある。

1つには、配属実習中は消化できない課題を日々残しながら、毎日新たな疑問や課題が降り注いでくる。解決されない課題を抱いてもやもやしたまま実習を続けることはかなりのストレスである。その上、なんとか解決しなければと焦ってしまい、1つのことばかりにとらわれてしまったり、他の課題に気づく目を失ってしまうこともある。「この課題は事後学習で取り上げることとして、とりあえず置いておこう」といったん棚上げし、新たに生じた課題に目を向けられる事前のセッティングは必要である。そのためには自分用のメモが実習記録ノートとあわせて大事な材料になる。自分用のメモには、課題として認識されないもやもやしたことやひっかかったことなど、まだ言葉にならない思いなども記しておいて欲しい。そのとき言葉にならない思いが事後学習の中で言語化されたり自己洞察が深まることで、実習生自身が成長を感じることにつながる。2つめに、事後学習において目的意識を明確にして主体的に取り組むことができる点がある。主体的に取り組むことは、限られた時間の中でも配属実習の経験が大いに広がり、つながり、生きていく可能性をもつ。

B. 実習の価値と事後学習の意義

[1]「いい実習」「悪い実習」とは

実習生A君は、実習を終えて「何事もなく無事に終わりました」と元気に帰って来た。

一方、実習生Bさんは、「実習のことは思い出したくありません。振り返ることができないくらい毎日辛かったんです。実習はすべて失敗しました」とこわばった表情で報告しにきた。

実習の価値　　ここで実習の価値について考えてみたい。

はたして「よい」実習とは何か。「悪い」実習とは何だろうか。

筆者は実習生A君には、「それは残念だったね」と応え、実習生Bさんには、「でもとてもよい経験をしたね」と応えた。

ではなぜA君は「残念だった」のだろうか。

A君はその後の振り返りの場面でも、「特に何もなかったからな」とあえて取り上げる話題がなくかえって困っている様子だった。もちろん実習はいたって楽しく、滞りなくこなしてきており、実習指導者の評価も悪く

なかった。A君は、毎日実習先が決めたプログラムに参加していたという。最初は戸惑ったこともあったが、すぐに慣れて楽しくプログラムに参加することができたようだ。戸惑ったのはなぜだろう、と問うても、「初めの1、2日だしあまり覚えてない」と言って終わってしまった。

　さて、一方でBさんは、実習に向き合っていくのに時間を要しながらも、振り返りの中で少しずつなぜこんなに自分が振り返りたくないと思っているのかについて語り始めた。「利用者Cさんから『あなたに私の気持ちなんてわかるはずがない！　あなたはここに何しに来ているの！』と言われてしまった」と振り返った。「利用者とただ一緒にいるだけで何も見てこなかったのではないか」「わからないことだらけだったのに実習指導者に積極的に訊けなかった」と語った。しかし、自分が設定した実習の学習課題は「利用者とのかかわりから学ぶ」ことだったことを思い出し、次第に「利用者とかかわることができた実習だった」と肯定的な表現も出始めた。Cさんの言葉をきっかけに自分らしさを失い、「実習生」という立場にとらわれて常に「実習生として何をすべきか」を考えるようになってしまっていたことに気づき始めた。また利用者の方はありのままの姿を私にぶつけてきていたのに、「実習生」の立場にとらわれ、「ありのままに向き合うことができなかったことが辛かった」ことに気づいていった。実習が終わったばかりのときはすべてが失敗で、何もできなかったと思っていた実習が、事後学習を経て「できたこと」もあり、「いろんなことに気づくこともできた」実習へと変化をしていった。

　A君は楽しい実習体験を1回味わっただけであったが、Bさんは辛かった実習体験から、新たな自分への気づきと学びを得て、意味のある経験へと深めていったことがわかる。

[2]「うまくいかなかった」実習こそ意義ある実習

　さて、先ほどのBさんのように、実習へ行って揺り動かされ、その結果「失敗した」「うまくいかなかった」「できなかった」と失望して帰ってくる学生は少なくない。彼らはどのような体験の中でそう感じてくるのだろうか。それらの体験についていくつかの特徴を深谷[3]の整理を参考にして、以下6点挙げる。無論、これらの体験とともに個々の学生の捉え方や力によるところも大きいことを付け加えておく。

（1）利用者から実習生へ投げかけられた言動にショックを受けた

　実習においては、これまでの人間関係の中であまり体験したことのないネガティブな投げかけを向けられることがある。典型的な例としては、高齢者施設や児童養護施設、障害者施設などで引っかかれたり叩かれたり、

また無視をされたり、手際が悪いなどと怒鳴られる、などである。

（2）自分の考えなどを伝えること（表現すること）ができなかった

実習生たちは、日常の中で自分の気持ちを表現することに慣れていない。特に近年はメールやチャットなどの影響もあってか「話して伝える」ことが不慣れになっているように感じる。しかしながら、実習中は実習指導者との振り返りが行われ、そこでは事実として何を体験し、そこで何を感じ、何に疑問を感じたのかを言語化しなければならない。実習指導者から「どうしてそう思ったのかな」とか「何か疑問に思ったことはなかったか」とか「それはなぜだろうね」などの投げかけに応えられないことで、すっかり自信を失う実習生は少なくない。「応えられない」理由としては、①感じたことなどをどう表現すればよいのかわからない、②自分がそのとき何を感じたのかわからない、覚えていない、③何も感じなかった、④実習指導者との関係性の中で話せなくなっていったなどがある。②③については、自分の感情に関心を持ち、意識化し、そのことが援助者として大切であることから伝えていく作業となる。

（3）実習指導者や実習先職員といい関係をつくることができなかった

実習は利用者とのかかわりが中心的課題であるが、実際には実習先の職員とよい関係づくりができないと辛く悲惨な実習となってしまうものである。実習指導者との関係は、実習が楽しいものになるか辛いものになるかに大きな影響を与えている。もちろんこのことは実習指導者との相互作用であるので、同時に実習指導者も同様に感じることになろう。振り返りの折に受けた指摘を受けとめきれないことがきっかけとなっている場合もある。「積極性が足りない」「ソーシャルワーカーに向いていないのではないか」などの指摘を受けることもあり、「だめだった」という感覚が残ってしまう。

（4）実習先の実情（職員の利用者に対する態度など）が腑に落ちない

社会福祉現場は、理論で学んできたようなことばかりではない。身体拘束を目にしたり、異性職員による入浴介助に立ちあったり、職員が利用者に対して子ども扱いをしているような言葉づかいを目の当たりにしたり、利用者の声に耳を傾けようとしていなかったりとさまざまな現実に直面する。これらの現実と自分が思い描いてきた福祉実践へのギャップに戸惑うことがある。

（5）自分自身の勉強不足、技術不足を痛感した

施設の成り立ちや歴史的背景、法的根拠についての理解が不足していたり、専門用語などが理解できず勉強不足を痛感する場面に直面したり、さらには指導者や職員から、「そんなことは勉強しているはず」といわれて

萎縮をしてしまうなどの体験をすることがある。また、利用者からの言葉に適切に応えることができなかったことが、しこりとなって残ってしまったり、また悔やみ続ける実習生もいる。

(6) 他の実習生と比較して落ち込んだ

実習先によっては、複数の実習生を一時に受け入れて、振り返りなどグループで行ったり、他校の実習生とペアを組むようにするところもある。実習生によっては他の実習生と自分を比較し、自分の「できなさ」に着目して日に日に落ち込んでいってしまう実習生もいる。

これらは、振り返りの中で気づきや学びを与えてくれる要素を持っている。(1) の体験は、当然自己覚知を深めていく要素でもあるが、同時に利用者を理解する、または利用者の置かれた状況を理解する要素でもある。さきほどのBさんは利用者Cさんからキツイ言葉をあび、その言葉にとらわれてしまったが、一方でなぜCさんはその言葉をBさんにぶつけなければならなならなかったのだろうか。Cさんは自分の家族についてBさんに楽しそうに話をしていたのちに、「本当は家に帰りたいの」と話され、「なぜ家に帰れないのかわからないの」「なぜだと思う？」と聞かれたのである。Bさんはわからないなりに「なぜでしょうかね。でもCさんのお気持ちもわかります」と答えたあとに言われた言葉だったのである。家族に対する複雑な葛藤を実習生Bさんにぶつけることしかできないやるせない思いを理解するきっかけとなる。援助者として利用者の置かれた状況を理解するには、このような経験を通して想像力を養っていくこととなる。(2) はソーシャルワーカーとして必要な「感じること」「意識すること」「伝えること」について自らのコミュニケーションパターンを振り返り、感じたことを伝えていく課題に直面していく。このことは実習という差し迫った状況にならなければその必要性を感じることがない。このことに多くの課題を残し、行き詰まる実習生は非常に多くなっている。(3) や(6) は自己覚知の材料となる。実習生の中には実習を終えて振り返りを行っていく中で、同い年や年上の同性についてはいつも同じような苦手意識を持ってしまっていたことに気づかされたり、常に自己肯定感が低く自信のなさが表れるなどということもある。それはなぜかについて考えていくこととなる。(4) については大いに感じて欲しいところであり、問題意識を感じることのできる実習生のほうが成長の可能性を大いに秘めているものである。が、そこには実習生なりの価値観や福祉に対する理想像を描いていることに気づかされる。(5) は、残された宿題、課題が明確化され、学習へのモチベーションとなる。

感じること

意識すること

伝えること

以上のように、「うまくいかなかった」「できなかった」実習は、その後の事後学習を通して多くの学びとなるチャンスを得ているのである。たとえ傷つき、ショックを受けたとしても1度の実習で多くを学び気づくことができたことを喜び、得した気分になってもらいたいものである。そのためにはまず実習生の傷つき、ショックを受けた思いを受けとめ、サポーティブなスーパービジョンを展開する中で直面化していくことが求められる。

2. 事後学習に必要な力

さて、ここまで述べてきたように事後学習は、実習担当教員と実習生の協働が必要である。協働にはそれぞれに力が必要となる。

A. 実習生に必要な力

[1] ひっかかる力（問題意識をもつ力）・気づく力

事後学習の材料は実習生が語る語りであり、実習記録ノートである。さまざまな実践現場の日常に触れ、体験することを淡々と事実として語っているだけでは「学び」とならない。その中で、目の前で起きている事実と、その事実の中で自分自身の感情の揺れに気づくこと、そして事実や自分の感情に問題意識を持ったり、なんかしっくりこない、とかもやもやするということも含めて「ひっかかる」ことができる力を要する。

[2] 向き合う力

事後学習においては、向き合うのは自分自身の体験であり、自分の気持ちである。「ひっかかる」ことについて向き合い、考え、探求していく執着心が求められる。日常的にはさらっと流していることも、実践場面においては一つひとつにじっくりと向き合っていく力が必要となる。そして、そのことを問うてくる実習担当教員と向き合っていく力も必要となる。振り返りの場面では直面化を急ぐと来なくなってしまう場合もあるので、そのタイミングはまさにソーシャルワーク同様に、実習生への観察力とかかわりに基づいた信頼関係の構築が必須となる。その上で協働することが効果的な事後学習となる。

[3] 語る力、伝える力

ひっかかったことに気づいたら、次は「もやっとした」「なんとなく腑に落ちない」など、表現（しようと）する力が必要である。そのことを表現し、伝える力が必要となる。表現することで初めて実習担当教員と共有することができ、協働の一歩となる。実習担当教員と向き合っていく中で、考え、探求していくプロセスへとつながる。担当教員から投げかけられた言葉に対しても感じたことを表現し、伝えていくことも協働においては大切である。

[4] 洞察する力

実習生の問題意識を共有したら、そのことについてさまざまな角度から捉え、考え、そこにある問題を考察し、本質を掘り下げ、洞察する力が求められる。この工程を担当教員との協働によってより多面的に、より深く考えていくことが望ましい。

[5] 変化する力、変化を受け入れる力（柔軟性）

洞察をしていくと、自分自身の課題に気づき、自分自身の意識、視点、価値観などについて、これまでのままでは対応できない、また解決されないことに直面していき、変化を求められることとなる。今まで生きてきた中で培い、築き上げてきたものを変えていくことは大きな揺らぎを伴うため、勇気を要する。変化を受け入れ、柔軟に対応していく力が求められる。

B. 実習担当教員に必要な力

[1] ともに考える力、引き出す力

実習生自身が主体的に気づき、向き合い、洞察していくためには、ともに考えることが求められる。実習生の体験は実習生にしかわからない体験であり、そのことがいかに吟味されていくかは未知数である。ともに考えることによって、実習生自身の持つべき力を引き出す土壌をつくることとなる。洞察すべきポイントにおいて、「なぜだと思うか」などの適切な問いかけをしていくことで、実習生自身の考え、気づき、洞察する力を引き出していく可能性をもつ。

[2] 向き合う力

実習担当教員も実習生に向き合う力が当然要求される。実習生が言葉にならない思いを抱え、向き合いきれない（意識化されない）課題を抱えて

いることを、スーパービジョンの中で捉えていくこととなる。気づいていない実習生を前に、気づかせることを急いでしまいがちであるが、実習がなぜ言葉にならないのか、なぜ向き合うことができないのか、ということにじっくりと向き合う力が要される。そのことで実習生自らが気づいていくプロセスを大切にする。

[3] 待つ力

実習生には実習生のペースがある。気づくまでのプロセス、言葉になるまでのプロセス、向き合っていくまでのプロセスそれぞれのプロセスを大切にし、実習生が主体的に自らの課題に気づき、取り組み、考えていくペースを待つ力が必要とされる。ときに限られた時間の中で急いでしまい、教員（SVR）のペースにもちこんでしまいがちだが、早すぎる直面化は、実習生が受けとめきれず向き合うことから避ける結果を生むこともある。

早すぎる直面化

3. 事後学習の具体的な材料と方法

A. 材料（課題）

実習教育プログラムの中には、事後学習を効果的に、かつ一定の質を保つために主に以下の4点の材料が定められている。

4つの材料
➡ p.189 第11章参照。

①実習総括レポート

②実習評価および自己評価

③実習報告書

④実習報告会

配属実習で残された未消化課題について、上記のような材料を通してスーパービジョンを行いながら整理し、「学び」として実習生の実となっていく。しかし実際には、事後学習だけでは整理のつかない課題も多く、その後現任者として新人研修やスーパービジョンの中で取り上げていくこととなる。そのような課題は、専門性に基づく知識および技術的な課題のみならず、これまでの人生の中で培ってきた生活習慣や築き上げてきた価値観、考え方の傾向などであることも多く、それらに変化を与えていくことは培った時間と同じだけの時間を要するだろう。その覚悟をもって、常に自らの課題を自覚しながら支援にあたることとなる。自らの課題に、業務

に就く前に気づいておくのとそうでないのとでは、専門職としての気づき
や成長に少なからず影響があるだろう。

B. 方法

　方法としてはスーパービジョンを用いる。スーパービジョンには、①個
別スーパービジョン、②グループスーパービジョン、③ピアスーパービジ
ョンの3種類がある。

3種類のスーパービジョン
➡ p.182 第10章参照。

　それぞれは事後学習の中で、個々の実習生にとってより効果的な事後学
習が進められるように材料により、また時期に応じて組み合わせていく。
図12-3-1 および以下は、1つの例として事後学習としてのスーパービジョ
ンのあり方を例示する。

図12-3-1　スーパービジョンのあり方

配属実習

ピア SV
実習生同士による

実習指導者による**個別 SV**

実習巡回等担当教員による**個別 SV**

配属実習終了直後　　　　　**個別 SV
クールダウンとして**

2週間〜1ヵ月後　　　　　**個別 SV
実習先評価と自己評価**を材料に振り返り

事後学習

必要に応じて
**個別ＳＶ
実習報告書作成、
実習報告会**を
材料に振り返り

配属実習終了後〜
グループ SV（週1回）

他施設へ実習へ行った実習生
と教員による

実習報告会　グループ SV
実習体験からの学び、気づきについて
報告しあう

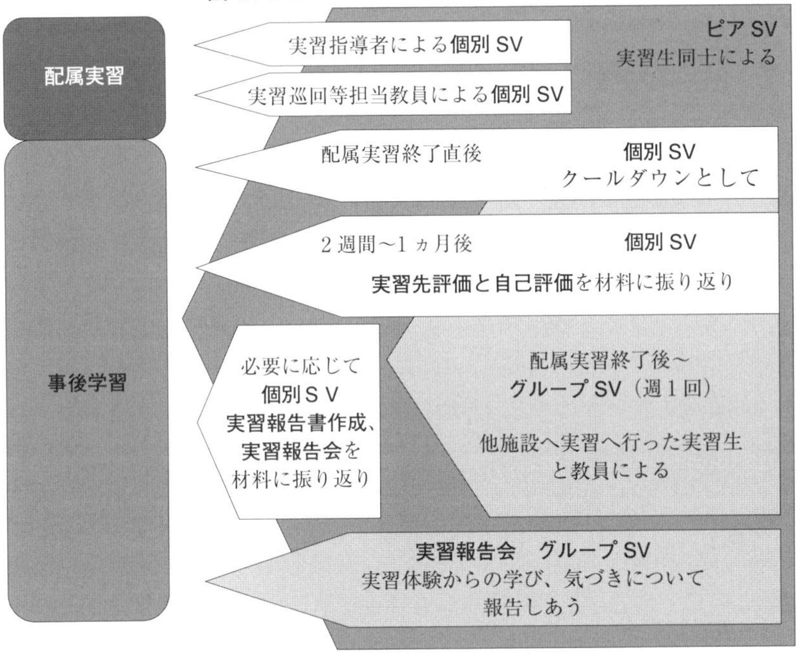

注）SV＝スーパービジョン.

［1］個別スーパービジョン

（1）クールダウンとして

　配属実習終了後直後は興奮状態が続いている。その興奮がさめやまない
うちに実習担当教員に実習が終了したことを報告する。ライブ感のある体
験として未整理のまま箇条書きのようにあれやこれやと語られていく。カ
タルシスの作用によっていったんクールダウンする。

215

(2) 実習評価および自己評価として

　実習評価が実習先から届く頃（実習先によってまちまちだが）に、実習生は自らの実習を評価する。実習先の評価と自己評価を材料に、実習生の自覚的な課題と無自覚な課題などについて具体的に取り上げ、実習生の気づきを促し、深めていく。

(3) 実習報告書作成および実習報告会の準備として

　(1) や (2) の個別スーパービジョンと、グループスーパービジョンを通して言語化され、深まっていったことを実習報告書としてまとめていく。その実習報告書作成のプロセスの中で、実習生自ら気づきを得たり、報告書を通しての個別スーパービジョンが展開される。また実習報告会の発表原稿作成やパワーポイントなどプレゼンテーションの準備においては主にグループスーパービジョン、ピアスーパービジョンの機能が発揮されるところであるが、あわせてさらに内容を深めていく上では個別スーパービジョンが必要となる。

［2］ グループスーパービジョン

(1) 実習事後指導（授業のコマとして）

　実習を行った学生と担当教員によるグループスーパービジョンを毎週1回行う機会をもつことができる。中には、配属実習中に週1回実習指導に帰校してグループスーパービジョンを実施する場合もある。実習時期により進捗状況や人数にばらつきが出る場合もあるが、それも含めてグループメンバー同士が語りあえるグループをつくっていく。それぞれの実習生が語る内容は、クールダウン時の内容から振り返り、1つの出来事に対する1人の体験を、グループメンバーによって多面的に捉える機会を持ち、ディスカッションを通じて深め、考え、気づきを与えていく場となる。1人の体験を全員で共有し、10人の体験がグループの場で経験となり、そのプロセスを共有することができる。

(2) 実習報告会

　実習報告会は、同学年の実習生が全員、実習を終えて一通りの振り返りを経て行うものである。実習事後指導の中で実習生はさまざまな成長をしていく。その成果をまとめることで、実習生自身が成長を実感し、自信を得ていく。そして、残された課題を直視し、さらなる成長への足がかりとなる。報告会の方法は、個別に発表する形式と、グループでテーマを決め発表しあう形式などがある。グループの場合は実習生同士で議論し、悩みつつもまとめていくプロセスに教育的意義も大きい。実習生同士だけでなく、後輩や実習担当者などが参加すると相乗的効果がみられる。後輩の参

加については、1年後の自分を重ね合わせ、まだまだ先と思っていた実習を現実的なものとして捉え直す機会となる。先輩をロールモデルとし、具体的な学習意欲へとつながっていく効果がある。

また、実習指導者の参加については、実習終了以降、事後学習における変化を見届けてもらう機会となる。そのことは、実習先および実習指導者のみならず、実習生および教育機関にとっても、大変有意義なことである。実習指導者は通常実習が終わると、その後実習生の変化を知ることは困難である。実習報告会等を通して、さらに変化し、成長している実習生を見届けることは、実習そのものの意義を再確認する機会ともなり、またその後の実習の受け入れなどについてのモチベーションに影響を与えるものであろう。

[3] ピアスーパービジョン

実習中に育んだ実習生同士の情報交換と、支え−支えられた経験によって、実習後のピアスーパービジョンへと展開していく。ピアスーパービジョンの関係は、就職後にも大いに支えとなる。同じ学び舎で学んだ者同士の問題意識や疑問は似てくるものである。この時期に育んだ仲間は一生の宝となる。

4. ソーシャルワーカーへの道のプロセス

A.「ソーシャルワーカーになる」とは

さて、ここまで実習事後指導として述べてきたが、前述した通り、事後指導もあくまでも専門職養成プログラムの1つであり、大きな目標は「ソーシャルワーカー」を育てることにある。「教育機関のカリキュラム終了（卒業）」＝「ソーシャルワーカーとしてのゴール」ではない。

では、「ソーシャルワーカーになる」とは、どういうことなのか、どこが到達点なのだろうか。

わが国においては、日本社会福祉士会による倫理綱領および行動規範が示されている。また、2011年10月には認定社会福祉士認証・認定機構が設立され、「認定社会福祉士」および「認定上級社会福祉士」が位置づけられるようになった。これにより、高度な知識と卓越した技術を有する社会福祉

日本社会福祉士会による
倫理綱領および行動規範
➡ p.17 第2章参照。

全米ソーシャルワーカー
協会
NASW: National
Association of Social
Workers

英国ソーシャル・ケア・
ワーカー実務規約
GSCC: General Social
Care Council

士の実践力を認定する仕組みが整備されつつある。

　全米ソーシャルワーカー協会においては、実践レベルを4段階に分け、それぞれのレベルに応じて求められる（習得すべき）知識、責任のレベル、技能、状況の複雑度、社会的帰結、クライエントの脆弱度、社会的機能の7点において整理している[4]。また英国においても、英国ソーシャル・ケア・ワーカー実務規約の中で精神保健サービス分野におけるソーシャル・ワーク有資格後教育訓練のための専門家基準および必要条件を定めている[5]。

　今後わが国においても、ソーシャルワーカーとしての到達点および実習教育としての到達点の整理は重要課題といえる。

B. 卒後教育、新人教育との連続性

　教育機関の中で行う実習では、あくまでもソーシャルワーカーとしての最低条件のクリアにすぎない。実習で得られた学びと、残された課題がその後の現任者のソーシャルワーカー研修プログラムへとつながることが重要である。事後学習ではこれらのつなぎ役としての役割が求められる。実習生誰もが、卒業後実践現場で業務に就いたときに、自らの課題に向き合い、スーパービジョンを受ける環境が得られ、専門性を磨くことができることがソーシャルワーカーを育てていく上で必要な環境条件である。

　実習生においては、実習を終えたのちも、新人においても、また何年の経験を重ねても、対人援助専門職として利用者と向き合い、自らのかかわりや価値観を常に点検していく必要があり、そのためにはスーパービジョンは欠かせないことを念頭において欲しい。

　今後は、事後学習における達成されたことと残された課題がそれぞれの実践現場におけるスーパービジョン体制や業務研修などへとつなげられていくシステムの確立が望まれる。

　また、実習を実習の枠組みの中だけで検討しているだけではなく、ソーシャルワーカーという専門職を育てるという大河の中での一部分としての検討が必要となろう。

5. ソーシャルワーカーであり続けるために

　ここではカリキュラムとしての「実習」の枠を超えて、「ソーシャルワーカー」であり続けるためには、その後どのような研鑽をし続ければよいのかについて触れる。

A. ソーシャルワーカーであり続けるために必要な力・環境

[1] 必要な力

　「2. 事後学習に必要な力」で挙げた5点はすべて、ソーシャルワーカーにとって基盤となる必要な力である。ソーシャルワークの原点は目の前の利用者とかかわることから始まる。その上で適切な支援へと展開していくために、また誰もが暮らしやすい地域づくりへと展開していくために必要な力である。さらに、ソーシャルワーカーであり続けるために必要な力として、以下の5点を加えたい。

(1) 整理する力

　利用者とじっくりとかかわる中で、状況はさまざまに変化する。利用者も家族も混乱をしている場合が多い。その中でソーシャルワーカーは「ここで、今」のかかわりを求められる。共感することは最も大切だが、混乱した状況を整理し、優先課題を見出すという、ともに考えるための土台作りが必要となる。いわゆるアセスメントの段階である。ケースワークにおいてだけではなく、グループワークにおいても、コミュニティワークにおいても、アセスメントの段階における状況や課題の整理は重要である。

> ここで、今
> here and now

(2) 想像する力

　利用者の思いや、かかわりを経た後の変化、家族も含めたこれまでの人生などについて想像をめぐらすことはとても大切な作業である。事象の背景について「なぜ」と想像する力と、未来の「可能性」を想像する力である。常に無限の可能性をもつ「ひと」とかかわる対人援助職にとって、想像する力は必要不可欠である。

　気をつけたいのは、想像力を働かせた後には必ず確認作業が必要ということである。想像が「思いこみ」に変わってしまい、次の展開に大きな影響を及ぼしてしまったという経験は、誰もが犯す失敗である。また、想像力は個々の経験と深く関係していることが多いので、自己覚知の有効な材

219

料にもなる。

(3) 夢を持つ力（ヴィジョンを抱く力）

目前の仕事をこなすだけではなく、10 年、20 年後を見通しながら、今何をすべきかを考えることはとても大切である。現状を捉え、社会状況などを見通した上で、将来はこんな社会や地域をつくりたいというヴィジョンを持つことは、仕事に目的意識や夢を持ち続けるためにとても重要なことである。「こんな社会をつくりたい」「こんな福祉を目指したい」といった夢なしに、ソーシャルワーカーを続けることは困難と言っていい。

(4) 創造する力

ソーシャルワーカーは、福祉社会の創造を目的とする仕事である。そのために一人ひとりのニーズに向き合い、協働の中で適切な支援をし、必要とされる社会資源を創造することが求められる。「創造」という言葉の中には、機関内の調整や、行政などとの対外交渉、事務的な手配、地域住民を含めた多くの人びととの共同作業という意味も含まれている。それらをコーディネートすることも「創造する力」である。ソーシャルワーカーの使命である福祉社会の創造に向けて、ヴィジョンを持ち、そこへ向けてたゆまぬ歩みを続けていく執着力も必要となろう。

(5) 支援を求める力

自らの力の限界を認め、周囲に手助けを求めることができる力である。スーパービジョンを受けるための基礎体力といっていいだろう。ソーシャルワーカーも、プライベートではさまざまな出来事を経験する。時には仕事に支障をきたすほどショックなことが起こる。だが、どんな場合でも適切なかかわりと支援を求められるのが専門職である。そうした場合に、自分自身を保つためにも、人を頼る力は必要となる。つまりソーシャルワーカーであり続けるためには、一生スーパービジョンが必要といっても過言ではない。

［2］ 必要な環境

力には 2 通りの意味がある。

たとえば自転車に乗る技術的な力は、一度習得すれば体が一生覚えている。しかし自転車で坂道を上がったり、長く乗り続けるための筋力という力は、鍛え続けていないと衰える。つまり一度身につけたとしても、常にスキルアップを心がけ、センスを磨き続けていくことが必要となる。そのためには以下のような環境が必要である。

(1) 身近に先輩ソーシャルワーカーがいる環境

実習を終え、国家試験に合格しても、即戦力のソーシャルワーカーには

ならない。現場の中で指導を受けながら「ソーシャルワーカーとなっていく」のである。そのため先輩ソーシャルワーカーとの交流を必ず持ちたい。機関内にソーシャルワーカーが1人という職場の場合は、地域内にいないか探してみよう。他の職種の先輩の指導や助言を受けることも業務の把握には必要だが、ソーシャルワーカーとしての視点を養うためには、先輩ソーシャルワーカーの存在は必須条件である。逆に、経験のあるソーシャルワーカーは、地域内の新人ソーシャルワーカーに対する指導や助言に責任をもつべきである。

(2) 新人教育およびスーパービジョン体制のある環境

新人職員を育成していくことは、職場や機関の義務である。新人職員には教育や研修の機会が保証されなければならない。ソーシャルワーカーに対しては、日本社会福祉士会や日本精神保健福祉士協会などが研修システムによってその育成を始めている。

しかしながら現実には、多忙や人手不足で研修に参加できなかったり、自費での参加となることが多い。今後は職場づくりを含めたソーシャルアクションが必要となるだろう。

また、スーパービジョンにおいてもその必要性は声高に叫ばれ始めている。福祉の職に就いても3年未満で離職する人が増加していることや、燃え尽き（バーンアウト）などに関する研究においても、スーパービジョンの必要性を唱えているものは多い。そのニーズの一方で、スーパーバイザーに関する情報不足など、ソーシャルワークにおいてはそのシステムは未整備である。

燃え尽き（バーンアウト）

B. あくなき自己研鑽とスーパービジョン

ソーシャルワーカーとしての夢を持ち、歩み続けるには、あくなき自己研鑽とそのためのスーパービジョンは欠かせない。

ソーシャルワーカーに必要な10の力を挙げたが、これらはすぐに錆ついてしまう力である。ソーシャルワーカーであり続ける以上は、磨き続けなければならない。大変なことに思えるだろうが、よりスムーズに、納得できる、充実した仕事のためには必要不可欠なのである。

しかし、具体的にスーパーバイザーをどこに求めればいいのかわからないという人は多いだろう。管理的、教育的スーパービジョンについては、職場の先輩からのスーパービジョンが欠かせない。

さらに、自分の考えや業務について確認をしたい、より客観的な意見を得たい場合などは職場外の先輩ソーシャルワーカーに求めるとよい。どこ

221

に求めてよいかわからない場合は、実習指導者や教育機関の実習担当教員などもよいだろう。

日本精神保健福祉士協会などではスーパーバイザー養成研修を実施し、認定スーパーバイザーを輩出している。筆者の所属する大学には、スーパービジョンセンターを設置しており、個別スーパービジョン、グループスーパービジョン、ピアスーパービジョンの他、スーパーバイザーのための支援制度などを行い、卒業生をはじめ現場職員のスーパービジョンのニーズに対応しつつある。これらのシステムを活用されることもお勧めする。

いずれにしても、スーパーバイザーを選択するのはスーパーバイジーである。積極的にアプローチしていくことを勧める。

このように、あくなき自己研鑽をし続けることは、ソーシャルワーカーであり続けるための必須条件である。

注)
(1) 日本精神保健福祉士養成校協会編『精神保健福祉実習』精神保健福祉士養成講座第8巻，中央法規出版，2008，p.260.
(2) 松本すみ子「『実習グループスーパービジョン』におけるリンケージの概念の応用」精神保健福祉32（1），2001.
(3) 深谷美枝「第4章　配属実習が終わってから」社会福祉実習研究会編『社会福祉実習サブノート―初めて実習生となるあなたへ』中央法規出版，2000，pp.87-93.
(4) 全米ソーシャルワーカー協会編／日本ソーシャルワーカー協会訳『ソーシャルワーク実務基準および業務指針』相川書房，1997.
(5) General Social Care Council（英国）『精神保健サービス分野におけるソーシャル・ワーク有資格後教育訓練のための専門家基準および必要条件』

ジェネリックポイント

実習が終われば、スーパービジョンを受ける必要はないのでしょうか。

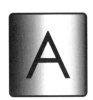

答えはNOです。「ソーシャルワーカー」であり続けるためにも、またさらなる専門性を磨き続けていくためにも、スーパービジョンは経験年数にかかわらず、必要な支援体制です。またソーシャルワーカーが対象とする生活は、環境や社会的状況に大きく影響を受けて目まぐるしく変化をしています。同時に人びとのニーズも変化し続け、自ずと支援のあり方も影響を受けることとなります。ソーシャルワーカーとしての視点や理念は変わらずに持ち続けつつ、巡るめく時代状況に応じた適切な支援者であり続けるためには、スーパービジョンは必要不可欠なのです。

理解を深めるための参考文献

- 木下大生・藤田孝典『知りたい！ソーシャルワーカーの仕事』岩波書店，2015.
  ソーシャルワーカーとはどんな仕事なのか。広がりと深さについて改めて理解すると、実習前・実習中・実習後に何を目指し、学びを深めればよいのかが見えてくるのではないだろうか。
- 山辺朗子『ジェネラリスト・ソーシャルワークにもとづく社会福祉のスーパービジョン――その理論と実践』新・MINERVA福祉ライブラリー22，ミネルヴァ書房，2015.
  ジェネラリスト・ソーシャルワーカーである社会福祉士のスーパービジョンに関する基本的なことから実践的なことまで、わかりやすく解説している良書である。学生の皆様も、また社会福祉士として仕事を始め、後輩を迎える立場になってからも、職場のデスクに置いておきたい一冊である。
- 助川征雄・相川章子・田村綾子『福祉の現場で役立つスーパービジョンの本――さらなる飛躍のための理論と実践例』河出書房新社，2012.
  スーパービジョンがどのように展開し、スーパーバイザーは何に着目し、何を問い、その中でスーパーバイジーはどんな気づきを得ていくのかを、具体的な事例を通して理解できる一冊である。

コラム 実習報告会で感じた事後学習の必要性と喜び

　つい先日、実習を終えた学生たちが約半年間の事後指導の中で考察を深めていった実習について、グループごとに発表する実習報告会を行った。実習指導者、後輩たち100名ほどが集まる中、実習を終えてひとまわりもふたまわりも成長した学生たちは、堂々と見事に発表していた。

　なかでも印象に残るのは、学生たちのつまずき体験からの学びである。ある学生は、利用者の方に「ここには、どのくらいいるのですか？」と尋ねたところ、返ってきた答えが予想をはるかに上回る年数だった。思わず驚いた表情をしたら、突然顔色を変えた利用者の方に「不愉快だ」と訴えられてしまったという事例を紹介した。同じグループの学生は、同じく長期に施設利用された方に将来の夢や退所後にやりたいことなどを聞くも話をはぐらかされてしまい、ついに実習中に聞くことができなかったという事例を紹介した。そこから彼らは、長期に施設利用されている方は私たちにはわかりえない「不安」を抱えているのではないだろうかと考察した。「不安」から、驚きの表情をバカにしているのではないかと思い込むに至り、怒りとなった前者の利用者と、「不安」から夢を語れず、将来の目標なども持てずにいる後者の利用者。長期利用者が抱える「不安」とは何だろうか。彼らの心のうちにある真なる思いは何だろうか。長年の施設利用の中でどのような思いの変化があり、今を迎え、そしてこれからを見据えているのだろうか。そんなことに思いをはせる時間は、ソーシャルワーカーになっていくためのかけがえのない時間となったと、つくづく感じる報告だった。

　報告会に向けて2度のリハーサルを行ったが、そこで学生同士が質問やコメントをし合った。同様に実習を終えて発表する同じ立場であるからこその、暖かくも鋭いコメントや質問が投げかけられた。「私も共感するところがたくさんあったので聞きたいのですが」と前置きのあるコメントや質問には、答える学生も真剣に言葉を紡いでいく。ピアエデュケーション、ピアサポートが織りなすピアスーパービジョンの価値を改めて感じ、学生同士が高め合っていくダイナミクスを事後指導の中で大いに活用していく必要性を痛感する。

　学生たちの成長を感じる時は、教員として何よりの喜びを感じる瞬間である。

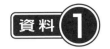

相談援助実習直前チェックシート1「事前に確認しておくこと」

分類	チェック項目	確認
事務手続き	相談援助実習にかかる実習費用の納入方法について （実習費の納入方法および納入期日について）	
事務手続き	実習先でのその他の費用（宿泊費、給食費など）について （宿泊実習での宿泊費用、昼食方法や給食費などの確認）	
事務手続き	健康診断証明書、腸内細菌検査証明書について （実習施設・機関によって求められる場合がある）	
事務手続き	健康診断および診断項目 （実習施設・機関によって項目に違いがある）	
事務手続き	腸内細菌検査の項目 （実習施設・機関によって項目に違いがある）	
事務手続き	他の履修科目が実習期間と重なっている際の、欠席の扱いや欠席届の有無、その後の対応について	
事務手続き	実習施設・機関への交通経路を確認し、定期券の発行の必要がある場合や、その対応方法について	
事務手続き	実習に必要な書類はすべて用意されているか （誓約書、個人票、実習計画書などに漏れがないか）	
事務手続き	実習期間中に交通事故にあった場合はどうするか （保険の有無や、対応方法について事前に確認すること）	
事務手続き	実習期間中に利用者に怪我を負わせた場合はどうするか （物品破損を含む対応方法について事前に確認すること）	
事務手続き	実習期間中に遅刻をした場合の対応について （施設・機関の連絡先、実習担当教員への連絡方法など）	
事務手続き	実習期間中に欠席をした場合の対応について （施設・機関の連絡先、実習担当教員への連絡、振替日など）	
事前訪問	事前訪問やオリエンテーションの有無および日時 （準備物、日時・時間、交通などについて調べてあるか。服装はスーツ）	
事前訪問	事前に提出しなければならないレポートや課題 （実習前に提出が求められている他の書類はあるか）	
実習期間中の留意点（身だしなみの基本）	服装について：動きやすく、清潔感のあるもの （実習先で着替えの有無を含めて要確認）	
実習期間中の留意点（身だしなみの基本）	髪色・髪型：普通の髪色に戻しておく （長い髪は束ねる。整髪料は控えめに）	
実習期間中の留意点（身だしなみの基本）	爪：過度に長い爪を短く切る （派手な色やネールアートは厳禁）	
実習期間中の留意点（身だしなみの基本）	化粧：ノーメイクか薄め （香水を厳禁としている施設・機関は多い）	
実習期間中の留意点（身だしなみの基本）	装身具：ピアスやネックレスなどを外す （腕時計も外すことを求める施設も多い）	
実習期間中の留意点（身だしなみの基本）	携帯電話：業務中は電源OFFにする （ロッカーなどにしまう際もOFFかマナーモード）	

分類		チェック項目	確認
実習期間中の留意点	実習中の持ち物	エプロン	
		名札	
		上履き、運動靴	
		筆記用具、文房具（修正ペンを含む）、メモ帳	
		弁当	
		着替え（下着を含む）	
		保険証やそのコピー	
		ハンカチ、タオル、ビニール袋など	
		判子	
		歯ブラシやコップ	
		私物を入れるカバン：持ちやすいもの （実習ノートなど個人情報を記録した書類を携行するので、チャックなどでしっかりと閉じるもの）	
	基本的な姿勢とマナー	アルバイトやサークル活動は控える （実習期間中は、実習を最優先に考えること）	
		連絡、報告、相談 （実習指導者、担当教員への基本姿勢）	
		禁煙、禁酒 （普段から禁煙に取り組むべき）	
		体調管理 （三食をきちんと摂取し、睡眠も十分に）	
		返事と挨拶 （実習は返事と挨拶に始まり、返事と挨拶に終わる）	
		時間厳守 （無断欠勤、遅刻は厳禁。実習中止もあり得る）	
		提出物の厳守 （甘えを捨て、社会人として振舞う）	
		謙虚な姿勢と高い意欲 （安易な批判、身勝手な振る舞いをせず常に謙虚な態度で臨む）	
		人権意識と個人情報保護 （利用者の生活・命にかかわる仕事であることを意識する）	
その他		実習担当教員の巡回指導日・帰校日・休日について	
		実習日誌（記録）の記録時間、提出方法について	
		実習施設・機関および実習指導者の連絡先、連絡方法 実習指導センター、実習担当教員の連絡先、連絡方法	
備考			

相談援助実習直前チェックシート2「事前にまとめておくべき3ステップ」

※ A4に拡大コピーして使用して下さい。

● step1　実習施設・機関について理解を深めよう

　自身の実習施設・機関の概要について、第8章各節や『国民の福祉の動向』『厚生労働白書』などをもとに、自分の言葉で要約することが大切です。配属される施設・機関の特徴や区市町村の概要、社会資源の状況はインターネットなどで調べよう。

①実習施設・機関の法的位置づけ（根拠法だけでなく、政令・省令も確認しよう）

②実習施設・機関で提供されるサービス内容について

③実習施設・機関をめぐる最近の政策動向や課題について

④実習施設・機関を利用する利用者属性・年齢・特殊事情やニーズについて

⑤実習施設・機関で使われている専門用語のリストアップ

⑥配属される実習施設・機関の具体的な特徴について

⑦配属される実習施設・機関がある区市町村の地域特性と社会資源の状況

● step2 実習目的や実習課題を見つめてみよう

　提出する実習計画や実習課題（目標）といった形式的で漠然としたものではなく、具体的に考えよう。自分の言葉で言語化することが大切です。

①実習施設・機関の「機能」や「役割」に関して学びたいことは何か（その理由は？）

②実習施設・機関のソーシャルワーカーの役割から学びたいことは何か（その理由は？）

③実習施設・機関の利用者とのかかわりを通して学びたいことは何か（その理由は？）

④実習施設・機関の職員との関係を通して学びたいことは何か（その理由は？）

● step3 自分が学びたいことを達成するために必要なことは何だろう

　「step2」の「学びたいこと」を達成するために、事前学習を含めて、どのような具体的な方法で取り組もうと考えていますか。それを書き出してみよう。

参考文献）法政大学現代福祉学部「実習の手引き」, 2008.
　　　　　小倉常明・大沼良子編『実習ガイドブック』みらい, 2004.

早坂聡久作成

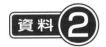

実習現場で対応に困ったときのQ&A

養成機関やテキストでの学習と違い、実習ではさまざまなことが起こる。対応に苦慮する場面にも遭遇するだろう。その際の対処法について、Q&A形式でまとめた。有意義な実習とするための参考として欲しい。

Q1　遅刻や欠勤をしてしまいました。

A1　無断欠勤や遅刻は厳禁です。公共交通機関の遅れや不測の事態での遅刻、体調不良や忌引など、やむを得ない事由で欠勤する際も実習施設・機関へ早めに連絡する必要があります。なお、病欠の場合は、診断書の提出が求められる場合もあります。実習時間が不足する場合があるので、必ず実習担当教員に連絡をし、実習時間を確保することが必要となります。

Q2　体調が悪いのですが、実習に行くべきでしょうか。

A2　高齢者福祉施設や医療機関などでは身体機能の低下している利用者と接する機会が多く、風邪（インフルエンザなど）を利用者にうつすようなことは避けなければなりません。体調管理を万全にすることは当然ですが、体調が悪いときはすぐに実習指導者に連絡して指示を仰ぎましょう。診断書の提出が求められる場合もあります。

Q3　風邪で休んだので実習日数が足りません。

A3　社会福祉士の実習時間は「180時間以上」と決められています。実習時間が不足する場合は、改めて時間数を計算し、不足分を別日程で補う手続きが必要となります。実習担当教員と実習指導者へ相談して調整してください。

Q4　実習期間中もアルバイトや部活動を続けてよいでしょうか。

A4　原則的に実習期間中はアルバイトや部活動を控えてください。利用者の生活や命にかかわる相談援助実習の意味を考えれば、何を優先すべきかわかるはずです。経済的な問題がある場合のアルバイトについては、実習前に実習担当教員に確認してください。

Q5 利用者に怪我をさせたり、自分が怪我をした場合はどうすればいいでしょうか。

A5 実習中、利用者に怪我を負わせてしまった場合や、自分が怪我をしたときに備えて、各養成校で学生ボランティア保険などの確認をする必要があります。まず養成校の教員へ連絡し、対応を早急に検討しましょう。怪我ばかりではなく、施設の備品を壊したときも同様です。

Q6 利用者からお菓子をいただきました。どうすればよいでしょうか。

A6 利用者から金品をもらうことがあってはいけません。特に金銭の授受は厳禁です。しかし施設では、善意の利用者から菓子などを勧められる場合があります。むやみに断っては相手を傷つけることにもなりかねないので、いただいた場合は、必ずその事実を実習指導者へ報告し指示を仰いでください。

Q7 利用者をどのように呼んだほうがよいでしょう。

A7 利用者に対する声かけは、利用者の年齢に相応しいものとすることが原則です。利用者が成人の場合は「〜さん」と尊敬の念を持った呼び方が適切でしょう。

職員が親しみを込めて「〜ちゃん」や愛称で呼んでいる場合もありますが、それは長い間に築き上げた信頼関係に基づく上での対応です。実習生が他の職員と同じように呼ぶのは、やはりふさわしくない行為です。

Q8 質問したいのですが、職員が忙しそうで尋ねることができません。

A8 質問は、その場その場で行うことが大切です。疑問を一つひとつ解決しなければ、実習における不安や悩みが大きくなる可能性があるからです。

職員が忙しそうで声を掛けにくい場合は、少し間をおいたり、実習日誌を通じて質問するなど、他の手段を考えてみてください。実習先の施設は、養成校と実習契約を結んでいる施設なので、勇気を出して「すみません」と声をあげてみましょう。

Q9 職員に利用者へのかかわりについて質問しました。しかし一人ひとりの答えが違っています。

A9 援助には「絶対」の解答はありません。たとえば、「家に帰る！」と言って玄関に向かって歩き出した利用者がいたとして、家に帰りたいのか、寂しいのか、外出した

いのか、職員にかかわって欲しいのかなど、その言葉の裏にあるニーズの捉え方によっては、対応方法や言葉がけが違うはずです。複数の仮説を瞬時に想定し、それに対応したかかわり方の方向性を選択します。そのかかわり方は多様です。多くの職員に質問し、かかわり方のバリエーションを覚えましょう。

Q10 施設で行われている援助方法に納得できません。

A10 利用者への援助方法は、施設の理念や方針に沿って、長年積み上げられてきたものです。約1ヵ月という短期間で、実習生が表面だけを見て批判や判断を下すことは避けたほうがよいでしょう。

しかし、実習中に持った疑問点は大切です。その疑問点について、実習指導者と話し合うことも大切ですし、実習担当教員によるスーパービジョンを活用することも重要です。

Q11 実習施設で、利用者への虐待を目撃してしまいました。

A11 虐待行為は許されるものではなく、人権擁護の観点からも専門職として見て見ぬ振りはできません。児童虐待防止法（6条）や障害者虐待防止法（7条、16条）、高齢者虐待防止法（7条、21条）では、虐待を発見した者の通報義務について規定しています。

虐待現場を目撃した場合は、すぐに問題化せず、まず事実確認を行ってください。次に養成機関の教員に連絡して、判断を仰いでください。

Q12 利用者や実習指導者、職員から個人的な誘いを受けました。

A12 利用者、実習指導者、職員という立場や同性異性にかかわらず、実習以外で、個人的に会うことは避けましょう。利用者からの一方的な誘いについては、実習指導者に利用者との関係性を壊さない対応について助言を求めるとよいでしょう。また、個人的な誘いについては、「養成施設から施設の職員の方々とのプライベートな関わりは禁止されている」という旨を伝えてもよいでしょう。くれぐれも1人で悩まないで教員等へ相談をするようにしてください。

Q13 相談援助実習なのに掃除や洗濯をやらされました。

A13 居宅サービスでは、掃除・洗濯を家事援助と位置づけています。入所型施設であっても、利用者の生活環境を保全する上で大切な役割となります。入所型施設の生活相談員を含む職員全員は、多様な役割を担います。生活相談員だからといって雪が降ったときに雪かきをしないことはありませんし、電球交換をしないということはありません。実習生として、その業務を通して何を考え、何を学ぼうとするかが大切です。

Q14 特別養護老人ホームなどの介護の施設に配属されましたが、介護技術が身についていないので不安です。

A14 高齢者福祉関連分野のうち介護サービス提供施設・事業所では、実習の一環として介助業務を行うことが求められる場合があります。その場合でも、介護技術を持たない実習生に、闇雲に介助業務を与えたりしません。もちろん、事前に準備しなくてよいということではありません。不安を取り除くためにも、事前学習をしっかりと行い、できる範囲で「介護」についての理解に努めましょう。

Q15 髪型や髪の色は個性だと思います。実習に行くからといって髪型や色を変えたくありません。

A15 相談援助実習は、現場実践の施設・機関で行われるものです。当然、その施設・機関の服務規程を含むさまざまな取り決めを遵守することが求められます。当たり前のことですが、社会人としての自覚が必要です。それは服装についても同様です。個性を主張することは自由ですが、社会では通じません。

Q16 実習中に貴重品が盗まれました。

A16 盗まれた事実について、速やかに実習指導者や実習担当教員に連絡して対応を協議してもらいましょう。そのようなことがないよう、実習に直接必要のない貴重品や多くの現金を持っていかないことを心がけてください。仮に、貴重品を持っていかなければいけない場合は、私物の管理を徹底するとともに、施錠できるロッカーなどの使用ができるか、貴重品を事務所などで預かってくれるかといった点について、実習指導者に相談してください。

Q17 実習でうれしい体験をしたので、Twitter に投稿してしまいました。

A17 実習に関する出来事や利用者の写真等について、Twitter に限らず Facebook、mixi などの SNS に投稿することは厳禁です。SNS に投稿されていることがわかった場合、養成施設によっては、実習停止や実習中止等の厳しい措置を取るところもあります。

社会福祉士の資格取得のための相談援助実習ですので、利用者の情報や写真等の個人情報はもちろんのこと実習施設での出来事についても、社会福祉士の倫理綱領、行動指針を遵守しなければなりません。実習生においても社会福祉士としての価値や倫理が問われることとなります。

飛永高秀・早坂聡久作成

社会福祉士シリーズ 22　相談援助実習・相談援助実習指導［第3版］

索引

あ～お

ISO9000 シリーズ……………………… 9
アウトリーチ……………………………62
アセスメント……………………… 157
圧縮叙述体……………………………… 172
アディクション ………………… 150
アフターケア …………………… 131
アンビバレンス…………………………72
意識すること ………………… 211
医療機関…………………………… 156
医療圏域…………………………………49
医療ソーシャルワーカー……… 156
医療ソーシャルワーカー業務指針
　……………………………… 157
医療法…………………………… 156
医療法人…………………………………48
インフォームド・コンセント……87
運営・経営（メゾ）レベル… 48, 60
運営要綱…………………………………46
衛生的…………………………………90
ADL（日常生活動作）………… 158
NASW 倫理綱領 ………………… 20
エバリュエーション…………… 184
援助関係の形成…………………………61
エンパワメント ……… 61, 137
オリエンテーション……………………50

か～こ

介護…………………………………… 114

介護サービス情報公表制度… 7, 52
介護福祉士制度及び社会福祉士制度
　の在り方に関する意見…………33
介護保険制度 ………………… 7, 32
介護保険制度の認定申請……… 122
介護保険法の改正……………… 121
介護予防支援・介護予防ケアマネジ
　メント業務 ………………… 122
介護予防への取り組み ……… 121
介護老人福祉施設…………………48
概念化…………………………………44
回復期病院……………………… 156
仮説化…………………………………44
語る力 ………………………… 213
価値………………………… 44, 48
価値観 ………………………… 207
価値と原則……………………………22
過程記述体……………………… 172
家庭支援専門相談員（ファミリー
　ソーシャルワーカー） ……… 140
癌……………………………… 156
感じること……………………… 211
カンファレンス………………… 159
基幹相談支援センター………… 134
技術 ……………………… 44, 61
気づき………………… 170, 206
気づく力 ……………………… 212
技能……………………………………61
機能的で安全な身だしなみ………90

QC（品質管理）……………………… 9
急性期病院……………………… 156
教員要件…………………………………34
共生型サービス……………………… 12
行政機関………………………… 49
共同生活援助（グループホーム）
　………………………………… 126
居住型施設……………………… 126
居宅介護支援事業所…… 8, 48, 121
居宅生活訓練事業………… 163, 164
記録…………………………………48
緊急通報設置事業……………… 122
緊急保護………………………… 146
クールダウン…………………… 207
グループ学習……………………………65
グループスーパービジョン
　……… 40, 194, 206, 215, 216
グループホーム（共同生活援助）
　………………………………… 126
経験…………………………………44
経験学習………………… 44, 50
形成的評価……………………… 190
契約…………………………… 100
ケースカンファレンス………… 113
見学実習………………… 50, 51
健康診断…………………………………39
現場体験学習…………………… 50, 51
権利擁護………………… 6, 33, 61
権利擁護業務…………………… 122

233

権利擁護事業への相談・対応… 121	施設オンブズパーソン…………… 9	社会福祉基礎構造改革……… 6, 100
行為についての省察……………45	施設入所支援……………… 126	社会福祉協議会……… 49, 105, 123
行為の中の省察……………46	事前学習……………………59	社会福祉協議会連合会………… 105
貢献…………………………22	慈善組織協会……………… 19	社会福祉三法……………………… 2
行動観察……………… 146	事前訪問……………………66	社会福祉士……… 32, 44, 100
行動規範……………………22	自尊感情…………………… 139	社会福祉士及び介護福祉士法
高度急性期病院………… 156	実習課題……… 44, 45, 61	…………………………… 3, 112
高齢者支援担当業務……… 100	実習記録……………………89	社会福祉事業法………………… 2
高齢者保健福祉推進十か年戦略	実習記録ノート…… 39, 168	社会福祉士実習指導者講習会
（ゴールドプラン）…………33	実習計画……… 44, 45, 169	…………………………… 38, 59
コーディネート………… 107	実習計画書…………………58	社会福祉施設―地域社会
顧客満足………………… 9	実習時間数…………………35	コンフリクト………………47
国際ソーシャルワーカー連盟……21	実習指導者……… 35, 44, 50, 51, 170	社会福祉士の役割………… 34, 36
ここで、今………………… 219	実習指導者要件……………34	社会福祉主事…………………… 2
個人情報の漏えい…………88	実習指導マニュアル………39	社会福祉法………………………32
個人情報保護法………… 24, 39	実習担当教員………………35	社会福祉法人…………… 5, 48
個人のプライバシー保護…… 24, 39	実習の価値………………… 208	社会福祉六法…………………… 2
子ども・子育て関連3法……… 101	実習評価…………………… 190	社会保障審議会福祉部会………… 33
子どもの最善の利益……… 144, 148	実習プログラム……… 51, 59	集団指導……………………40
個別指導……………………40	実習報告会………………… 200	柔軟性…………………… 213
個別スーパービジョン…… 40, 215	実習報告書………………… 198	住民運動・市民運動………………47
ゴールドプラン（高齢者保健福祉	実施要綱……………………46	就労移行支援…………… 130, 131
推進十か年戦略）………………33	実践現場における倫理責任……23	就労継続支援…………… 130
コンプライアンス…………… 9	指定介護老人福祉施設の人員、設備	受診・受療援助………… 158
	及び運営に関する基準……… 113	守秘義務……… 25, 39, 87
さ～そ	自伝・自叙伝………………47	受容…………………… 148
サービス利用圏域………………49	児童・ひとり親支援担当業務… 100	巡回指導……………………37
在宅福祉サービス………………32	児童虐待……………………32	障害学生……………………39
最低基準…………………… 5	児童指導員……………… 147	障害三法…………………… 163
作業支援………………… 164	児童心理司……………… 147	障害者観………………… 207
JASWHS	児童相談所……… 49, 144, 152	障害者協議会…………… 134
（日本医療社会福祉協会）……12	児童相談所設置市………… 144	障害者雇用…………… 152
ジェネラリスト・アプローチ… 197	児童福祉司……………… 147	障害者支援施設………… 126
事後学習………………… 204	児童福祉法……………… 101	障害者支援担当業務……… 100
自己覚知………… 50, 63, 206	児童福祉法に定められる施設… 139	障害者自立支援法
自己決定…………………33	児童養護施設……… 49, 139, 151	……… 32, 126, 101, 126, 134
自己実現………………… 139	社会資源……………… 49, 62	障害者相談支援事業…………… 8
自己に求められる課題把握………61	社会生活力……………… 135	障害者の地域移行………………32
自己評価………………… 191	社会正義……………………22	状況との対話……………46
自己理解…………………41	社会に対する倫理責任……23	小地域…………………… 107
資質…………………………61	社会福祉関係八法改正…………32	小児…………………… 156

消費者被害……124
情報の非対称性……19
条例……46
職業支援……131
職種実習……62
職場実習……62
叙述体……171
ショートステイ（短期入所生活介護）……48, 116
自立支援協議会……101
自立生活……137
シルバーサービス……3
事例集……47
親権喪失……146
人権尊重……137
親権停止……146
新人教育……221
身体障害者福祉法……101
診療所……156
スーパービジョン……64, 72, 180, 190, 215
スーパービジョンセンター……222
スクールソーシャルワーカー……11
ステップハウス……153
ストレングス……117
生活活動支援……131
生活困窮者自立支援事業……123
生活困窮者自立支援法……10
生活支援コーディネーター……123
生活相談員……112, 116
生活相談員の適用範囲の業務……112
生活福祉資金貸付制度……108
生活保護施設……162
生活保護担当業務……100
生活保護法・生活困窮者自立支援法……100
政策（マクロ）レベル……59
省察……44
誠実……22
精神保健及び精神障害者福祉に関する法律……101

精神保健福祉士法……3
成年後見制度……7
成年後見制度……33
成年後見制度の利用支援……135
絶対評価……194
説明責任……9, 87
説明体……172
セツルメント・ハウス運動……20
全米ソーシャルワーカー協会……20
専門職としての倫理責任……24
専門的力量……22
総合相談支援業務……122
総合的に対応できる能力……61
相互作用……44
想像力……211
相対評価……194
相談援助業務……111
相談援助実習……36, 84, 169
相談援助実習指導……36
相談援助実習評価表……85
相談支援……101
相談支援事業所……138
ソーシャル・ケース・ワークの定義……73
ソーシャルアクション……150
ソーシャルワーカー……52, 112
ソーシャルワーカーの倫理綱領……157
ソーシャルワーク実習……62
ソーシャルワーク専門職のグローバル定義……6
措置……100
措置から契約へ……5
措置制度……5

た〜と

第1種社会福祉事業……111
退院支援……158
退院支援……159

大学等において開講する社会福祉に関する科目の確認に係る指針について……36
体験の経験化……205
対人マナー……86
代弁……9
多職種連携……32
試し行為……143
短期入所指導……146
短期入所生活介護（ショートステイ）……48, 116
地域ケア会議……122
地域生活定着支援センター……11
地域福祉……113
地域福祉活動計画……108
地域福祉権利擁護事業……107
地域福祉の推進……32
地域包括ケアシステム……12
地域包括支援センター……48, 118, 121, 122
地域を基盤としたソーシャルワーク……32
チームアプローチ……61, 108, 113, 141
地区社会福祉協議会……105
知識……44, 61
知的障害者福祉法……101
通所・就労型施設……130
通所介護（デイサービス）……48, 116
通所リハビリテーション……116
伝えること……211
伝える力……213
デイサービス（通所介護）……48, 116
デューイ
Dewey, John……44
転院……158
道具としての自己……200
統計資料……52
洞察する力……213

都道府県社会福祉協議会‥‥‥‥ 105
ともに考える力‥‥‥‥‥‥‥‥ 213

な～の

ニーズ‥‥‥‥‥‥‥‥‥‥‥‥‥61
日常生活圏域‥‥‥‥‥‥‥‥‥‥49
日常生活自立支援事業‥‥‥ 7, 107
日常生活動作（ADL）‥‥‥‥‥ 158
日本医療社会福祉協会
　　（JASWHS）‥‥‥‥‥‥‥‥12
日本学術会議第 18 期社会福祉・
　社会保障研究連絡委員会‥‥‥‥32
日本国憲法 25 条‥‥‥‥‥‥‥ 165
日本社会福祉士養成校協会‥‥‥‥35
人間関係の形成‥‥‥‥‥‥‥‥‥61
人間の尊厳‥‥‥‥‥‥‥‥‥‥‥22
認知症初期集中支援チーム‥‥‥ 123
認定スーパーバイザー‥‥‥‥‥ 222
ネットワーキング‥‥‥‥ 49, 62
ノーマライゼーション‥‥ 137, 165
ノンフィクション‥‥‥‥‥‥‥‥47
売春防止法‥‥‥‥‥‥‥‥‥‥ 150

は～ほ

バイステック
　　Biestek, Felix Paul‥‥‥‥‥73
バイステックの 7 原則‥‥ 73, 117
バイタルサイン‥‥‥‥‥‥‥‥ 127
ハインリッヒ
　　Heinrich, Herbert William‥‥10
ハインリッヒの法則‥‥‥‥‥‥‥10
パターナリズム
　　（父権主義的保護主義）‥‥‥27
早すぎる直面化‥‥‥‥‥‥‥‥ 214
バーンアウト（燃え尽き）‥‥ 221
ピア‥‥‥‥‥‥‥‥‥‥‥‥‥ 181
ピアカウンセリング‥‥‥‥‥‥ 135
ピアスーパービジョン
　‥‥‥‥‥‥‥‥ 181, 215, 217

引き出す力‥‥‥‥‥‥‥‥‥‥ 213
ひっかかる力‥‥‥‥‥‥‥‥‥ 212
ヒヤリ・ハット‥‥‥‥‥‥‥‥‥10
品質管理（QC）‥‥‥‥‥‥‥‥ 9
ファシリテーター‥‥‥‥‥‥‥‥75
ファミリーソーシャルワーカー
　　（家庭支援専門相談員）‥‥‥ 140
フィードバック‥‥‥‥‥‥‥‥ 190
福祉サービス第三者評価事業
　‥‥‥‥‥‥‥‥‥‥‥‥ 7, 52
福祉サービス利用援助事業‥‥‥ 107
福祉事務所‥‥‥‥‥‥‥‥ 2, 100
福祉ホーム事業‥‥‥‥‥‥‥‥ 126
復職・就労支援‥‥‥‥‥‥‥‥ 158
福祉六法‥‥‥‥‥‥‥‥‥‥‥ 100
父権主義的保護主義
　　（パターナリズム）‥‥‥‥‥27
婦人保護施設‥‥‥‥‥‥‥‥‥ 150
プライバシー権‥‥‥‥‥‥‥‥‥25
プライバシー保護‥‥‥‥‥‥‥‥87
分権化‥‥‥‥‥‥‥‥‥‥‥‥‥ 5
変化する力‥‥‥‥‥‥‥‥‥‥ 213
変化を受け入れる力‥‥‥‥‥‥ 213
法人‥‥‥‥‥‥‥‥‥‥‥‥‥‥48
法的根拠‥‥‥‥‥‥‥‥‥‥‥‥46
法テラス‥‥‥‥‥‥‥‥‥‥‥ 153
訪問介護事業所‥‥‥‥‥‥‥‥‥48
保健医療福祉複合体‥‥‥‥‥‥‥48
保健福祉圏域‥‥‥‥‥‥‥‥‥‥49
保護施設通所事業‥‥‥‥ 163, 164
母子及び父子並びに寡婦福祉法
　‥‥‥‥‥‥‥‥‥‥‥‥‥ 101
ボランティア‥‥‥‥‥‥ 49, 107
ボランティア・コーディネーター
　‥‥‥‥‥‥‥‥‥‥‥‥‥ 164

ま～も

マーシャル
　　Mershall, Alfred‥‥‥‥‥‥81

待つ力‥‥‥‥‥‥‥‥‥‥‥‥ 214
学び‥‥‥‥‥‥‥‥‥‥ 170, 206
慢性期病院‥‥‥‥‥‥‥‥‥‥ 156
未成年後見人‥‥‥‥‥‥‥‥‥ 146
民営化‥‥‥‥‥‥‥‥‥‥‥‥‥ 5
民生委員‥‥‥‥‥‥ 49, 123, 164
向き合う力‥‥‥‥‥‥‥ 212, 213
名称独占‥‥‥‥‥‥‥‥‥‥‥‥ 3
燃え尽き（バーンアウト）‥‥ 221
問題意識をもつ力‥‥‥‥‥‥‥ 212

や～よ

要保護児童‥‥‥‥‥‥‥‥‥‥ 146
要保護児童対策地域協議会
　‥‥‥‥‥‥‥ 141, 146, 147
要約体‥‥‥‥‥‥‥‥‥‥‥‥ 172
余暇活動支援‥‥‥‥‥‥‥‥‥ 164

ら～ろ

ラポール‥‥‥‥‥‥‥‥‥‥‥‥87
リスクマネジメント‥‥‥‥ 9, 25
リッチモンド
　　Richmond, Mary Ellen‥‥‥73
療育‥‥‥‥‥‥‥‥‥‥‥‥‥ 156
療育手帳‥‥‥‥‥‥‥‥‥‥‥ 152
利用者に対する倫理責任‥‥‥‥‥22
利用者本位‥‥‥‥‥‥‥‥‥‥‥33
臨床（ミクロ）レベル‥‥‥‥‥‥59
倫理‥‥‥‥‥‥‥ 18, 44, 48, 61
倫理観‥‥‥‥‥‥‥‥‥‥‥‥ 207
倫理基準‥‥‥‥‥‥‥‥‥‥‥‥22
倫理綱領‥‥‥‥‥‥‥‥‥‥‥‥18
倫理的ジレンマ‥‥‥‥‥‥‥‥‥26
レスパイトケア‥‥‥‥‥‥‥‥ 116
連携‥‥‥‥‥‥‥‥‥‥‥‥‥‥61
連絡調整業務‥‥‥‥‥‥‥‥‥ 112
老人福祉施設倫理綱領‥‥‥‥‥ 113
老人福祉法‥‥‥‥‥‥‥‥‥‥ 101
老人保健福祉計画策定‥‥‥‥‥‥32

福祉臨床シリーズ編集委員会

小林光俊	（こばやし　みつとし）	学校法人 敬心学園　理事長、全国専修学校各種学校総連合会　顧問
坂野憲司	（さかの　けんじ）	日本福祉教育専門学校精神保健福祉研究科　スーパーバイザー
原　葉子	（はら　ようこ）	日本福祉教育専門学校社会福祉士養成科　専任講師
東　康祐	（ひがし　やすひろ）	日本福祉教育専門学校社会福祉士養成学科　専任講師
福田幸夫	（ふくだ　さちお）	静岡福祉大学社会福祉学部　教授
増田康弘	（ますだ　やすひろ）	帝京平成大学現代ライフ学部　専任講師
柳澤孝主	（やなぎさわ　たかしゅ）	東京保健医療専門職大学リハビリテーション学部　教授

責任編集　　　　　　　　　　　　　　　　　　　　　執筆分担

早坂聡久	（はやさか　としひさ）	東洋大学ライフデザイン学部　准教授…はじめに、第1章、資料1、資料2
増田公香	（ますだ　きみか）	横浜市立大学国際総合科学部　教授………………はじめに、第10章

執筆者 (五十音順)　　　　　　　　　　　　　　　　執筆分担

相川章子	（あいかわ　あやこ）	聖学院大学人間福祉学部　教授………………………………第12章
新井貴士	（あらい　たかし）	社会福祉法人西熊会 救護施設羽生園　生活支援課長…………第8章13節
新井利民	（あらい　としみ）	埼玉県立大学保健医療福祉学部　准教授……………………第4章
伊藤正子	（いとう　しょうこ）	法政大学現代福祉学部　教授…………………………………第2章
大藪元康	（おおやぶ　もとやす）	中部学院大学人間福祉学部　教授……………………………第5章
川名真啓	（かわな　まさひろ）	社会福祉法人柚子の会 南房総市地域包括支援センターリブ丸山　社会福祉士
		…………………………………………………………………第8章5節
佐々利春	（ささ　としはる）	社会福祉法人富谷市社会福祉協議会　事務局次長……………第8章2節
杉本豊和	（すぎもと　とよかず）	白梅学園大学子ども学部　准教授……………………………第9章
鈴木敏彦	（すずき　としひこ）	和泉短期大学児童福祉学科　教授……………………………第8章10節
曽川直子	（そがわ　なおこ）	東北文化学園専門学校　専任教員……………………………第6章
髙田明子	（たかた　あきこ）	日本社会事業大学実習教育研究・研修センター　実習講師……第8章8節
髙橋直之	（たかはし　なおゆき）	児童養護施設東京育成園　ファミリーソーシャルワーカー……第8章9節
髙橋美帆	（たかはし　みほ）	婦人保護施設 いずみ寮　支援員………………………………第8章11節
土屋昭雄	（つちや　あきお）	群馬医療福祉大学短期大学部医療福祉学科　教授……………第8章3節
飛永高秀	（とびなが　たかひで）	長崎純心大学人文学部　准教授………………………第11章、資料2

執筆者 (続き)

中島　修	（なかしま　おさむ）	文京学院大学人間学部　准教授……………………………第3章
長谷川恵子	（はせがわ　けいこ）	高崎健康福祉大学健康福祉学部　助教……………………第7章
鉾丸俊一	（ほこまる　しゅんいち）	昭和大学江東豊洲病院患者サポートセンター退院支援係　ソーシャルワーカー ……………………………………………………………………第8章12節
松永千惠子	（まつなが　ちえこ）	国際医療福祉大学医療福祉学部　教授……………………第8章6-7節
三浦和夫	（みうら　かずお）	仙台白百合女子大学人間学部　助教………………………第8章4節
村木雄一	（むらき　ゆういち）	横浜市旭区こども家庭支援課子育て支援担当　行政ソーシャルワーカー ……………………………………………………………………第8章1節

コラム執筆者 (五十音順)

執筆分担

荒木友花	（あらき　ゆか）	医療生協さいたま　埼玉協同病院　社会福祉士・精神保健福祉士 ……………………………………………………………………第8章12節コラム
岩岡智絵	（いわおか　ちえ）	社会福祉法人 長崎厚生福祉団 魚の町デイサービスセンター　生活相談員 ……………………………………………………………………第8章4節コラム
上野綾乃	（うえの　あやの）	社会福祉法人 ひとつの会 特別養護老人ホーム自由の杜　施設長 ……………………………………………………………………第8章3節コラム
風祭僚介	（かざまつり　りょうすけ）	元 社会福祉協議会　社会福祉士……………………………第8章2節コラム
古滝　岬	（こたき　みさき）	淑徳大学総合福祉学部　学生…………………………………第8章1節コラム
佐藤麻美	（さとう　あさみ）	川崎市こども家庭センター管理保護課　精神保健福祉士／社会福祉士 ……………………………………………………………………第8章10節コラム
佐野春菜	（さの　はるな）	文京学院大学人間学部人間福祉学科　学生………………第8章11節コラム
椎名紘子	（しいな　ひろこ）	川口市役所障害福祉課………………………………………第8章6節コラム
武本将秀	（たけもと　まさひで）	社会福祉法人 ほおの木会 鳴滝園エールセンター　相談支援専門員 ……………………………………………………………………第8章7節コラム
田中怜菜	（たなか　れな）	社会福祉法人 賛育会 マイホーム新川　介護員…………第8章5節コラム
中西祐介	（なかにし　ゆうすけ）	特定非営利活動法人 ゆうき福祉会 すだち作業所　副所長……第1章コラム
森　光	（もり　ひかる）	浦和大学総合福祉学部　学生…………………………………第8章13節コラム
山中将嗣	（やまなか　まさつぐ）	社会福祉法人 恩賜財団済生会支部山口県済生会 山口地域ケアセンター やまぐち障害者生活支援センター　相談支援専門員……第8章8節コラム
渡邊ありさ	（わたなべ　ありさ）	児童養護施設 別府光の園　児童指導員………………………第8章9節コラム

平成21年度からスタートした新たな教育カリキュラムに対応。

社会福祉士シリーズ

全22巻 好評発売中!

20年ぶりの社会福祉士養成のカリキュラム見直しが、真に時代の要請に応えるものになるよう、編集しています!

福祉臨床シリーズ編集委員会編

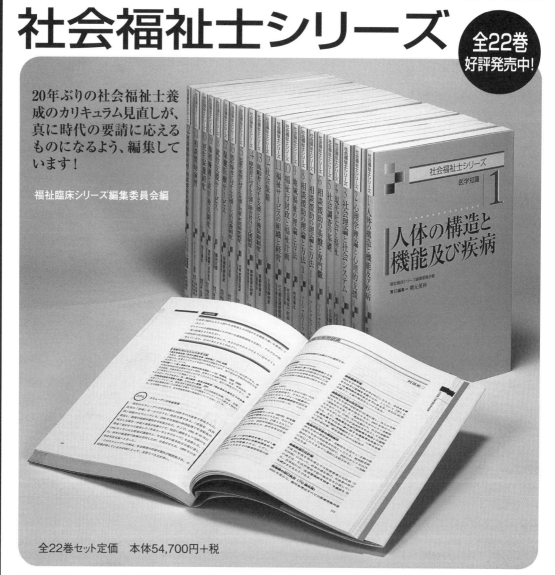

全22巻セット定価　本体54,700円+税

社会福祉士シリーズの特徴

　今日の社会は、大きな変動に見舞われています。人々が生活している社会環境および自然環境は、世界全体の社会経済的な動きと連動しながら激変しつつあります。それらの一端は、少子高齢化の進行、地域社会の崩壊と家庭の変質などの現象として現れています。これらの変動にともなって、人々の生活上の問題は噴出し、社会福祉の担う使命は、拡大しつつあるといえます。

　本シリーズの目標は、第一に、たえず変動し拡大する社会福祉の臨床現場の視点から、対人援助のあり方、地域福祉や社会福祉制度・政策までをトータルに把握し、それらの相互関連を描き出すことです。そのことによって、社会福祉を学ぶ者が、社会福祉問題の全体関連性を理解できるようになることを意図しています。

　第二に、社会福祉士の新カリキュラムに合致した科目編成により、社会福祉問題の拡大に対応できるマンパワーの養成に貢献することを目標としています。20年ぶりの社会福祉士養成のカリキュラム見直しが、真に時代の要請に応えるものになるため、本シリーズは社会福祉の臨床現場の視点に焦点を合わせ続け、教育現場と臨床現場との乖離を埋めることを意図しました。

　本シリーズが、臨床現場の矛盾や葛藤・魅力を伝えることができ、社会福祉士の専門性の向上に寄与できれば幸いです。

編集者一同

相談援助実習・相談援助実習指導［第3版］
　──ソーシャルワーク現場実習・ソーシャルワーク実習指導
【社会福祉士シリーズ22】

2009（平成21）年 4 月15日　初　版 1 刷発行
2014（平成26）年 1 月30日　第 2 版 1 刷発行
2018（平成30）年 3 月15日　第 3 版 1 刷発行
2022（令和 4 ）年 4 月15日　同　　 2 刷発行

編　者　早坂聡久・増田公香

発行者　鯉渕友南

発行所　株式
　　　　会社　弘文堂　　101-0062　東京都千代田区神田駿河台1の7
　　　　　　　　　　　　TEL 03（3294）4801　　振替 00120-6-53909
　　　　　　　　　　　　https://www.koubundou.co.jp

装　丁　水木喜美男

印　刷　三美印刷

製　本　井上製本所

© 2018 Toshihisa Hayasaka, et al.　Printed in Japan
[JCOPY]〈（社）出版者著作権管理機構　委託出版物〉
本書の無断複写は著作権法上での例外を除き禁じられています。複写される場合は、
そのつど事前に、（社）出版者著作権管理機構（電話 03-5244-5088、FAX 03-5244-
5089、e-mail: info@jcopy.or.jp）の許諾を得てください。
また本書を代行業者等の第三者に依頼してスキャンやデジタル化することは、たと
え個人や家庭内の利用であっても一切認められておりません。

ISBN978-4-335-61189-6

国家試験科目全巻に「国家試験対策用語集」を収録。

福祉臨床シリーズ編集委員会編

1. **人体の構造と機能及び疾病**［第4版］… 朝元美利 編　252頁　定価(本体2500円+税)
   ― 医学知識 ―
   ISBN978-4-335-61184-1

2. **心理学理論と心理的支援**［第3版］… 岡田　斉 編　288頁　定価(本体2500円+税)
   ― 心理学 ―
   ISBN978-4-335-61185-8

3. **社会理論と社会システム**［第3版］… 久門道利・杉座秀親 編　296頁　定価(本体2500円+税)
   ― 社会学 ―
   ISBN978-4-335-61190-2

4. **現代社会と福祉**［第5版］… 福田幸夫・長岩嘉文 編　264頁　定価(本体2500円+税)
   ― 社会福祉・福祉政策 ―
   ISBN978-4-335-61192-6

5. **社会調査の基礎**［第4版］… 宮本和彦・梶原隆之・山村　豊 編　244頁　定価(本体2500円+税)
   ― 社会調査・社会福祉調査 ―
   ISBN978-4-335-61193-3

6. **相談援助の基盤と専門職**［第4版］… 柳澤孝主・坂野憲司 編　264頁　定価(本体2500円+税)
   ― ソーシャルワーク ―
   ISBN978-4-335-61199-5

7. **相談援助の理論と方法 I**［第3版］… 柳澤孝主・坂野憲司 編　208頁　定価(本体2400円+税)
   ― ソーシャルワーク ―
   ISBN978-4-335-61200-8

8. **相談援助の理論と方法 II**［第3版］… 柳澤孝主・坂野憲司 編　288頁　定価(本体2500円+税)
   ― ソーシャルワーク ―
   ISBN978-4-335-61201-5

9. **地域福祉の理論と方法**［第3版］… 山本美香 編　288頁　定価(本体2500円+税)
   ― 地域福祉 ―
   ISBN978-4-335-61177-3

10. **福祉行財政と福祉計画**［第4版］… 池村正道 編　240頁　定価(本体2500円+税)
    ― 社会福祉行財政・福祉計画 ―
    ISBN978-4-335-61205-3

11. **福祉サービスの組織と経営**［第3版］… 三田寺裕治・西岡　修 編　288頁　定価(本体2500円+税)
    ― 社会福祉運営管理・社会福祉施設経営 ―
    ISBN978-4-335-61194-0

12. **社会保障**［第6版］… 阿部裕二 編　288頁　定価(本体2500円+税)
    ― 社会保障制度・社会保障サービス ―
    ISBN978-4-335-61195-7

13. **高齢者に対する支援と介護保険制度**［第5版］… 東　康祐・原　葉子 編　296頁　定価(本体2500円+税)
    ― 高齢者福祉・介護福祉 ―
    ISBN978-4-335-61196-4

14. **障害者に対する支援と障害者自立支援制度**［第4版］… 峰島 厚・木全和巳・冨永健太郎 編　300頁 定価(本体2500円+税)
    ― 障害者福祉制度・障害者福祉サービス ―
    ISBN978-4-335-61187-2

15. **児童や家庭に対する支援と児童・家庭福祉制度**［第4版］… 八重樫牧子・原 葉子 編　244頁　定価(本体2500円+税)
    ― 児童・家庭福祉制度・児童・家庭福祉サービス ―
    ISBN978-4-335-61202-2

16. **低所得者に対する支援と生活保護制度**［第5版］… 伊藤秀一 編　264頁　定価(本体2500円+税)
    ― 公的扶助 ―
    ISBN978-4-335-61197-1

17. **保健医療サービス**［第4版］… 佐久間淳・幡山久美子 編　272頁　定価(本体2500円+税)
    ― 保健医療制度・医療福祉 ―
    ISBN978-4-335-61198-8

18. **就労支援サービス**［第4版］… 桐原宏行 編　208頁　定価(本体2400円+税)
    ― 雇用支援・雇用政策 ―
    ISBN978-4-335-61203-9

19. **権利擁護と成年後見制度**［第4版］… 福田幸夫・森　長秀 編　296頁　定価(本体2500円+税)
    ― 権利擁護と成年後見・民法総論 ―
    ISBN978-4-335-61188-9

20. **更生保護制度**［第3版］… 森　長秀 編　216頁　定価(本体2400円+税)
    ― 司法福祉 ―
    ISBN978-4-335-61183-4

21. **相談援助演習**［第4版］… 谷川和昭・柳澤孝主 編　280頁　定価(本体2500円+税)
    ― ソーシャルワーク演習 ―
    ISBN978-4-335-61204-6

22. **相談援助実習・相談援助実習指導**［第3版］… 早坂聡久・増田公香 編　258頁　定価(本体2500円+税)
    ― ソーシャルワーク現場実習・ソーシャルワーク実習指導 ―
    ISBN978-4-335-61189-6